U0269099

内科护理技术规范

李　娜　著

吉林科学技术出版社

图书在版编目（CIP）数据

内科护理技术规范 / 李娜著. -- 长春 : 吉林科学技术出版社, 2020.9
ISBN 978-7-5578-7510-7

Ⅰ. ①内… Ⅱ. ①李… Ⅲ. ①内科学—护理学—技术规范 Ⅳ. ① R473.5-65

中国版本图书馆 CIP 数据核字 (2020) 第 173943 号

内科护理技术规范
NEIKE HULI JISHU GUIFAN

著　　李　娜
出 版 人　宛　霞
责任编辑　张　楠　朱　萌
封面设计　陕西创新医学传媒有限公司
制　　版　陕西创新医学传媒有限公司
开　　本　185mm×260mm　1/16
字　　数　364 千字
页　　数　274
印　　张　17.25
印　　数　1-1500 册
版　　次　2020 年 9 月第 1 版
印　　次　2021年5月第2次印刷

出　　版　吉林科学技术出版社
发　　行　吉林科学技术出版社
地　　址　长春市净月区福祉大路 5788 号
邮　　编　130118
发行部电话/传真　0431-81629529　81629530　81629531
81629532　81629533　81629534
储运部电话 0431-86059116
编辑部电话 0431-81629518
印　　刷　保定市铭泰达印刷有限公司

书　　号　ISBN 978-7-5578-7510-7
定　　价　70.00 元
版权所有　翻印必究

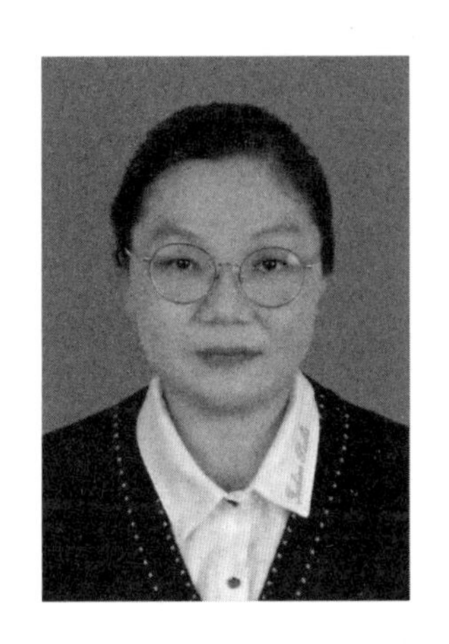

作者简介

李娜，女，1983年出生，大学本科，毕业于潍坊医学院护理学专业，现任职于青岛市海慈医疗集团全科医学科，主管护师，曾在神经内科、呼吸内科、循环内科以及内分泌科从事临床护理工作，从事临床护理工作10余年，擅长外科以及内科疾病的护理研究。工作中不断创新，发表学术论文2篇。2009年至2015年，连续六年获得青岛市黄岛区中医医院先进个人。2009年至2015年，连续六年获得青岛市黄岛区中医医院优秀护士。2016年评为青岛市黄岛区中医医院青年岗位能手。2017年度被评为青岛市海慈医疗集团先进女职工。临床工作中，多次收到患者及家属的表扬信。受到领导同事患者及家属的一致好评！

目　　录

第一章　内科护理学绪论

第一节　内科护理学的内容与性质

内科护理学(medical nursing)是研究患内科疾病的病人(用非手术方法治疗的病人)生物、心理和社会等方面健康问题的发生、发展规律,并运用护理程序的方法诊断和处理病人的健康问题,以达到促进和保持病人健康的一门临床综合应用性护理学科。掌握内科护理学,将有利于提高对疾病的观察能力,配合用药的能力和解决护理问题的能力,也为其他专科护理学习和工作奠定了基础。

内科护理学是在内科学和护理学基础理论上,综合社会科学和人文科学,以解决与病因、症状和体征相关的护理问题为主要目标,其范围广,涉及人体各器官、系统疾病的各种护理问题。近年来,"以病人健康为中心"的整体护理理念使临床护理工作迅速走上了整体化、系统化、科学化的轨道。系统化整体护理是以现代护理理念为指导,以护理程序为科学工作方法,将临床护理各个环节有机地结合起来,为病人解决健康问题,实施有效的护理措施,满足病人的需要。这就要求内科护士无论是在病人患病住院期间,还是在疾病的恢复期或健康状态,均应为病人提供以下护理措施:

(一)为病人提供生理、安全的需要和良好的环境

用美国心理学家马斯洛的"需要层次理论"来指导护理,首先必须满足病人的生理、安全需求。生理需求是人得以生存的基础,包括氧气、水、营养、体温、排泄、休息与睡眠,以及避免疼痛等。护士应为病人创造一个整齐、清洁、安静、安全、舒适的医疗环境,注意室内通风换气,室温以18℃～20℃为宜,湿度在50%～60%。对疑难杂症和危重急病人首先应考虑并满足其生存和安全的需要,并提供合理的饮食和营养,根据疾病的不同性质,不同阶段,科学地调配饮食结构的种类和成分,帮助病人减轻脏器负担,满足营养供给和增强抗病能力。为住院病人提供舒适、安全的环境,使病人在接受医疗、护理的过程中避免受到心理或生理上的伤害。

(二)提供心理支持,满足病人社交、自尊和自我实现的需要

内科疾病,大多病程长,以慢性病居多,易反复或恶化。住院后环境的改变,角色的变更和病痛的影响等,使病人社交与自尊受到影响,自我实现的需求难以满足,情绪往往易波动,多表现出焦虑、烦躁或抑郁。内科护士应通过良好的语言和态度主动与病人进行沟通,提供心理支持,鼓励病人树立信心,以促进其康复。

(三)实施护理技能与诊疗配合

在临床过程中，明确诊断，制订治疗方案，需要大量的临床资料，这些资料的收集和研究不仅是医生的职责，也有赖于护士准确地对各项检查标本的采集和对治疗项目的具体实施。对病人病情的观察应贯穿医疗护理的全过程。护士应及时、准确地掌握病人病情的动态变化，为治疗方案不断补充和修正提供客观资料。同时，还应将观察结果反馈给医生，并客观地记录在护理记录单上，作为重要的交接班内容。预见性评估病人的各种潜在危险，及时发现并发症先兆并掌握应对措施，这是护士必备的基本技能。某些病情易发生突然变化，如心肌梗死病人恢复期也可因某种诱因突然晕厥，再次发生心肌梗死或心力衰竭；支气管扩张症病人可突然发生大咯血；甲状腺功能亢进症病人可突然出现危象等，这些都需要争分夺秒地抢救。在紧急情况下，当机立断、有条不紊地抢救病人生命，需要内科护士具备敏捷的反应能力、观察能力和判断能力，扎实的理论基础，丰富的内科护理学知识和娴熟的抢救技能。

(四)健康指导

1.疾病知识的指导

健康指导能帮助人们形成正确的行为观念，促进其心身健康。通过对病人不良行为和生活方式进行护理干预，降低或消除不利于健康的因素，可达到减少疾病、延长生命，提高其生活质量的目的。要达到这些目的，内科护士应熟练掌握内科疾病知识、健康指导的方法和技巧，采取口头讲解、宣传栏或健康教育手册等形式，还可以利用电视、幻灯、病室小广播、病友座谈会及小组会的形式对病人进行宣传教育。对于与操作、姿势和自我护理技能有关的教育内容，可采取示范训练的方式，在宣传的过程中，注意把握实施技巧，并注重宣传的针对性、时机性和阶段性。

2.用药指导

药物治疗是治疗内科疾病的主要方式，内科护士既是各种药物治疗的实施者，又是安全用药的监护者。除应准确执行医嘱外，还有义务向病人及家属讲解药物疗效、不良反应及相关的注意事项，做好药效评价，掌握药物起效的时间、表现和客观指标，理解用药目的，观察药物的不良反应，为医生调整治疗计划提供依据。

3.饮食指导

饮食的意义不仅在于维持生命，更重要的是如何在各种不同条件下以所获得的食物来满足机体营养需要，而又不增加脏器的负担。饮食常为治疗和预防疾病的重要手段，内科护士应根据病人的实际情况，指导其选择食物种类、营养含量、进食次数，并指导其掌握与饮食相关的护理知识。

4.康复指导

(1)住院期间康复训练：内科不少病人在住院过程中，就开始接受康复治疗。如脑血管意外后康复护理，应从意外发生后24h就开始做被动肢体运动，从正确卧姿开始逐渐进入语言训练，以预防肌肉萎缩，促进机体功能恢复；长期卧床病人食欲训练、排便训练等；心肌梗死的恢复期，护士应及早协助病人制订活动计划，并给予指导，有利于心脏康复，可预防心肌梗死的再发生。

(2)出院的指导:许多内科疾病在急性期经过住院处理后可以出院回家疗养,此时,内科护士应针对不同的病情,对病人进行相关的康复与保健指导,以避免病情复发或加重。

(3)家庭随访:康复护理走向社会、走向家庭已成为现代护理专业发展的趋势。不少内科病人通过建立家庭病床、医护人员定期专人随访,可收到住院治疗或优于住院治疗的效果,这样既可避免长期住院的不便和医源性的感染,又可保证休息、饮食、洗漱、活动等日常生活质量,还能巩固治疗效果,如腹膜透析的护理。

(4)健康咨询:护士可以通过电话咨询,专科、专病护理咨询门诊等服务方式,对病人及其家属进行康复护理的指导,如糖尿病康复咨询门诊、老年病人保健咨询门诊等。

第二节　内科护理学的发展趋势与展望

社会经济的发展和科学技术的进步,使社会需求对护理要求不断提高,促使内科护理学内容不断充实,不断更新,护理范围不断扩大。目前主要的发展趋势有如下几点。

一、内科护理的现代化程度越来越高

由于基础和临床医学的进步,高新医疗技术的不断发展应用,如血液净化、器官移植、心导管诊断和治疗、电子监控系统等技术的临床应用,促使内科护理技术、病情观察及监护技术、护理工作方法和护理管理的现代化程度越来越高。

二、内科护士的角色将随着职能的扩展而改变

随着医学理论的更新及医学思维方式和思路的改变,护士角色将由单纯护理疾病和病人向以“人为中心”的全面护理转化,护理工作亦从照料转向维持和增进人类健康,消除和减少危害人类健康的因素。护理程序的运用扩大了护理专业的自主权和独立性,其目标是为病人解决问题而不是被动执行医嘱和技术操作。尤其是内科护士面临许多防病治病问题,均需主动参与、医护合作加以解决,特别是对那些与社会环境、生活方式、心理因素关系越来越密切的疾病,通过内科护士整体护理和健康教育,方能较好地解除病人痛苦,促进和恢复健康。

三、强化健康教育

健康教育是一种增进健康的有目的、有计划、有步骤、有评估的卫生教育活动。健康教育的目的在于帮助人们树立健康意识,养成良好的行为和生活方式,降低或消除运行健康的危险因素,增进群体健康水平。由于医疗保健面向群体的扩大,内科护士将成为初级保健和健康教育的主要力量,这就要求内科护士必须具有健康教育、与他人沟通和合作的能力。

四、加强对老年人、慢性病病人的护理

随着医学科学的进步和高新技术在诊疗工作中的运用,人类寿命的不断延长,人口老年化已成为全球性的问题;同时受环境、生活方式等影响,患慢性疾病的人数也因此而增多,由此而引发的健康需求问题也随之发生了显著变化,提高社区护理、居家护理照顾和提高老年人带病生存人群生活质量的力度已迫在眉睫。这些工作的开展,将主要由内科护士承担。

五、体现人文护理

临床护理工作中，人文护理集中体现在对病人的生命与健康、权利和要求、人格与尊严的维护，人文护理是使整体护理向纵深发展的内在动力。人类疾病不只是人体细胞和器官的病理过程，也是人体与自然、心理、社会环境相互作用的结果。躯体疾病可以导致心理障碍，精神因素也可成为躯体疾病发生的诱因。同一疾病在不同病人或不同阶段可出现不同的健康问题。因此，人文关怀也越来越显示出它的独特价值。将人性化服务落实到护理工作的各个环节中，使其贯穿于护理的全过程，既可改变护理人员的整体素质和服务观念，又能提高护理质量和病人的满意度，树立其良好的职业形象，使社会认可，体现了整体护理的真正价值。

第三节　内科护士的职责与素质要求

护理工作是一个助人的职业，投身于这个事业的人应富于爱心、耐心、细心、热心、同情心和责任心。传统的观点认为医生在医疗中占主导地位，护士只是助手，这是非常片面的。目前的趋势是医疗和护理分工合作，相辅相成，缺一不可。只是关注点不同，医疗是诊断和处理人类健康问题的科学，护理是诊断和处理人类对现存的或潜在的健康问题所产生反应的科学。医生的主要职责是治疗，次要职责是照顾；而护士的主要职责是照顾，次要职责是治疗。有了亲切周到、细致入微的照顾，治疗才能发挥更好的效果。在完成这些基本功能的过程中，护士担当基本护理活动的提供者、病人安全和利益的维护者、人类健康的咨询者、医护工作的协调者、病房工作的管理者、年轻护士的教育者、护理科学的研究者等重要职责。

护理是健康所系、性命所托的崇高事业。临床护士是人类健康的保护神，其工作涉及面广，专业性强，具有复杂性、连续性、继承性和服务性。护士素质不仅与医护质量息息相关，而且每一个细节都关联着病人的生命安危，维系着人们的健康生存和千家万户的幸福。因此，不断提高自身素质，是做一个合格的临床护士的重要任务。

一、现代内科护士的基本素质要求

(一)政治思想素质

临床护士要热爱祖国、热爱护理专业，具有高尚的道德情操，有正确的人生观、价值观，以追求人类健康幸福为己任，具有自尊、自重、自强不息的奋斗精神和一丝不苟的责任心，具有为护理事业而献身的远大目标和为护理学科的进步而勤奋学习、努力钻研的刻苦精神。护理工作是高尚平凡的职业劳动，护士要不为名利所诱惑，不受世俗所干扰，要端正从业动机，服从事业和社会需要，坚持正确的行为准则、严谨认真、正直无邪，以高尚的人格忠实维护病人的利益。

(二)文化专业素质

临床护士要具备一定的基础文化知识，人文、社会科学知识，医学、护理理论知识。基础文化知识是深入学习和理解医学、护理学理论的必备条件。护士必须学会尊重人、理解人，进而才会真诚地关心人、照顾人。护士要懂得爱、懂得美、懂得社会道德规范和具有与人交流思想的技能，所以护士要掌握心理学、伦理学、哲学、美学等人文、社会科学知识。医学、护理学等专业理论课程是护士从事临床护理工作的理论基础。切实掌握、理解这些知识是解决临床护理工作的重要理论依据。护士要孜孜不倦地学习，以强烈的求知欲，汲取知识营养，不断提高自己的学识素养。

（三）身体心理素质

内科护士要有良好的体魄、开朗的性格和健康的心理素质。临床护理工作繁重，有时会有大批病人出现，需要立即投入诊疗和护理，工作负担骤然加重，如果没有强健的体质，便不能适应工作。护士还要有良好的心理素质，待人热情开朗、宽容豁达。知识、技术、情感的综合运用是临床护理工作的特色。护士情感的核心是“爱”，对生命的爱心和对事业的热爱而铸就的美好、细腻的情感是对病人进行心理治疗的良药，同时也是实施护理使命的心理基础。

（四）操作技能素质

熟练的操作，娴熟的技术是做好护理工作、满足病人需要的重要条件。随着社会的进步，人们对健康的需求日益增长，为了适应社会的需求，护理专业的职能也有了很大的拓展；同时，随着专科医疗水平的提高，要求专科护理水平与之相适应。内科护士不仅是内科病人的直接护理者，还是病人康复的协作者、教育者、代言者、管理者和研究者。

二、现代内科护士的主要职责

（一）为病人提供理想的医疗环境

环境一般是指病室环境和人际关系两个方面。人与天地是一整体，环境对支持生命及其活动十分重要，环境是人类生存的条件，也可以是导致疾病的原因。安全舒适的环境，可解除病人生理和心理的紧张，使病人身心放松，愉快接受治疗与护理，以期达到健康的目的。环境护理具体要做好保洁工作，再者要改善环境设施，内科病室环境应力求舒适、和谐、整齐、清洁、安静、安全，尽可能减少或避免不良刺激，如排除噪声，转移邻近床位抢救和不测现场等，以保证病人身心休息。在良好的医（护）患关系的建立中，护士应发挥主导作用。内科护士和病人接触最频繁，必须通过良好的语言、态度和自觉行为，在为病人解决实际问题的基础上建立信任的护患关系，以保证诊疗护理计划顺利完成。

（二）提供心理支持

现代社会压力日益增大，竞争日益激烈，“健康”人都需要有一个良好、积极的心态，正确的人生观。对于病魔缠身的病人来说，其精神、心理护理就显得尤为重要。护理人员通过语言、表情、态度、姿势、行为的影响和环境的调节，对病人进行启发、开导、鼓励或暗示，达到调节病人情绪、改善其心理状态的作用，帮助病人树立战胜疾病的信心。护理人员应有良好的医德品质，仪表端庄、举止大方、热情诚恳、关心病人疾苦，树立全心全意为患者健康服务的意识。

（三）参与诊断和治疗措施

诊断的建立需要积累大量的临床资料，不仅有赖于医师采用诊断学方法作深入的调查研究，也有赖于护士密切观察病情动态变化，准确收集各项检验标本，提供诊断依据。初步诊断是否正确，还有待于在治疗实践中加以验证，也需要护士以熟练的操作技术实施治疗，观察疗效，反馈信息，以利补充修正其治疗方案。

（四）实施整体护理

整体护理是以现代护理为指导，以护理程序为框架，针对病人不同的生理、心理、社会、文化的需要，提供适合于个人的最佳护理。其最基本的特点是以现代护理为指导，以护理程序为手段，以病人为中心，以健康教育为特色，以基础护理为突破口。内科护士在护理工作中，既是决策者、实施者、教育者、组织者，又是联络者。对于每一个内科病人来说，由于复杂的致病原因和疾病本身的特异性，均不同程度地引起机体的功能、生化代谢和形态结构等方面的改变，以致其生理和心理需要也随之有很大差别，内科护士必须根据个体特点，为病人实施整体护理。

（五）对病情突变的瞬间判断和紧急处理

内科护理工作随时可面临应激状态，此时内科护士除了应具有观察和判断病情变化的能力，还应在紧急情况下，不失时机地采取初步急救处理，为进一步抢救创造条件。这就需要具备扎实的理论基础和熟练的操作技术，积累丰富的临床经验，方能有效地作出瞬间判断和紧急处理，挽救病人生命。

（六）健康教育

现代护理学的发展，要求护士必须将护理活动同健康教育有机结合起来，一些发达国家在护理法规中规定“护士有教育病人的责任”，“病人有接受健康教育的权利”等。护士结合护理活动开展健康教育的意义，就是在于唤起人们的觉醒，使之把这种作用开发和调动起来，变为同自身的不卫生行为和各种疾病斗争的力量，从而变被动求医为主动防治疾病和保健强身，帮助人们增加自我保健意识和自我保健能力，健康教育是整体护理的重要内容，而护理活动必须同健康教育有机地结合起来。

（七）科学管理

内科护理工作范围广、要求高，为获得工作的最优化效果，必须进行科学的管理。如制定可行性工作规划和策略性工作方法，配备技术力量，全面提供设备，使器材齐全，并建立以病人为中心的各项规章制度，达到工作规范化、操作标准化、护理程序化，以实现预期目标。

（八）科学研究

随着医学科学的进步，先进的技术和设备广泛应用于临床，并且社会学、心理学、伦理学也日益向护理领域中渗透，这就要求内科护理学有相应的发展。内科护士除了迅速掌握现代护理手段外，还要在临床实践中不断探索新课题，充实内科护理学的理论，发展内科护理学。

总之，由于护理工作的理论和技术不断发展，对护理工作的主要执行者——护士的要求也不断提高，为了适应新医学模式下护理工作的要求，当代护士应不断进取，提高自身的修养，才能在竞争中立于不败之地。

第四节　内科疾病患者一般护理常规

1.病人入病室后，根据病情由值班护士指定床位。危重者应安置在抢救室或监护室，并及时通知医生。

2.病室应当保持清洁、整齐、安静、舒适，室内空气应当保持新鲜，光线要充足，最好有空调装置，保持室温恒定。

3.危重病人、行特殊检查和治疗的病人需绝对卧床休息，根据病情需要可分别采取平卧位、半坐卧位、坐位、头低脚高位、膝胸卧位等。病情轻者可适当活动。

4.新入院病人，应立即测血压、心率、脉搏、体温、呼吸各1次。病情稳定病人每日测体温、脉搏、呼吸各2次，3天后改为1次，体温超过37.5℃以上或危重病人，每日测4次，体温较高或波动较大者，随时测量，连续3天正常后改为1次。每日记录大小便次数。

5.新病人入院时测体重1次，以后每周1次。不能测体重时，分别用“平车”或“卧床”表示。

6.入院24小时内留取大、小便标本，并做好其他标本的采集且及时送检。每日记录大便次数，观察色、量、性状。3天以上无大便者，应作通便处理；大便异常者，应及时留取标本送检，按病情正确记录尿量或出入量。

7.严密观察病人的生命体征，如血压、呼吸、瞳孔、神志、心率等变化，以及其他的临床表现，同时还要注意观察分泌物、排泄物、治疗效果及药物的不良反应等，如果发现异常，应当立即通知医师。

8.及时准确地执行医嘱。

9.饮食按医嘱执行，向病人宣传饮食在治疗疾病恢复健康过程中的作用。在执行治疗的膳食原则的前提下帮助病人选择可口的食物，鼓励病人按需进食，危重病人喂饮或鼻饲。进餐时护士巡视病房，了解病人饮食及进食情况，尤其是治疗饮食及试验饮食落实情况，并做好饮食指导。自理困难者协助进食。

10.认真执行交接班制度，做到书面交班和床头交班相结合，交班内容简明扼要，语句通顺，并应用医学术语，字迹端正。

11.做好晨、晚间护理，做好病人头发、皮肤护理。新病人入院时做好病人的清洁卫生处置。按病情要求做好生活护理、基础护理及各类专科护理。

12.对于长期卧床、消瘦、脱水、营养不良以及昏迷者应当做好皮肤的护理，防止压疮的发生。

13.根据内科各专科特点备好抢救物品，如气管插管、机械呼吸器、张口器、心电图机，以及电除颤器、双气囊三腔管、氧气、静脉穿刺插针、呼吸兴奋药、抗心律失常药、强心药、升压药、止血药等，并积极参加抢救工作。

14. 向病人做好健康教育和出院指导（包括休息、饮食、用药、活动、复查等）。

15. 了解病人心理需求，给予心理支持，做好耐心细致的解释工作，严格执行保护性医疗制度，并向病人宣传精神因素在治疗疾病恢复健康过程中的重要性，帮助病人克服各种不良情绪的影响，引导病人以乐观主义精神对待病情，以便更好地配合治疗，早日恢复健康。

第二章　呼吸系统疾病患者的护理

第一节　呼吸系统的解剖结构和生理功能

呼吸系统主要由呼吸道和肺组成。呼吸道由上呼吸道和下呼吸道组成。

一、上呼吸道

临床上通常把鼻、咽、喉称上呼吸道，主要功能是对吸入气体有加温、加湿、过滤的作用，同时作为气体的输送通道。

二、下呼吸道

下呼吸道指从气管至终末呼吸性细支气管末端的气道。气管逐级向下分支，构成气管一支气管的树状结构，从气管到肺泡共为24级。其中从气管至终末支气管为气体出入的通道，不参与气体交换，称传导性气道，属于解剖无效腔。从呼吸性细支气管开始，有部分肺泡参与气体交换，至肺泡囊整个表面均有气体交换功能，为肺的功能单位（又称腺泡），属于呼吸区。临床上将吸气状态下内径小于2mm的细支气管称为“小气道”，包括第6级分级以下的细支气管和终末细支气管。小气道具有阻力小和极易阻塞等特点，是呼吸系统疾病发生的常见部位。

呼吸系统的功能与气管、支气管壁的组织结构，即黏膜层、黏膜下层和固有层的功能有关。

（一）黏膜层

细胞主要为柱状纤毛上皮细胞和杯状细胞。纤毛具有清除呼吸道内分泌物和异物的功能，是气道的重要防御机制之一。长期理化刺激和反复感染等会使纤毛融合、倒伏、畸变或脱落，并可发生鳞状或杯状化生。杯状细胞分泌黏液，散布于传导性气道。病理状态下，如慢性支气管炎病人杯状细胞数量增多、分泌亢进。

（二）黏膜下层

由疏松结缔组织组成，含有黏液腺和浆液腺。在慢性炎症时，腺体的黏液细胞和浆细胞增生肥大、分泌亢进，使黏膜下层增厚，黏液分泌增多，黏稠度增加。

（三）固有层

由弹性纤维、胶原纤维和平滑肌构成。在气管与主支气管，平滑肌仅存在于软骨缺口部。随着支气管分支，软骨减少而平滑肌增多，到细支气管时，软骨消失而平滑肌呈螺旋状围绕。平滑肌的舒缩与支气管呼吸口径及肺的顺应性密切相关。气道平滑肌张力受神经和体液的双重控制。

三、肺

肺由支气管及其各级分支、肺泡、肺间质组成，是进行气体交换的重要器官。肺泡是气体交换的场所，其总面积约 $100m^2$，平时只有 1/20 的肺泡进行气体交换，因而具有很大的潜在功能。肺泡上皮细胞包括Ⅰ型细胞、Ⅱ型细胞和巨噬细胞。Ⅱ型细胞分泌表面活性物质，以降低肺泡表面张力，防止肺萎陷。

四、肺的血液循环

肺有双重的血液供应，即肺循环和支气管循环。

(一)肺循环

由肺动脉一肺毛细血管一肺静脉组成，具有气体交换功能。肺泡毛细血管网非常丰富，对气体交换非常有利。肺循环毛细血管壁薄，有较大扩张性。它与体循环相比具有压力低、阻力小等特点。

(二)支气管循环

由支气管动脉和静脉构成，是支气管管壁、肺泡和胸膜的营养血管。

五、胸膜和胸膜腔

胸膜腔是一个由脏层胸膜和壁层胸膜构成的密闭的潜在腔隙，形成胸腔负压。腔内有少量的浆液，具有润滑作用。壁层胸膜有感觉神经分布，胸膜病变时可引起胸痛；脏层胸膜则无感觉神经分布。

六、肺通气与肺换气功能

机体与外环境之间的气体交换称为呼吸。它由外呼吸、血液运输及内呼吸组成。呼吸系统通过肺通气与肺换气两个过程完成了最关键的外呼吸。肺通气是指肺与外环境之间的气体交换。肺换气指肺泡与血液之间的气体交换。气体交换通过呼吸膜以弥散方式进行。呼吸膜由肺泡表面物质、液体分子层、肺泡上皮细胞、间隙、毛细血管基膜及内皮细胞等构成。呼吸膜很薄，呼吸面积大，十分有利于气体的弥散。气体交换的主要动力为气体在肺泡与血液之间的分压差。影响肺换气的主要因素为呼吸膜的面积和弥散性能、肺通气与肺血流比例及呼吸膜两侧气体的分压差。呼吸运动是一种非意识性节律活动。正常节律性呼吸运动是在呼吸中枢、感觉器和效应器三方面共同作用下，通过中枢神经系统和多种传入冲动反射性地调节呼吸，以适应机体所需的氧气和排出多余的二氧化碳。任何一部分的结构和(或)功能发生障碍均会影响呼吸运动，导致通气障碍，甚至出现呼吸衰竭。

七、呼吸系统的防御功能

呼吸系统具有十分完备的防御机制，保护机体免受侵害，并将损害降至最低。

(一)物理防御

上呼吸道加温、加湿及过滤作用。下呼吸道的纤毛运载颗粒至大气道。通过咳嗽反射、喷嚏和支气管收缩排出颗粒等。

(二)吞噬细胞防御

肺泡巨噬细胞、多核粒细胞、嗜酸性粒细胞等对病毒和细菌的抑制、杀伤作用。

(三)免疫防御

包括体液免疫和细胞免疫,分别能吞噬、杀灭细菌和病毒,并引起免疫反应。

第二节　呼吸系统常见症状体征的护理

一、咳嗽与咳痰

咳嗽是机体的一种保护性反射动作,借咳嗽可排出呼吸道内的分泌物和异物。咳痰是借咳嗽将呼吸道黏膜的分泌物或肺泡的渗出物排出体外的动作。咳嗽、咳痰是呼吸系统疾病最常见的临床表现之一,亦可由循环系统疾病(如左心衰竭)、纵隔疾病(如纵隔肿瘤)、胸膜疾病(如胸膜炎)和神经精神因素(如脑炎、癔症)等引起。咳嗽虽为一保护性反射动作,但剧烈、频繁、持久的咳嗽使肺泡内压力增加,影响呼吸和循环功能,对机体产生不利影响。

【护理评估】

1.病史

(1)观察咳嗽的性质、音色、时间,咳嗽无痰谓之干性咳嗽,见于气管异物、支气管肿瘤、纵隔疾病、胸膜疾病等;咳嗽有痰谓之湿性咳嗽,见于慢性支气管炎、肺炎、左心衰竭等。咳嗽声音嘶哑见于喉部病变;伴金属音见于气管支气管受压;伴鸡鸣音见于百日咳;犬吠样咳嗽见于白喉。慢性支气管炎的咳嗽常见于寒冷季节,晨起为重;左心衰竭、百日咳的咳嗽多为夜间发作;肺脓肿的咳嗽常与体位改变有关。

(2)观察痰液的性状、量、气味,痰的性状可分为浆液性、黏液性、脓性、血性等,一般急性上呼吸道感染咳浆液性或黏液性痰;支气管扩张、肺脓肿咳大量脓性痰,静置后有分层现象;心源性肺水肿咳粉红色泡沫样痰。痰量增多常提示病情恶化;痰量突然减少多提示支气管引流不畅。痰有恶臭提示厌氧菌感染。

(3)其他:剧烈而频繁的咳嗽可致呼吸肌疲劳和疼痛、咽喉疼痛,使病人不敢或不能进行有效咳嗽。剧烈咳嗽可致年老体弱者尿失禁、脱肛,手术后病人伤口裂开。

2.身体评估

监测病人的生命体征和意识状态;观察病人有无发绀、杵状指(趾);呼吸的类型;呼吸频率、幅度和节律有无改变;颈静脉是否充盈;气管是否居中;胸廓的形状;肺部呼吸音是否正常,有无啰音等。

3.心理社会评估

经久不愈的咳嗽尤其是夜间咳嗽者,常使病人疲乏、失眠、情绪不稳、焦虑、抑郁等,此外具有传染性的疾病(如肺结核)可通过咳嗽咳痰排出病原体,对周围人群的健康构成威胁,亦会使病人产生压力和自卑感。

4.辅助检查

评估血常规检查有无异常;痰液涂片染色镜检和痰液培养以发现致病菌;胸部X线检查以了解病变的性质、部位;肺功能测定以了解肺功能的状况。

【常见护理诊断与医护合作性问题】

1.清除呼吸道无效

与年老体弱、痰液黏稠、意识障碍导致的无效咳嗽有关。

2.有窒息的危险

与呼吸道分泌物过多、无力排痰、意识障碍等有关。

【护理目标】

病人能有效咳嗽,痰液易咳出;能配合胸部叩击、体位引流等方法排出痰液,呼吸道通畅,无窒息发生。

【护理措施】

(一)一般护理

1.休息与活动

注意保暖,避免受凉。改善室内环境,保持空气新鲜流通,避免尘埃与烟雾的刺激;维持室内适宜的温度(18～20℃)与湿度(相对湿度为50％～60％)。避免剧烈活动;适当增加休息时间,保持舒适体位,以保障足够的体力。

2.补充水分和营养

一般每日应保证饮水不少于1500ml,有脱水者更应积极纠正,足量的水分可防止痰液黏稠,利于排痰。给予高蛋白、高维生素饮食,以帮助病人恢复体力;避免辛辣等刺激性食物,以免诱发或加重咳嗽。

(二)病情观察

密切观察病人咳嗽咳痰情况;观察病人体力情况,判断其能否有效咳嗽;记录痰液的量、性状;观察有无发热、胸痛、喘息等症状;是否咯血。对意识障碍者、无力咳嗽者,要警惕窒息的发生。

(三)促进排痰

1.指导病人有效咳嗽

对神志清楚且能合作者,根据病情指导病人正确的咳嗽方法:①病人取坐位或卧位等舒适体位,先进行5～6次深呼吸,之后于深吸气末屏气,继之咳嗽,连续数次直至将痰咳至咽部吐出为止;②病人取屈膝坐位,大腿上置一枕头,咳嗽时身体前倾,以使枕头顶住腹部增加腹压,将痰排出;③病人取俯卧屈膝位咳嗽,利于腹肌收缩增加腹压,将痰排出。经常变换体位有利于痰液的排出。

2.胸部叩击与胸壁震荡

是在病人身体表面产生特定方向周期变化的治疗力,以促进痰液排出的一种方法。其中叩击与震荡所产生的垂直方向治疗力促使呼吸道黏膜表面黏液与代谢物松弛和液化;水平方向治疗力产生定向挤推作用,帮助已松动液化的黏液按照选择的方向(如细支气管→支气管→气管)排出体外。适应于久病无力、年老体弱、长期卧床等排痰无力、痰液排出不畅者。咯血、心血管状况不稳定(如低血压、肺水肿)、未经引流的气胸、肋骨骨折及有病理性骨折史者，禁作叩击与震荡。

3.湿化呼吸道

适于痰液黏稠不易咳出者。常用雾化吸入法，使湿化液成为高密度且均匀的气雾颗粒，吸入后能到达末梢呼吸道，排痰效果好。湿化液常用水、生理盐水、低渗盐水等，亦常在湿化液内加入痰溶解剂、支气管扩张剂、抗生素等药物，达到祛痰、平喘、抗菌的作用。一般雾化吸入的时间以10～20分钟为宜。雾化吸入时要注意防止窒息，因干稠的分泌物湿化后发生膨胀可阻塞呼吸道，故在雾化吸入的同时要帮助病人排痰，尤其是年老体弱者；湿化液温度要适宜(35～37℃)，过高可损伤呼吸道黏膜，过低可诱发支气管痉挛；雾化吸入时间不宜过长，因呼吸道过度湿化可因呼吸道黏膜水肿致呼吸道狭窄；湿化液内加药后要注意观察药物的不良反应。

4.体位引流

是置病人于特殊体位将肺与支气管所存积的分泌物，借助重力作用使其流入大气管并咳出体外，又称重力引流。有效的体位引流有利于排分泌物、排菌、排毒、排变应原，保持呼吸道通畅，更有利于改善高碳酸血症和低氧血症，从而有利于改善症状和减少并发症的发生。体位引流常配合拍背、震荡和有效咳嗽等胸部物理治疗，适用于支气管扩张、肺脓肿、慢性支气管炎等痰液较多者。对高血压、心力衰竭、肺水肿、呼吸困难、呼吸衰竭、近1～2周内曾有大咯血史及高龄、极度衰弱不能耐受者等应禁忌体位引流。

5.机械吸痰

适于意识障碍者、分泌物黏稠无力排出者、咳嗽反射减弱或消失者。可经病人的口、鼻、气管插管或气管切开处进行负压吸痰。吸痰时负压不宜过大，以免损伤呼吸道黏膜；每次吸痰时间不宜超过30秒，两次吸痰间隔时间不短于3分钟。在吸痰前、中、后适当提高吸入氧浓度，以防吸痰引起或加重低氧血症。

(四)用药护理

遵医嘱应用止咳剂、祛痰剂、支气管扩张剂，如复方甘草合剂、α糜蛋白酶、溴己新、氨茶碱等药，注意掌握用药的适应证，观察药物的不良反应。

(五)心理护理

帮助病人了解咳嗽、咳痰的有关知识，增强战胜疾病的信心，避免焦虑等不良情绪。指导病人从事一些力所能及的活动。教育病人家属要理解病人，给予病人精神、心理支持。

【护理评价】

病人情绪稳定；痰液变稀；能进行有效咳嗽，将痰液排出；呼吸道通畅，呼吸平稳，无窒息征象。

二、肺源性呼吸困难

呼吸困难是指病人主观感觉空气不足，呼吸费力；客观表现为用力呼吸、呼吸辅助肌参与呼吸运动，伴有呼吸频率、幅度和节律的异常。由呼吸系统疾病所致的呼吸困难称肺源性呼吸困难，其病因有：①呼吸道狭窄或阻塞；②肺部疾病；③胸廓、胸腔或呼吸肌疾病。

肺源性呼吸困难临床上分三种类型：①吸气性呼吸困难：见于胸腔外呼吸道狭窄的疾病。特点为吸气时间延长，吸气显著困难，重者出现吸气“三凹征”（胸骨上窝、锁骨上窝和肋间隙凹陷），常伴有吸气性哮鸣音。②呼气性呼吸困难：见于胸腔内呼吸道狭窄的疾病。特点为呼气时间延长，呼气显著困难，常伴呼气性哮鸣音。③混合性呼吸困难：除通气功能障碍以外的其他原因所致的呼吸困难，表现为吸气、呼气均费力，呼吸浅而快，常有肺泡呼吸音减弱或消失，可有病理性呼吸音。

【护理评估】

1.病史

询问病人发病的诱因、时间、环境、缓急与进展；了解有无伴随症状如发热、咳嗽、咳痰、胸痛、胸闷、意识障碍等；询问发病后的诊治经过及疗效。

2.身体评估

观察呼吸的频率、幅度和节律；注意有无“三凹征”、胸廓畸形、呼吸音改变及啰音等胸部体征；观察面容和表情、皮肤和黏膜有无异常；判断神志和精神状态。

3.心理社会评估

病人常因呼吸困难而有睡眠障碍；体力过度消耗而出现疲乏、注意力不集中等；严重呼吸困难病人常精神高度紧张、忧虑、恐惧、有濒死感。长期或反复发作的呼吸困难给病人带来沉重的精神和经济负担，病人易出现悲观、沮丧、焦虑等心理反应，甚至对治疗失去信心。

4.辅助检查

血气分析可判断低氧血症和二氧化碳潴留的程度，影像学检查可协助判断原发病灶情况。

【常见护理诊断与医护合作性问题】

气体交换受损：与肺通气减少、有效呼吸面积减少、换气功能障碍有关。

【护理目标】

病人呼吸困难减轻，能够得到充足的睡眠，活动耐力逐渐提高。

【护理措施】

（一）一般护理

1.休息与活动

病人宜卧床休息，采取半卧位或端坐位以利呼吸，必要时设置跨床小桌，以便病人伏桌休息。保持安静、舒适、空气新鲜、适宜温湿度的良好环境，避免刺激性气体、粉尘、烟雾的吸入。病情严重者应置于重症监护病房严密监护。

2.补充水分和营养

宜进富含维生素、易消化食物，保证摄入足够的热量，以维持病人的体力。避免进食易产气的食物（如红薯等），以免腹胀而影响呼吸。补充足够的水分以免因用力呼吸、出汗等造成机体水分不足而致痰液黏稠。

（二）病情观察

严密观察病情变化，及时发现和解决病人的异常情况。观察病人的体位；监测呼吸频率、深度和节律；观察体温、脉搏变化；观察呼吸道是否通畅；观察皮肤黏膜情况；监测血气分析结果，判断低氧血症和(或)二氧化碳潴留程度。

(三)对症护理

1. 氧疗

按医嘱给予合适的氧疗。

2. 保持呼吸道通畅

呼吸道分泌物较多者，要及时帮助病人排痰，保持呼吸道通畅。

3. 呼吸训练

指导病人作慢而深的呼吸，以提高呼吸的效率。尽量减少病人的活动和不必要交谈，以减少机体的氧气消耗。

(四)用药护理

遵医嘱给予支气管扩张剂、呼吸中枢兴奋剂等，观察药物的疗效和不良反应。

(五)心理护理

耐心倾听病人诉说并适当安慰。严重呼吸困难者常有恐惧，甚至濒死感，而极度精神紧张则更加重呼吸困难，应充分解释疾病、治疗方法及效果，使病人尽可能保持安静，必要时陪伴于病人身边以增加其安全感。

【护理评价】

病人能平卧或床头抬高的角度减小，睡眠质量提高，精神状态较好；呼吸平稳，能参与日常活动而无疲劳。

三、咯血

咯血是指喉部以下呼吸道或肺部组织出血经口腔咯出。根据咯血量的多少可分为：①痰中带血；②小量咯血，一次出血量＜100ml；③中等量咯血，一次出血量在100～300ml；④大量咯血，一次出血量＞300ml或24小时出血量＞600ml。咯血常见的疾病有支气管扩张、肺结核、肺炎、肺脓肿、支气管肺癌、风湿性心脏病二尖瓣狭窄、急性肺水肿等。注意呕血与咯血的鉴别：咯血多为鲜红色含有泡沫或痰液，不易凝固，前躯症状常有喉部瘙痒，咯血后有血痰；呕血颜色呈暗红或咖啡色无泡沫，前躯症状常有上腹部不适或恶心，呕血后伴黑便。咯血是内科急危症，可因窒息导致病人死亡。

【护理评估】

1. 健康史

主要询问病人咯血性状、量、病因及诱因，判断咯血的程度，注意观察病人呼吸节律、次数、深浅度，有无伴随症状，如咯血伴胸痛，常见肺炎、肺梗死、肺癌等。咯血伴发热或大量脓痰，应考虑肺脓肿或支气管扩张合并感染等。咯血伴低热、盗汗、乏力提示肺结核。

2. 身体评估

评估病人咯血前有无先兆，如喉头发痒，口有腥味或痰中带血丝。观察病人的神志和面色，若大咯血时突然出现咯血减少、情绪紧张、面色灰暗，提示窒息先兆。病情进一步恶化、病人出现表情恐怖、张口瞪眼、意识丧失，提示发生窒息。评估胸部有无异常体征。

3.实验室及其他检查

结合血液一般检查、胸部X线等判断原发病。

4.心理及社会评估

评估病人有无焦虑、恐惧、绝望等不良心理反应，评估病人家属对疾病的了解和对病人的关心程度。

【常见护理诊断】

1.有窒息的危险

与咯血不畅阻塞气道、喉头痉挛有关。

2.恐惧/绝望

与大咯血有关。

【护理目标】

呼吸平稳无窒息征象；病人情绪稳定。

【护理措施】

1.有窒息的危险

与咯血不畅阻塞气道、喉头痉挛有关。

(1)病情观察：随时观察咯血病人的病情变化，定时测量呼吸、脉搏、血压，准确记录咯血量。了解双肺呼吸音的变化。保持呼吸道通畅，咯血时劝告病人身心放松勿屏气，以防诱发声门痉挛引起窒息。注意观察病人有无面色、心率、神志的变化，做好抢救准备，如吸痰器、气管切开包、气管插管等。

(2)生活护理：大量咯血者暂禁食，小量咯血者宜进少量凉或温的流质饮食，多饮水，多食含纤维素食物，以保持大便通畅，避免排便时腹压增大而引起再次咯血。室内环境保持安静，限制探视，避免不必要的交谈，小量咯血通过卧床休息能自行停止。大咯血时应绝对卧床休息，减少翻动，协助病人取患侧卧位，以利于健侧通气。

(3)用药护理：用药护理的原则是镇静、止血、保持呼吸道通畅。遵医嘱迅速采取有效止血措施，首选脑垂体后叶素5～10U加入50%葡萄糖40ml缓慢静脉推注，继以10～50U加入5%葡萄糖液500ml缓慢静脉滴注维持用药。注意有冠心病、高血压、妊娠者禁用。对烦躁不安者，可适当应用镇静剂，如地西泮5～10mg肌内注射，10%水合氯醛10～15ml保留灌肠。禁用吗啡、哌替啶以免引起呼吸抑制。大咯血伴剧烈咳嗽者常用可待因口服或皮下注射。年老体弱、肾功能不全者慎用。

(4)对症护理：咯血窒息时，立即置病人于头低足高位或抱起病人双腿呈倒立位。及时清除口、鼻腔内血凝块，用手指套上纱布将咽喉、鼻腔血块清除或用鼻导管接吸引器插入气管内将呼吸道分泌物和血液吸出。严重者立即作气管插管或气管镜直视下吸取血块，保持呼吸道通畅，给予高流量吸氧或遵医嘱应用呼吸中枢兴奋剂，促使自主呼吸恢复，必要时行人工呼吸。

(5)心理护理:大咯血时,病人常伴有烦躁不安、焦虑、紧张、恐惧的心理,往往使病情加重,护士应守护床旁安慰病人,使病人产生安全和信任感,解释咯血有关问题,指导病人轻轻将血咯出,嘱病人勿屏气。劝告病人身心放松、安静休息,以利于咯血减轻。

2.恐惧/绝望

与大咯血有关。

(1)提供良好的心理支持,咯血时病人精神紧张、烦躁、恐惧,而不良情绪常会诱发或加重咯血。医护人员应富有同情心,尽量守护在病人床旁,多安慰病人,使其产生信任和安全感。

(2)指导咯血病人身心放松,勿屏气,情绪稳定,积极配合治疗,消除不良心理反应,争取早日康复。

【评价】

(1)病人咯血停止,呼吸平稳,无窒息征象。

(2)能认识恐惧、绝望对身体康复的危害,情绪稳定,积极配合治疗及护理。

四、胸痛

胸痛主要由胸部疾病,少数由其他部位的病变累及壁层胸膜时所致。可引起胸痛的常见疾病有:胸壁病变,如胸壁外伤、带状疱疹等;呼吸系统疾病,如肺炎、肺结核、胸膜炎、气胸;还有肺癌累及壁层胸膜或骨时,开始可出现隐痛,并持续加剧,乃至刀割样痛;心血管疾病,心绞痛、急性心肌梗死等;纵隔及其他疾病,如食管炎、膈下脓肿等。

【护理评估】

(一)病史

了解胸痛发生及持续的时间,有无诱发因素,是突然发生还是缓慢出现;呈持续性或间歇性疼痛;胸痛的具体部位,疼痛性质是隐痛、钝痛、刺痛或灼痛、刀割样或压榨样痛,疼痛加重和缓解的因素,如干性胸膜炎胸痛常位于患侧腋前线及腋中线附近,呈尖锐刺痛,深呼吸或咳嗽时加重。胸痛与呼吸、咳嗽、运动、体位变化的关系,如剧咳或用力屏气后突然发生胸痛,伴呼吸困难应考虑患者出现自发性气胸。胸痛时应注意有无发热、咳嗽、咯血、呼吸困难、发绀、休克等伴随症状。

(二)身心状况

(1)了解有无胸廓异常,呼吸运动有无改变,气管有无偏移;语颤有无增强、减弱或消失,有无病理性叩诊音,呼吸音有无异常;有无干、湿性啰音;有无胸膜摩擦音。

(2)有无坐卧不安、焦虑、失眠。

(三)辅助检查

评估血常规检查有无异常;痰液涂片染色镜检和痰液培养以发现致病菌;胸部X线检查以了解病变的性质、部位;肺功能测定以了解肺功能的状况。

【护理诊断】

1. 疼痛

胸痛与胸部疾病或其他部位的病变累及壁层胸膜有关。

2. 低效性呼吸型态

与支气管阻塞、胸痛、无力或疲乏有关。

【护理目标】

患者能采用舒适的卧位，改变活动方式或药物等使胸痛的症状减轻。

【护理措施】

1. 休息与体位

一般胸痛患者可适当活动；如有发热、咯血、气胸，则应卧床休息；一般采用舒适的半坐卧位或坐位；胸膜炎、肺炎患者可取患侧卧位，以减轻疼痛。

2. 缓解疼痛

(1)适当使用镇痛药或镇静药。

(2)疼痛局部肋间神经封闭治疗。

(3)用分散注意力的方法减轻疼痛，如听音乐、看杂志。

(4)胸膜炎、肺炎患者可在呼气末用 1.5cm 的胶布粘贴患侧胸部，使患侧胸部固定，以减低呼吸幅度而减轻疼痛。

【护理评价】

患者胸部疼痛是否减轻。

第三节　急性呼吸道炎症患者的护理

急性呼吸道炎症即指发生于呼吸道的急性炎症，包括急性上呼吸道感染(Acute upper respiratory infection)和急性气管支气管炎(Acute bronchitis)。急性上呼吸道感染是鼻、咽、喉部急性感染性炎症的总称。急性气管支气管炎是由感染、物理、化学刺激或过敏等因素引起的气管支气管黏膜的急性炎症。急性呼吸道炎症具有一定的传染性，发病率高，全身或呼吸道局部免疫功能低下者更易反复发病，但一般病情较轻，病程较短，预后良好。

【病因与发病机制】

1. 急性上呼吸道感染

有 70%～80%为病毒引起，主要有流感病毒、副流感病毒、呼吸道合胞病毒、腺病毒等。少数由细菌直接感染或继发于病毒感染，主要有溶血性链球菌、流感嗜血杆菌等。受凉、过度疲劳等常为其诱因。

2. 急性气管支气管炎

急性气管支气管炎一般继发于急性上呼吸道感染之后，即由急性上呼吸道感染蔓延而致，亦可由理化因素(如过冷空气、刺激性气体等)、变态反应(如花粉过敏等)引起。

【临床表现】

（一）急性上呼吸道感染

1. 普通感冒

俗称“伤风”。起病较急，早期有咽干、咽痒、鼻塞、喷嚏、流清涕等，可有低热、头痛、咽痛、声嘶、听力减退（咽鼓管阻塞所致）、轻微咳嗽等。体检可见咽部明显充血、水肿、有分泌物。一般 5～7 天自愈。

2. 病毒性咽炎、喉炎

病毒性咽炎主要表现为咽痒和咽部灼热感，可有发热和乏力，咽痛轻而短暂；当有吞咽疼痛时，提示有链球菌感染。体检可见咽部明显充血、水肿。病毒性喉炎主要表现为声嘶、讲话和咳嗽时喉部疼痛，常有发热、咽痛和咳嗽，一般无痰或有少许黏液痰。体检可有颌下、颈淋巴结肿大和触痛。间接喉镜检查可见喉部充血、水肿。

3. 疱疹性咽峡炎

常由柯萨奇病毒 A 引起，多见于夏季，主要表现为发热和咽痛。体检可见咽峡部充血，表面有灰白色疱疹及浅表溃疡。病程 1 周左右。

4. 咽结合膜炎

主要由柯萨奇病毒、腺病毒引起。多见于夏季。主要表现有发热、畏光、流泪、咽痛等。体检可见结膜及咽部明显充血。病程一般 4～6 天。

5. 细菌性咽扁桃体炎

多由溶血性链球菌引起。起病急，表现为畏寒、发热、咽痛。体检可见咽部充血，扁桃体肿大、充血，表面有黄色点状渗出物，颌下淋巴结肿大和触痛。

（二）急性气管支气管炎

常先有急性上呼吸道感染的表现，继之咳嗽、咳痰。咳嗽开始不重，痰呈黏液样，1～2 天后痰转呈黏液脓性，常在晨起、体位改变、吸入冷空气或体力活动时阵发性咳嗽；全身症状轻微，可有发热、头痛等。病程可达 2～3 周。

【辅助检查】

1. 血常规检查

病毒感染者常表现为白细胞计数（WBC）正常或偏低，分类淋巴细胞比例（L）增高；细菌感染者血象常表现为血白细胞增多，分类中性粒细胞比例（N）增高。

2. 胸部 X 线检查

急性气管支气管炎者肺部常表现为肺纹理增粗。

【治疗要点】

1. 病因治疗

根据感染病原体类型选用抗感染药。病毒感染者常用利巴韦林等抗病毒药；细菌感染者常用 β 内酰胺类、大环内酯类等抗菌药。

2. 对症治疗

常用解热镇痛药减轻发热、头痛等全身症状；常用含有减轻鼻、咽部黏膜充血和减少分泌物的复合制剂或中成药减轻鼻塞、咽痛等局部症状;咳嗽剧烈者酌情选用镇咳药。

【常见护理诊断与医护合作性问题】

1.舒适的改变

咽痛、鼻塞、流涕、头痛,与病毒、细菌感染有关。

2.体温过高

与病毒、细菌感染有关。

3.清理呼吸道无效

与痰液黏稠有关。

4.睡眠型态紊乱

与咳嗽、咳痰影响休息有关。

5.潜在并发症

鼻窦炎、中耳炎、风湿热、急性肾小球肾炎。

【护理措施】

(一)一般护理

1.休息与活动

嘱病人尽量减少社区活动,防止交叉感染;注意保暖,避免受凉;保持室内空气流通和适宜的温湿度;适当休息,特别是发热的病人;给病人提供安静的入睡环境,指导病人运用促进睡眠的措施如睡前泡足、听音乐等,必要时可遵医嘱睡前给予镇咳、镇静类药物,以保证睡眠质量。

2.饮食

给予清淡、可口、易消化、富含维生素的饮食,保证足够的热量供应。宜多饮水,尤其是发热的病人。

(二)病情观察

注意体温的变化、咳嗽的特点及诱发加重的因素;观察流涕、痰液的性状。警惕并发症的发生,如出现听力减退、耳鸣、耳部疼痛提示中耳炎。

(三)对症护理

1.口腔护理

保持口腔卫生,餐后漱口或口腔护理。

2.眼部护理

有结膜炎者,应避免强光对眼的刺激,以免加重结膜的炎症;分泌物多者,要及时用温湿毛巾拭去;必要时,可用适当的眼药水(如氯霉素眼药水、阿昔洛韦眼药水)滴眼。

3.发热的护理

注意体温升高的早期表现,当病人有畏寒或寒战时,应注意保暖,如适当增加被褥;随时测量和记录体温并及时报告医生。高热时,应采取物理降温的措施或遵医嘱使用解热镇痛药降温;出汗后及时更换衣服、被褥,保持皮肤干燥;鼓励病人多饮水。

（四）用药护理

根据医嘱使用药物，告知病人药物的作用、可能的不良反应等。使用解热镇痛药者注意可因大量出汗致虚脱；使用含有抗组胺类药物的复方制剂时，要嘱其避免在高空等危险场所。

（五）心理护理

急性呼吸道炎症预后良好，病人一般无明显心理负担。但若剧烈咳嗽或鼻塞、流涕等影响病人的休息、工作和学习时，亦可使病人产生急于缓解症状的焦虑情绪，应与病人作耐心细致的沟通，通过对疾病的客观评价，解除病人的心理顾虑。

【健康教育】

1.疾病知识指导

指导病人和家属了解本病的防治知识。注意保暖，防止骤冷骤热，避免寒冷空气和刺激性气体对呼吸道的刺激。在该病多发季节或流行期间，尽量不去人群聚集场所活动，外出时可戴口罩，室内定期用食醋等进行空气消毒。

2.生活指导

坚持适合个体条件的身体锻炼，增强体质，提高机体免疫力，保持室内空气流通、阳光充足等，是预防急性呼吸道炎症的最好方法。

第四节　支气管哮喘患者的护理

支气管哮喘(bronchial asthma)简称哮喘。是一种以嗜酸粒细胞和肥大细胞反应为主的气道变应性炎症和气道高反应性为特征的疾病。气道阻塞不同程度的可逆性是本病的特点。临床表现为反复发作的呼气性呼吸困难伴哮鸣音，可自行或经治疗后缓解。为减少或避免哮喘发作，缓解期仍须进行病因治疗，预防复发。近年来哮喘发病严重程度和病死率均有上升趋势。我国哮喘发病率接近1%，半数在12岁以下起病，成人男女发病率大致相同，约20%的病人有家族史。

【病因及发病机制】

哮喘病因尚不十分清楚，多数学者认为哮喘与遗传因素有关，同时受环境因素影响。调查资料表明，哮喘患者亲属患病率高于群体患病率，而且血缘关系越近，患病率越高。哮喘患儿双亲大多数存在不同程度气道反应性增高。有遗传过敏体质者对外界抗原极易产生IgE抗体，并吸附在肥大细胞和嗜碱粒细胞后使机体处于致敏状态。环境因素包括吸入过敏物，如花粉、尘螨、动物皮毛、真菌、工业粉尘、气体等；药物如阿司匹林、吲哚美辛、青霉素、碘造影剂、普萘洛尔；某些食物如鱼、虾、蟹、蛋类、牛奶等；病原体如细菌、病毒、寄生虫、原虫等。尤其上呼吸道感染是诱发哮喘的主要原因。

目前认为哮喘发病是一系列复杂的病理生理过程。主要与超敏反应、气道炎症、气道反应性增高等因素相互作用有关。当外界过敏原初次进入机体后，使T细胞致敏，进而引起B

细胞分化增殖发展成浆细胞，产生大量相应的特异性抗体 IgE（亲细胞抗体）。IgE 吸附在支气管黏膜下层肥大细胞和血液中嗜碱粒细胞表面，使这些细胞致敏。当患者再次接触同一类抗原时，抗原抗体在致敏细胞上结合发生作用，导致肥大细胞发生破裂、释放生物活性物质如组胺、缓激肽、前列腺素、白三烯、血小板活化因子，引起支气管平滑肌立即发生痉挛，导致速发型哮喘反应，出现哮喘症状。也有部分病人在接触抗原数小时后才发生哮喘，称为迟发型哮喘发作。此时，更多炎性细胞被激活，释放多种炎性介质而引起气道炎症，血管通透性改变，黏液分泌物增多，造成气道狭窄和阻塞，反应性增高出现呼气性呼吸困难。

【临床表现】

（一）症状与体征

1.外源性哮喘

多数病人有明显过敏原接触史，起病较快，发作前有先兆症状，如干咳、打喷嚏、流涕。继之突然感到胸部紧闷，呼气性呼吸困难，病人被迫采取坐位。严重时张口耸肩、烦躁不安。持续数分钟至数小时，一般可自行或用平喘药物缓解。

2.内源性哮喘

无明显过敏原，常继发于呼吸道感染之后，也可因吸入寒冷空气、刺激性气体及其他非致敏原因素所致。常先有咳嗽、咳痰，逐渐出现喘息。发作期较长，待炎症控制后，哮喘方可缓解。

3.混合性哮喘

一年四季经常发作，无明显缓解季节，在哮喘长期反复发作过程中，各种因素相互作用、相互影响，故临床表现不典型或混合存在。

4.重症哮喘

又称哮喘持续状态。严重的哮喘发作持续 24 小时以上，经一般支气管舒张剂治疗无效者称为重症哮喘。常因呼吸道感染未控制、持续接触大量的过敏原、脱水使痰液黏稠形成痰栓阻塞细支气管、治疗不当或突然停用糖皮质激素所致。病人表现为极度呼吸困难、端坐呼吸、发绀明显、大汗淋漓、心慌、焦虑不安或意识障碍，甚至出现呼吸及循环衰竭。哮喘严重发作时可有颈静脉怒张、发绀、胸部呈过度充气状态，叩诊呈过清音，听诊有广泛的哮鸣音，呼气时间延长。

（二）并发症

急性发作时可并发气胸、纵隔气肿、肺不张。长期反复发作和继发感染可并发慢性支气管炎、阻塞性肺气肿、肺源性心脏病。

【实验室及其他检查】

（一）血液一般检查

一般正常，发作时血嗜酸粒细胞常升高，外源性哮喘血清 IgE 增高。合并感染时白细胞总数和中性粒细胞增高。

（二）痰液检查

可见较多嗜酸粒细胞和黏液栓。在陈旧痰中可查到嗜酸粒细胞退化形成的夏科一雷登结晶。

（三）血气分析

哮喘发作时可有不同程度低氧血症。在 PaO_2 下降的同时有 $PaCO_2$ 升高则提示气道堵塞、病情危重。重症哮喘有呼吸性酸中毒或合并代谢性酸中毒。

（四）肺功能检查

与呼气流速有关的指标：第一秒用力呼气容量（FEV1）、第一秒用力呼气容量占用力肺活量比值（FEV1/FVC）、呼气流速峰值（PEFR）等均显著下降。而残气量（RV）、功能残气量（FRV）和肺总量（TLC）均增加；残气量占肺总量（RV/TLC）百分比增高。

（五）胸部 X 线检查

哮喘发作时两肺透亮度增加，缓解期无异常。

【诊断要点】

（1）反复发作性的喘息、呼吸困难、胸闷或咳嗽，多与接触变应原、呼吸道感染等有关。

（2）发作时两肺可闻及广泛性哮鸣音，呼气时相明显延长。

（3）气道阻塞症状经治疗缓解或自行缓解。

（4）结合临床特征和有关实验检查，判断哮喘发作的严重程度。

【治疗要点】

治疗原则是消除病因，采取综合治疗措施，解痉平喘、消炎、保持呼吸道通畅，控制急性发作，预防复发。

（一）消除病因

迅速脱离过敏原，避免接触刺激因子。

（二）控制急性发作

急性发作时应尽快缓解哮喘症状，改善肺功能，纠正低氧血症。

1. 支气管舒张剂

（1）β2 受体激动剂：能兴奋支气管平滑肌细胞膜上的 β2 受体，提高细胞内 cAMP 的浓度，可舒张支气管平滑肌，增加黏液纤毛清除功能，降低血管通透性，调节肥大细胞及嗜碱粒细胞介质释放，稳定细胞膜。常用沙丁胺醇、特布他林、克化特罗及喘乐宁气雾剂吸入。

（2）茶碱类：有松弛支气管平滑肌作用。并具强心、利尿、扩张冠状动脉作用。常用氨茶碱、丙羟茶碱、茶碱缓释片，急重症者静脉用药，注意需充分稀释后缓慢推注，以减少不良反应。

2. 抗胆碱能药物

包括东莨菪碱、托溴铵、山莨菪碱、异丙托溴铵等。平喘应用时，主要以雾化吸入形式给药，可抑制分布于气道平滑肌的迷走神经释放乙酰胆碱，使平滑肌松弛，并防止吸入刺激物引起反射性支气管痉挛，尤其适用于夜间哮喘及痰多哮喘。

3. 抗炎药物

常用糖皮质激素如泼尼松，是目前治疗哮喘最有效的抗炎药物。也可选用炎性细胞稳定剂如色甘酸二钠气雾剂，能稳定肥大细胞膜，降低炎性反应。

4.钙拮抗剂

硝苯地平通过阻止钙离子进入肥大细胞，抑制生物活性物质释放，缓解支气管痉挛。

5.控制感染

常用青霉素、氨苄西林、庆大霉素、头孢霉素等。

（三）预防复发

（1）避免接触过敏原和刺激物，经常参加体育锻炼，增强体质，预防感冒。

（2）发作期病情缓解后，应继续吸入维持量糖皮质激素至少3～6分钟。

（3）色甘酸二钠雾化吸入、酮替芬口服有抗过敏作用，对外源性哮喘有一定的预防作用。

（4）治疗适用于过敏原明确可又较单一的外源性哮喘。

【护理评估】

（一）健康史

与哮喘有关的病因和诱因，注意了解病人饮食起居情况、生活习惯、家庭和工作环境；有无饲养宠物、接触动物皮毛，有无长期吸烟、酗酒；在工作中是否接触刺激性气体、化学物质、工业粉尘等职业致敏原；有无过敏原吸入史如花粉、烹调香味、尘螨及接触狗皮褥子等；有无呼吸道感染史；有无鱼、虾、蛋类食物及药物如青霉素、阿司匹林、磺胺类摄入史和过敏史，了解哮喘发作前有无先兆症状，如鼻咽发痒、流鼻涕、打喷嚏、干咳；哮喘发作时，有无气温的剧变、剧烈运动、情绪激动或食入过冷食品等诱发因素的存在。

（二）身体评估

哮喘发作时，观察有无呼吸、脉搏增快及血压的变化。评估病人有无呼吸困难、发绀、端坐呼吸。还应注意观察重症哮喘病人的呼吸有无费力、不规则、点头呼吸或使用人工辅助呼吸。若出现脉搏细速、血压下降，并伴有嗜睡、昏睡等意识障碍常提示呼吸衰竭的可能。评估胸部有无肺气肿体征，发作时双肺是否布满哮鸣音。有无闻及湿性啰音。

（三）实验室及其他检查

血液一般检查嗜酸粒细胞是否升高，血清IgE是否升高。血气分析、肺功能及胸部X线检查是否有异常改变。

（四）心理及社会评估

评估病人发作时精神感情状况，有无焦虑、恐惧、烦躁不安或濒死感。评估病人家属对疾病的了解和对病人的关心程度。

【常见护理诊断】

（1）焦虑/恐惧：与健康状况不佳、哮喘发作时伴濒死感有关。

（2）气体交换受损：与气道阻力增加、通气不良有关。

（3）清理呼吸道无效：与无效咳嗽、痰液黏稠有关。

（4）活动无耐力：与呼吸困难、疲惫、乏力有关。

(5)睡眠型态紊乱:与哮喘发作时呼吸困难、焦虑有关。

【护理目标】

情绪稳定,配合治疗;动脉血气分析值维持在正常范围内;能自行有效咳痰、痰鸣音消失;病人能保持最佳活动水平;主诉能够得到充足的睡眠。

【护理措施】

(一)病情观察

严密观察病情变化,每隔10～30分钟测量呼吸、脉搏、血压一次。保持呼吸道通畅,及时清除呼吸道分泌物。若因痰液黏稠造成痰栓而加重呼吸困难,出现明显发绀神志不清时,可准备作气管插管或气管切开,以清除痰栓,改善呼吸。并进行血气分析,随时监测病情变化。

(二)生活护理

协助病人采取合适的体位。注意观察病人呼吸型态,避免接触环境中的过敏原。要求室内空气流通、新鲜,室温在18℃～22℃、湿度在50%～70%最适宜。不宜在室内放置花草,不宜用羽绒枕头、羽绒被子,以免吸入刺激性物质引起哮喘发作。发作期,饮食宜给营养丰富、高维生素的流质或半流质食物。忌食某些过敏性食物,少食油腻食物,鼓励多饮水,保持大便通畅。

(三)用药护理

遵医嘱给予支气管扩张剂、激素等药物,应注意药物不良反应。β2受体兴奋剂不良反应主要有头痛、头晕、心悸、手指震颤等,应告诉病人停药或坚持用药一段时间后症状可消失。应用气雾剂时,指导病人在喷药时深吸气,使药物吸入细小支气管发挥最佳疗效。氨茶碱主要不良反应是肠道、心脏和中枢神经系统的毒性反应,用量过大或静脉注射过快,轻者会引起恶心、呕吐。严重者出现心律失常、血压下降、甚至导致死亡,故需充分稀释后缓慢推注。糖皮质激素对胃有刺激作用,口服激素宜在饭后服用,治疗过程中,病人不能自行停药或减量。喷吸治疗后应注意漱口,以防口咽部念珠菌感染。

(四)对症护理

指导病人深呼吸和有效咳嗽,如痰液黏稠不易咳出,可用蒸馏水或生理盐水加抗生素(庆大霉素)和稀化痰液的药物(α－糜蛋白酶)雾化吸入,以湿化呼吸道,促进排痰。哮喘病人不宜用超声波雾化吸入,因颗粒过小,较多的雾滴易进入肺泡或过饱和的雾液进入支气管作为异物刺激,引起支气管痉挛导致哮喘症状加重。急性期遵医嘱给予氧气吸入,氧气宜温暖湿化,避免引起气道干燥痉挛。必要时给予人工呼吸机辅助呼吸,缓解病人呼吸困难,改善肺通气,维持正常呼吸功能。

(五)心理护理

哮喘发作时病人产生紧张、焦虑、恐惧的心理,而精神紧张、激动等负性不良情绪常会诱发或加重哮喘发作,从而形成恶性循环。医护人员应富有同情心,尽量守护在病人床旁,体贴安慰病人,使其产生信任和安全感。通过暗示、诱导方法分散病人的注意力,使病人身心放松，情绪稳定，有利于症状缓解。

【健康教育】

（一）树立信心、控制哮喘

向病人介绍哮喘的基本知识，提高病人对疾病的正确认识，增强战胜疾病的信心。通过教育使病人及家属了解哮喘的诱因、控制发作及治疗的方法。了解哮喘病虽不能彻底治愈，但可以完全控制，减少发作。

（二）调整环境，避免接触过敏原和刺激因素

室内空气宜新鲜，防止吸入花粉、烟尘、异味气体等，必要时采用脱敏疗法或迁移治疗。对日常生活中存在的诱发因素如情绪紧张、温度突变、煤气、油烟、室内地毯、油漆、家庭中饲养的宠物等均应尽量避免。

（三）改善饮食，增强体质、预防感染

教会病人建立良好的生活方式、生活习惯，戒烟戒酒，避免暴饮暴食，不宜摄入能诱发哮喘的食物如鱼虾、胡椒、生姜等。指导病人摄入营养丰富的清淡饮食，鼓励多饮水，积极参与适当体育锻炼，增强体质，预防上呼吸道感染。

（四）保持有规律的生活和乐观情绪

重视自我护理，避免身心过劳。也可在缓解期采取哮喘菌苗、核酸酪素等预防性注射，以减少哮喘发作。

第五节　支气管扩张患者的护理

支气管扩张症（Bronchiectasis）是指由于支气管及其周围组织的慢性炎症和阻塞，导致支气管管腔扩张和变形的慢性化脓性疾病。多起病于儿童期及青年期麻疹、百日咳后的支气管炎，迁延不愈的支气管肺炎等。主要表现为慢性咳嗽、咳大量脓痰和反复咯血。随着免疫接种和抗生素的应用，本病的发病率已明显降低。

【病因及发病机制】

（一）支气管－肺组织感染和支气管阻塞

婴幼儿百日咳、麻疹、支气管炎是支气管肺组织感染所致支气管扩张症最常见的原因。由于婴幼儿时期支气管尚处于发育阶段，管腔较细狭，管壁较薄弱，易阻塞。反复感染破坏支气管壁各层组织，致使支气管变形扩张，在咳嗽时管腔内压力增高，呼吸时胸腔内压的牵引，逐渐形成支气管扩张；当异物、肿瘤、肿大淋巴结等阻塞或压迫支气管引起肺不张时，更有助于支气管扩张的形成。

（二）支气管先天性发育缺损和遗传因素

可能是先天性结缔组织异常、管壁薄弱所致的扩张，此类支气管扩张临床上罕见。

【临床表现】

（一）症状与体征

1. 慢性咳嗽、大量脓痰

常为阵发性咳嗽，痰量与体位改变有关，如晨起或入睡卧床时咳嗽、痰量增多；呼吸道感染急性发作时，黄绿色脓痰明显增多，每天可达数百毫升，痰液静置后有分层现象，一般分三层：上层为泡沫；中层为混浊黏液；下层为脓性物和坏死组织。若有厌氧菌感染时痰液有臭味。

2. 反复咯血

大多数病人有反复咯血，量不等，可为痰中带血、小量或大量咯血。部分病人以反复咯血为唯一症状，平时无咳嗽脓痰等症状，临床上称为“干性支气管扩张”。病变多位于引流良好的肺上叶支气管，且不易感染。

3. 继发肺部感染

反复肺部继发感染，可引起全身毒性症状，如发热、盗汗、食欲减退、乏力、消瘦、贫血等，且咳嗽加剧、痰量增多，一旦大量脓痰排出后，全身症状明显改善。

4. 体征

早期或干性支气管扩张可无明显肺部体征。病情较重或继发感染时可在病侧下胸部及背部闻及局限性、固定较粗的湿性啰音，有时可闻及哮鸣音。部分慢性支气管扩张病人伴有杵状指(趾)。

(二)并发症

感染从并发的支气管蔓延到所属的肺段而引起支气管肺炎、肺脓肿、脓胸。慢性感染发作最终合并阻塞性肺气肿、慢性肺源性心脏病。

【实验室及其他检查】

(一)一般检查

痰涂片或细菌培养可发现致病菌，继发急性感染时白细胞计数和中性粒细胞明显增多。

(二)胸部 X 线检查

早期轻者无异常，偶见患侧肺纹理增粗，后期病重者典型的 X 线表现为粗乱肺纹理中有多个不规则的环状透亮阴影或沿支气管的卷发状阴影。有感染时阴影内出现液平面。

(三)纤维支气管镜检查

可明确出血、扩张或阻塞部位，还可进行局部灌洗，取冲洗液作微生物学检查。

(四)支气管造影

支气管碘油造影术可确定病变部位、范围、严重程度，为手术、切除或治疗提供可靠参考依据。

【诊断要点】

(1)慢性咳嗽、大量脓痰、反复咯血、反复感染的典型临床特征。

(2)儿童时期曾患麻疹、百日咳或支气管炎等呼吸道感染病史。

(3)肺部听诊可闻及局限性、固定持久存在的湿性啰音。

(4)X 线胸片、支气管造影、纤维支气管镜检查有支气管扩张征象。

【治疗要点】

治疗原则为促进痰液引流和防治呼吸道感染。

一、药物治疗

(一)控制感染

控制感染是支气管扩张症急性期的主要治疗措施,根据症状、体征、痰的性状,合理应用有效抗生素。必要时依据细菌培养及药物过敏试验结果选用有效抗生素。常用阿莫西林0.5g,每天4次。环丙沙星0.5g,每天2次,或口服头孢类抗生素。也可用青霉素G 80万U和庆大霉素8万U,每天两次肌内注射,严重感染时可用氨苄西林每天4~6g,或一、二代头孢菌素加阿米卡星静脉滴注。慢性感染时选用复方新诺明2片,每天2次口服,或红霉素、麦迪霉素0.3g,每天4次口服。厌氧菌感染,可选用甲硝唑或替硝唑。

(二)加强痰液引流

痰液引流和抗生素治疗同样重要,可保持呼吸道通畅,有利于炎症控制,减少继发感染,减轻全身中毒症状。若痰液黏稠不宜引流时,使用祛痰剂如复方甘草合剂、氯化铵、溴己新或生理盐水超声雾化吸入使痰液稀释,提高祛痰效果。

二、手术治疗

反复大量咯血或急性感染发作,病变范围比较局限不超过两个肺叶,全身情况良好,经药物治疗效果不佳者可考虑外科手术切除。

【护理评估】

(一)健康史

注意询问与本次发病相关的主要原因和既往健康状况,有无百日咳、麻疹等支气管一肺部感染史,有无经常反复发作的呼吸道感染,有无诱发因素存在如情绪激动、焦虑、烦躁不安、过度劳累、酗酒、吸烟等。

(二)身体评估

重点监测生命体征及意识状态变化,注意观察呼吸的节律、频率、深浅度有无异常。有无长期慢性咳嗽、咳大量脓痰症状。询问痰液的性质、气味、颜色及黏稠度,咳痰是否与体位变动有关。有无反复咯血现象及咯血程度。肺部听诊时有无局限性、固定性湿性啰音。有无消瘦、贫血、杵状指。

(三)实验室及其他检查

痰涂片或细菌培养是否有致病菌,血液一般检查白细胞计数和中性粒细胞是否升高。胸部X线和纤维镜检查是否异常。

(四)心理及社会评估

支气管扩张病人常因肺部感染、精神紊乱、活动过度,引起交感神经兴奋性增强,导致出血加重。评估时注意病人的心理状态有无情绪波动、精神紧张、烦躁不安等。评估病人及家属对疾病的认识和了解程度,家庭及社会支持系统对病人的关心程度。

【常见护理诊断】

(1)清理呼吸道无效:与痰液黏稠、体位不当、咳痰无效有关。

(2)有窒息的危险:与痰液潴留、大咯血有关。

(3)营养失调:低于机体需要量:与长期反复继发呼吸道感染,导致机体消耗量增多有关。

(4)焦虑:与疾病迁延、反复发作、个体健康受到威胁有关。

【护理目标】

能有效排痰、保持呼吸道通畅;咯血减轻或停止、无窒息发生;维持体重在理想范围内;焦虑程度减轻,情绪稳定。

【护理措施】

一、病情观察

观察支气管扩张病人咳嗽、咳痰的性质和时间,痰液有无恶臭味。合并大咯血时,尤其注意观察病人有无胸闷、气促、烦躁、情绪紧张、发绀等异常表现,准确估计和记录咯血量,每15～30分钟测一次呼吸、脉搏、血压,了解病情变化,防止窒息发生。

二、生活护理

支气管扩张反复感染发作,易造成机体消耗量增加,故给予高蛋白、高营养、高维生素、易消化无刺激的饮食。合并发热时给予高热量流质饮食,鼓励病人多饮水,以补充消耗。协助病人取舒适体位,保证休息和睡眠,并要求室内空气新鲜、流通,温湿度适宜。必要时根据病变部位不同采取合适的引流体位。

三、用药护理

急性感染时,除应用有效抗生素外,还可选用敏感的抗生素局部雾化吸入控制感染。也可用黏液溶解剂如乙酰半胱氨酸加生理盐水作超声雾化吸入,湿化呼吸道使痰液稀释,并辅以叩背,有效促进痰液排出。

四、对症护理

协助病人有效排痰,保持气道清洁。痰液黏稠时,鼓励病人多饮水,每天可饮水1500～2000ml,以稀释痰液,有利于痰液的咳出。对长期卧床的病人应经常帮助其变换体位及叩拍背部,指导病人深吸气后用力咳痰。对咳大量脓痰的病人,指导病人采取体位引流,其方法如下。

(1)引流前向病人解释治疗目的、操作过程,消除顾虑,取得病人合作。

(2)依病变部位不同,采取相应的引流体位,原则上病肺处于高处,引流支气管开口向下,以利于痰液流入大支气管排出。

(3)引流时间,每次15～30分钟,每天2～3次,宜在饭前进行,以免饭后引流引起呕吐。

(4)引流时鼓励病人咳嗽,若痰液黏稠可先用生理盐水超声雾化吸入或用化痰药(如氯化铵、溴己新)稀化痰液,提高引流效率。

(5)引流过程中,注意观察病人,如有咯血、面色青紫、呼吸困难、胸闷、出汗、疲劳等情况,应立即终止体位引流。

(6)引流完毕，给予漱口，并记录排出的痰量及性质，必要时送检。

五、心理护理

由于疾病迁延反复，疗效不佳，病人往往焦虑、烦躁不安。应多关心、体贴和安慰病人。多与病人交谈，了解其心理状态，给予心理支持。向病人解释支气管扩张反复发作的病因及防治措施，消除病人不安情绪，树立战胜疾病信心。

【健康教育】

(1)支气管扩张的发生与呼吸道感染、支气管阻塞密切相关。因此必须向病人及其家属说明防治呼吸道感染的重要性。

(2)及时清除上呼吸道慢性病灶如龋齿、扁桃体炎、鼻窦炎。避免受凉，减少刺激性气体吸入，劝告病人戒烟。

(3)对排脓痰量较多病人，应学会自我监测病情，掌握体位引流。使其理解实施体位引流的作用不亚于抗生素治疗。

(4)加强全身锻炼，减少急性发作，增加营养，保证适当的休息，以增强机体的抗病能力。

第六节　慢性阻塞性肺疾病患者的护理

慢性阻塞性肺病(Chronic obstructive pulmonary disease，COPD)是一种以气流受限为特征，呈进行性发展的肺部疾病。慢性气流受限是呼吸道疾病(阻塞性细支气管炎)和肺实质破坏(肺气肿)共同作用所致。COPD通常是指具有气流受限的慢性支气管炎(简称慢支)和阻塞性肺气肿(简称肺气肿)。慢支是指气管、支气管黏膜及周围组织的慢性非特异性炎症，临床上以反复发作的咳嗽、咳痰，或伴有喘息的慢性过程为特征，诊断标准为每年持续咳嗽、咳痰超过3个月，连续2年，并能排除其他已知原因的慢性咳嗽者。慢支病人咳嗽、咳痰先于气流受限，只有当慢支出现气流受限且不能完全可逆时才能视为COPD，故慢支病人只能视为COPD的高危人群。阻塞性肺气肿是指终末呼吸单位过度充气呈永久性扩张，并伴有肺泡间隔的破坏，实为COPD所致肺结构的改变。哮喘也有气流受限，但其气流受限是可逆的，不属COPD。

【病因与发病机制】

COPD病因尚未完全阐明，一般认为系多种环境因素和宿主因素协同所致。吸烟、职业性接触粉尘和有害气体、空气污染等因素，都可刺激和损害呼吸道黏膜，使呼吸道清除异物和病原体能力降低，导致呼吸道炎性疾病，其中吸烟是COPD最重要的发病因素之一。呼吸道感染是COPD发病和加重的一个重要因素。遗传因素也影响COPD的发病，如遗传性α1－抗胰蛋白酶缺乏症者，极易发生COPD。

【临床表现】

(一)慢支的表现

以慢支为病因者，有多年咳嗽、咳痰史，咳嗽常以晨起为重，痰呈白色黏液样痰，若并发呼吸道感染，痰常呈黏液脓性，部分病人在急性加重时喘息明显。其临床症状多在冬季加重，病情严重时常年存在。主要体征为肺部可闻及干性啰音，喘息者可闻及哮鸣音。

（二）肺气肿的表现

典型症状是劳力性气促，在原有咳嗽、咳痰等慢支炎症的基础上出现逐渐加重的呼吸困难。早期多在活动时（如快步行走、登楼梯等）感气急，以后逐渐发展至走平路，甚至穿衣、说话乃至静息时也感气急。胸部体检：早期体征不明显。随着病情的发展，可出现桶状胸，双肺语颤减弱，叩呈过清音，心浊界缩小，肝浊界下降，呼吸音减弱，有时可闻及干、湿性啰音。

（三）COPD 的病程分期

在 COPD 病程中，可分为急性加重期和稳定期。

1. 急性加重期

是指咳嗽、咳痰、气急加重，痰量增加且呈黏液脓性，可伴发热等全身症状。

2. 稳定期

是指咳嗽、咳痰、气急等症状稳定或轻微。

【辅助检查】

1. 肺功能检查

通气功能测定是判断气流受限的客观指标，以 FEV1/FVC 最有意义，佐以支气管扩张试验，可判断气流受限的可逆性。

2. 影像学检查

胸部 X 线常规检查：慢支主要表现为肺纹理增多、紊乱；肺气肿表现为肋间隙增宽、膈低平、双肺透亮度增加、肺纹理纤细，可有肺大泡等。

3. 其他

COPD 动脉血气分析早期无异常，当病程进展至呼吸衰竭时有低氧血症、高碳酸血症等表现。COPD 合并细菌感染时，血常规检查常有白细胞增多，分类中性粒细胞增高。

【治疗要点】

1. 稳定期治疗

（1）祛痰剂：对痰液黏稠不易咳出者可用祛痰剂，如乙酰半胱氨酸、溴己新等祛痰剂。

（2）支气管扩张剂：常用 β2 受体激动剂、抗胆碱药及茶碱类。

2. 急性加重期治疗

除使用祛痰剂和支气管扩张剂外，因 COPD 急性加重期常由继发呼吸道感染所诱发，因此根据感染的病原体选用适当的抗感染药物控制感染对缓解病情至关重要，抗感染药物应早期、足量使用，必要时可短期使用糖皮质激素雾化吸入。COPD 稳定期不应预防性使用抗感染药物。

【常见护理诊断与医护合作性问题】

1. 气体交换受损

与通气功能障碍、呼吸道阻塞、呼吸肌疲劳、肺顺应性降低、残气量增加有关。

2. 清理呼吸道无效

与无力咳嗽、痰液黏稠有关。

3. 活动无耐力

与机体氧气供应与消耗失衡、疲劳有关。

4. 睡眠型态紊乱

与咳嗽、焦虑、呼吸困难有关。

5. 营养失调

低于机体需要量，与食欲减退、营养吸收障碍、呼吸困难致能量消耗增加有关。

【护理措施】

(一)一般护理

1. 休息与活动

COPD 早期可视病情安排适当的活动量，活动强度以不加重症状、病人无疲劳感为度。急性加重期应卧床休息。晚期则不宜从事任何体力活动，协助病人取舒适体位，一般半卧位或身体前倾位，借重力作用使膈肌下降，胸腔容积增大，同时利于呼吸辅助肌参与呼吸运动。

2. 饮食

病人因呼吸困难、反复呼吸道感染等使机体能量消耗增加；食欲减退而进食量不足、食物消化吸收障碍等致营养摄入不足，多数病人营养不良。要向病人及家属宣讲合理饮食的意义，解释摄取足够营养对保持和恢复体力、增强机体免疫功能的重要性。鼓励病人进易消化的高热量、高蛋白、高维生素饮食；便秘者鼓励多进食高膳食纤维的蔬菜、水果，同时供应足够的水分以满足机体所需。每日正餐应安排在病人最饥饿、休息最好的时间；进餐前至少要休息 30 分钟；餐前和进餐时避免过多饮水；提供舒适的就餐环境和适于病人口味的食物，并经常更换食谱，以刺激病人的食欲；避免进食产气食物和过饱，做到少量多餐，以免因腹胀而影响呼吸；餐后漱口，必要时口腔护理以保持口腔清洁、舒适，减少异味，促进食欲。

3. 呼吸运动训练

指导病人进行腹式呼吸和缩唇呼吸训练，能有效加强膈肌的运动能力，增加通气量，改善呼吸功能，减轻呼吸困难，提高活动耐力。

(1)腹式呼吸训练：病人取立位(体弱者可取坐位或半卧位)，左、右手分别置于腹部和胸前，全身肌肉放松，静息深吸缓呼。吸气时用鼻吸入，尽力挺腹，胸部不动；呼气时用口呼出，收缩腹部，胸廓保持最小活动度，呼吸频率为每分钟 7～8 次。开始每日 2 次，每次训练 10～20 分钟，熟练后，逐渐增加训练次数和时间，如此反复训练，使腹式呼吸成为其不自觉的呼吸习惯。

(2)缩唇呼吸训练：用鼻吸气和用口呼气，呼气时口唇缩拢似吹口哨状，缓慢呼气。缩唇程度与呼气流速由病人自行调整，以能使距口唇 15～20cm 处与口唇等高水平的蜡烛火焰随气流倾斜又不致熄灭为度。吸气与呼气时间比为 1/3～1/2。

4. 氧疗

呼吸困难伴低氧血症(PaO_2<60mmHg)者,应遵医嘱给予氧疗,一般采用鼻导管或鼻塞低流量(氧流量1~2L/分或氧浓度25%~29%)持续给氧。对慢性呼吸衰竭者进行家庭氧疗(LTOT),其指证为:①PaO_2≤55mmHg或SaO_2≤88%,有或无高碳酸血症。②PaO_2在55~60mmHg或SaO_2<89%,并有肺动脉高压、心功能衰竭、水肿或红细胞增多(血细胞比容>0.55)者。LTOT对改善肺呼吸生理和血流动力学,提高运动耐力,改善精神状态等有益,从而提高其生活质量,延缓病程进展。COPD病人若二氧化碳潴留严重,则主要依靠低氧血症刺激呼吸中枢维持呼吸,此时不宜吸入高浓度氧。因吸氧只能提高PaO_2和SaO_2,而排出二氧化碳使$PaCO_2$下降的作用甚微,若高浓度吸氧使PaO_2和SaO_2迅速上升,解除了对呼吸中枢的刺激使呼吸频率和幅度降低,肺泡通气量减少,则更加重二氧化碳的潴留。而低流量持续吸氧维持PaO_2在60mmHg以上,既能改善组织缺氧,也能防止因低氧血症状态的解除而抑制呼吸中枢,$PaCO_2$亦呈逐渐下降的趋势。吸氧过程中,要注意观察吸氧效果,监测动脉血气分析结果。

(二)病情观察

掌握病人的营养状况;观察咳嗽、咳痰的情况,注意痰液的量、性状及咳痰是否顺畅;了解呼吸困难的程度、与体力活动的关系、能否平卧、有无加重;了解病人肺部体征,注意有无呼吸衰竭、自发性气胸、肺源性心脏病等并发症发生及机体内环境状态。

(三)对症护理

保持病人呼吸道通畅,有痰者协助病人及时排除痰液。

(四)用药护理

遵医嘱应用祛痰药、支气管扩张药、抗感染药等,注意观察疗效及不良反应。

(五)心理护理

COPD是一慢性进行性发展的疾病。病人常因长期患病而劳动能力下降或丧失,社会活动减少,经济负担加重等,而产生压抑、焦虑的心理状态。护理人员应详细了解病人及家属对疾病的态度,了解病人心理、性格、生活方式等方面发生的变化,与病人和家属共同制定和实施康复计划,包括消除诱因、呼吸运动训练、合理用药等,从而减轻病人的痛苦,增强战胜疾病的信心。对焦虑者,教会病人缓解焦虑的方法,如听音乐、下棋、多与朋友交流等方式以分散注意力。

第七节 慢性肺源性心脏病患者的护理

肺源性心脏病(Pulmonary heart disease,简称肺心病)是指肺组织、胸廓或肺动脉系统的病变引起肺循环阻力增加,形成肺动脉高压,导致右心室肥厚、扩大,伴或不伴右心功能衰竭的心脏病。按起病急缓,可分为急性肺心病和慢性肺心病。急性肺心病是由内源性或外源性栓子阻塞肺动脉或其分支所致;慢性肺心病是由肺组织、胸廓或肺动脉系统的慢性病变所致。慢性肺心病是呼吸系统的常见病之一,在我国平均患病率约为0.4%,高纬度地区的患病率明显高于低纬度地区，我国北部及中部地区 15 岁以上人口的患病率约为 3%。本节主要讨论的是慢性肺心病。

【病因与发病机制】

（一）病因

1. 支气管肺疾病

最常见。其中以 COPD 最为多见，占 80%～90%，其次为哮喘、支气管扩张、肺结核等。

2. 胸廓运动障碍性疾病

较少见。由严重的脊柱或胸廓畸形（如脊椎结核、类风湿关节炎等）、胸膜疾病（如胸膜广泛粘连）、神经肌肉疾患（如脊髓灰质炎）等所致。

3. 肺血管疾病

甚少见。如多发性肺小动脉栓塞、肺小动脉炎等。

4. 其他

如慢性高原缺氧、睡眠呼吸暂停症、不明原因的肺动脉高压等。

（二）发病机制

1. 肺动脉高压的形成

功能性和结构性因素的改变使肺血管阻力增加而形成肺动脉高压，这是导致慢性肺心病的先决条件。低氧血症、呼吸性酸中毒是导致肺动脉高压形成的功能性因素，其中低氧致肺血管收缩、痉挛是肺动脉高压形成最重要的因素。肺血管解剖结构的重塑是形成肺动脉高压的结构性因素，如慢支反复发作，累及邻近的肺小动脉引起血管炎；肺气肿肺泡腔压力增加压迫肺毛细血管等。

2. 心脏病变和心功能衰竭

肺动脉高压时右心室后负荷增加而发生右心室肥大。在肺动脉高压早期，右心室尚可代偿。随着病情进展，特别是在急性加重期肺动脉压持续升高，超过了右心室的代偿能力，最终导致右心衰竭。

【临床表现】

本病病程进展缓慢，可分为代偿期与失代偿期两个阶段，有时界线并不清楚。

（一）肺、心功能代偿期（包括缓解期）

此期主要是慢阻肺的表现。慢性咳嗽、咳痰、气促，活动后可感心悸、呼吸困难、乏力和劳动耐力下降。体检可有明显肺气肿征，听诊多有呼吸音减弱，偶有干、湿性啰音，下肢轻微水肿，下午明显，次晨消失。心浊音界常因肺气肿而不易叩出。心音遥远，但肺动脉瓣区可有第二心音亢进，提示有肺动脉高压。三尖瓣区出现收缩期杂音或剑突下示心脏搏动，多提示有右心室肥大。肺心病病人常有营养不良的表现。

（二）肺、心功能失代偿期（包括急性加重期）

本期临床主要表现以呼吸衰竭为主，有或无心力衰竭。

1. 呼吸衰竭

急性呼吸道感染为常见诱因。

2.心力衰竭

以右心衰竭为主,也可出现心律失常。

【辅助检查】

1.血液检查

血常规检查红细胞和血红蛋白增加,合并感染时白细胞增多,分类中性粒细胞增高。全血黏度、血浆黏度、血小板黏附率及聚集率等增加。

2.心电图检查

主要是右心室和(或)右心房肥大的表现。

3.X线检查

除有基础疾病的表现外,尚有肺动脉高压的表现和右心室增大的表现。

4.超声心动图

可显示右室流出道内径增大(≥30mm),右心室内径增大(≥20mm),右心室前壁增厚,左、右心室内径的比值减小(<2)等。

5.其他

肺功能检查失代偿期病人多不能耐受,症状缓解期可考虑测定;血气分析可出现低氧血症和(或)高碳酸血症的表现。

【治疗要点】

(一)代偿期治疗

原则上是积极治疗基础疾病;增强机体免疫功能;去除诱发因素,以减少急性加重期的发生;加强呼吸肌锻炼,以改善肺的通气功能等。多采用中西医结合的综合治疗措施。

(二)失代偿期治疗

①控制感染:呼吸道感染是发生呼吸衰竭和心力衰竭的最常见诱因,应积极控制。宜针对感染的病原体,早期、足量使用抗感染药。②改善呼吸功能,抢救呼吸衰竭。③控制心衰竭:轻度心衰竭经吸氧、改善呼吸功能、控制呼吸系统感染治疗措施后,症状便能得到改善。较重的病人可适当选用利尿剂、正性肌力药、血管扩张药等。

【常见护理诊断与医护合作性问题】

1.气体交换受损

与肺泡和肺毛细血管床面积减少、通气/血流比例失调有关。

2.清理呼吸道无效

与支气管黏膜充血、水肿,痰量增多、黏稠,病人无力咳嗽有关。

3.活动无耐力

与肺、心功能减退引起低氧血症有关。

4.体液过多

与心排血量减少、钠水潴留有关。

5.睡眠型态紊乱

与呼吸困难、不能平卧有关。

6.潜在并发症

肺性脑病。

【护理措施】

(一)一般护理

1.休息与活动

改善睡眠。尽可能减少白天睡眠时间和次数;避免饮酒;限制午后饮用浓茶、咖啡等饮料;限制睡前饮水量,以避免或减少夜间排尿;睡前温水泡足或温水沐浴或背部按摩;保证安静舒适的入睡环境;入睡时全身肌肉放松,进行缓慢的深呼吸,以促进睡眠。对心肺功能代偿期的病人,要鼓励病人进行适量的运动,向病人解释活动对身体康复的意义,注意培养病人坚持活动的意识;活动量宜缓慢增加,以不加重症状为度。对心肺功能失代偿者,应绝对卧床休息,协助病人翻身,定时更换姿势;指导进行肢体肌肉的收缩活动;指导和鼓励病人进行腹式呼吸运动和缩唇呼吸等呼吸肌功能的训练和锻炼。对有肺性脑病者应予床挡等加强安全防护,必要时由专人护理 。

2.饮食

病人宜少食多餐,以软食为主,避免就餐时的疲劳;多进食含高膳食纤维的蔬菜和水果,防止腹胀、便秘而加重呼吸困难;保证热量供应,每日至少供应热量 125.52KJ(30kcal/kg),其中蛋白质至少 1.0～1.5g/kg,以优质蛋白为主。有心衰竭者,应限制钠、水的摄入。必要时静脉补充营养。

3.皮肤护理

长期卧床者极易形成压疮,指导病人穿宽松、柔软的衣服;定时翻身更换体位;长期受压处垫气圈,有条件者使用气垫床。

4.吸氧

宜低流量持续吸氧。

(二)病情观察

观察病人的咳嗽、咳痰情况,痰液的性状、量;呼吸的频率、节律、幅度及变化特点,与活动的相关度;注意发绀情况,定期监测血气分析的变化等,从而评估呼吸困难的程度。注意心率的改变;颈静脉充盈情况;有无水肿及严重程度;尿量的变化等,从而评估心功能状态。密切观察病人头痛、烦躁不安、神志变化等,警惕肺性脑病的发生。如有异常应及时通知医生。

(三)对症护理

有痰者要帮助病人及时排出痰液。

(四)用药护理

对有二氧化碳潴留和(或)呼吸道分泌物较多者,避免使用中枢抑制药物(如镇静剂、麻醉药、中枢性镇咳药等），以免抑制呼吸功能和咳嗽反射，加重二氧化碳潴留诱发或加重肺性脑病；使用抗感染药物时，注意观察感染的表现（如发热、脓痰等）是否得以控制，有无继发真菌感染。使用血管扩张剂（如酚妥拉明）静脉滴注时，注意随时观察病人的心率、血压等情况，及时调整滴速。

（五）心理护理

肺心病是一种反复发作、进行性加重的疾病，长期的疾病状态和多次的住院治疗，给病人造成很大的精神压力和经济负担，病人往往表现为忧虑、情绪波动、缺乏自信等。不良的心理常使呼吸困难、心衰竭加重。因此要做好病人的心理护理工作，如多与病人沟通、帮助病人了解疾病过程、缓解压力、增强自信心等。病情危重者常在夜间更加恐惧不安，可采取病室开灯、加强巡视、让病人家属陪伴等措施，以增加病人的安全感。

【健康教育】

1. 疾病知识介绍

使病人和家属了解疾病发生、发展的知识，认识到肺心病如能早期积极防治，心肺功能的损害是能够得到较好控制的；但若防治不当，则反复呈急性加重，心肺功能损害则较快进展，势必影响病人的生活质量和预后。指导病人和家属积极治疗和控制原发疾病（如 COPD 者积极进行 LTOT）。认识加重肺心病的各种因素并尽力避免之，如戒烟、避免刺激性气体和尘埃对呼吸道的刺激，避免疲劳、受凉等。

2. 生活指导

让病人和家属了解合理饮食的重要性，指导病人摄入足够的蛋白质、维生素等，以保证机体的代谢和康复的需要。指导病人调整正确的姿势，以利于气体交换又节约能量，如：站立时，背靠墙，使膈肌和胸廓松弛，全身放松；坐位时，凳高合适，两足正好平放在地，身体稍向前倾，两手放在双腿或趴在小桌上，桌上放软枕，使病人胸椎与腰椎尽可能在一直线上；卧位时，抬高床头并略抬高床尾，使下肢关节轻度屈曲。鼓励病人进行适当的身体锻炼，在缓解期根据心肺功能状态，指导病人进行如散步、气功、打太极拳、耐寒训练、适当的体育锻炼等，以增强体质改善心肺功能。

3. 出院指导

告知病人和家属病情变化的征兆。如：自觉心悸、呼吸困难加重、体温增高、咳嗽加剧、咳痰不畅、尿量减少、水肿加重等，或发现病人神志淡漠、语无伦次、兴奋躁动、嗜睡等，均提示病情恶化需及时就医。

4. 心理社会指导

教育病人正确对待疾病，认识到肺心病虽无法治愈，但保持健康的生活方式和适当的医疗可以延缓疾病的进展、提高生活质量，防止悲观、焦虑等不良情绪。要取得家属和亲朋好友的配合，了解和关心病人的需要，多与病人接触，适当与病人一起参加健康的娱乐活动，避免病人孤独。

第八节 肺炎患者的护理

肺炎(pneumonia)是指终末呼吸单位和肺间质的炎症,可由感染、理化因素、免疫损伤等引起。其中以感染,尤其是细菌感染最常见。一般未表明特定病因者,肺炎即指感染性肺炎。细菌性肺炎为一常见病,抗菌药物应用与发展虽一度使细菌性肺炎的预后有了很大的改观,但近年来总的死亡率又有所上升。据统计,目前在我国人口死亡顺序中肺炎居第5位,这与病原体变迁、人群结构变化、医院获得性感染增多、不合理使用抗菌药物导致细菌耐药性增加等因素有关。本节讨论感染性肺炎。

【分类】

肺炎按病因、解剖和发病环境分类。

(一)病因分类

1.细菌性肺炎

常见有肺炎球菌、金黄色葡萄球菌(金葡菌)、肺炎杆菌、铜绿假单孢菌、流感嗜血杆菌、变形杆菌、棒状杆菌、梭状杆菌、军团杆菌等。

2.病毒性肺炎

常见有流感病毒、呼吸道合胞病毒、巨细胞病毒、冠状病毒等,近年来变异的冠状病毒、禽流感病毒又给人类健康构成威胁。

3.支原体肺炎

常见肺炎支原体。

4.真菌性肺炎 可由曲霉菌、白念珠菌、组织胞浆病等引起。

5.其他病原体

衣原体(肺炎衣原体、鹦鹉热衣原体等)、立克次体(Q热立克次体等)、放线菌(肺炎放线菌等)、原虫(弓形虫等)、蠕虫(肺吸虫等)。

6.理化因素所致的肺炎

如放射性肺炎、吸入胃酸或碳氢化合物所致的化学性肺炎等。

(二)解剖分类

1.大叶性(肺泡性)肺炎

病原体先在肺泡引起炎症,继之经肺泡间孔向其他肺泡扩延,致肺段的一部分或整个肺段,甚至整个肺叶发生炎变,通常不累及支气管。病原体多为肺炎球菌,但亦可由金葡菌、肺炎杆菌等引起,由金葡菌和肺炎杆菌引起的大叶性肺炎常呈坏死性改变,易形成空洞。

2.小叶性(支气管)肺炎

病原体侵入细支气管引起炎症,继之向远端的终末细支气管、终末呼吸单位扩延,致整个肺小叶发生炎变。多继发于其他疾病(如COPD、支气管扩张或年老体弱、长期卧床者),常见病原体有肺炎球菌、金葡菌、流感病毒及肺炎支原体等。

3. 间质性肺炎

病变累及支气管管壁及周围组织、肺泡间隔。可由细菌、支原体、病毒等多种病原体引起。

（三）发病环境分类

1. 社区获得性肺炎（Community acquired pneumonia，CAP）

又称医院外肺炎，是指在医院外的社区环境中受病原体感染而发生的肺炎，包括入院时处于感染的潜伏期而在入院后发病者。

2. 医院获得性肺炎（Hospital acquired pneumonia，HAP）

又称医院内肺炎，是指入院时不存在，也不处在感染潜伏期而于入院 48 小时后在医院内发生的肺炎，包括在医院内获得感染而于出院后 48 小时内发病的肺炎。

【病原体与发病机制】

肺炎的发生是由病原体和宿主两个因素所决定的。引起肺炎的病原体种类因发病环境、年龄、伴随疾病和机体免疫状态而有很大差异。社区获得性肺炎的病原体常见为肺炎球菌、流感嗜血杆菌、肺炎支原体、军团杆菌、各种病毒等；医院获得性肺炎的病原体常见为铜绿假单孢菌、耐甲氧西林金葡菌、肺炎杆菌、阴沟与产气肠杆菌、白念珠菌等。免疫损害宿主（如 HIV 感染者、使用免疫抑制剂者）除对各类病原体的易感性均增高外，常发生各种机会性病原体感染导致肺炎，如卡氏肺孢子虫、弓形虫、非结核性分枝杆菌、巨细胞病毒等。机体健全的免疫机制使下呼吸道和肺组织保持无菌状态。全身或呼吸道局部免疫功能低下（如年老体弱、疲劳、受寒、醉酒、昏迷、应用免疫抑制剂、人工呼吸道等）或侵入的病原体毒力强、数量多时，即可发生肺炎。病原体的侵入方式主要是口、咽部的定植菌和带菌气溶胶的吸入；邻近部位感染蔓延、经血播散致肺炎者少见。

【临床表现】

（一）症状

1. 一般表现

多数病人发病前常有受寒、淋雨、劳累、醉酒等诱因或有 COPD、心衰竭等基础疾病。约 1/3 病人病前有上呼吸道感染史。细菌性肺炎多数发病较急，部分革兰染色阴性杆菌性肺炎、老年人肺炎、医院获得性肺炎发病隐匿。病毒性肺炎、支原体肺炎一般发病缓慢。

2. 全身症状

肺炎的全身表现有发热、乏力、头痛、肌肉酸痛、恶心、呕吐、腹泻等，重者可有嗜睡甚至昏迷，少数可出现休克。不同病原体所致的肺炎全身表现差异很大。一般细菌性肺炎全身症状重，多为持续高热，若不发热甚至体温不升多提示病情严重，预后险恶；大多数病毒性肺炎全身症状轻，但有些病毒性肺炎有严重的全身症状（如 SARS）；支原体肺炎发热轻重不一，但一般头痛显著。

3. 咳嗽、咳痰

是肺炎最常见的表现。细菌性肺炎早期常为干咳，渐有咳痰，痰量多少不一，多呈脓痰。

不同的细菌性肺炎痰液的性状不一，如肺炎球菌肺炎为铁锈色痰、金葡菌肺炎为黄脓痰、肺炎杆菌肺炎为砖红色黏痰、铜绿假单孢菌肺炎为淡绿色痰、厌氧菌感染所致的肺炎痰有恶臭味。病毒性肺炎多咳少量黏液样痰。肺炎支原体肺炎多为阵发性刺激性干咳或咳少量黏液样痰。

4.胸痛

肺炎病变累及胸膜时有胸痛，多为与呼吸、咳嗽有关的针刺样疼痛；下叶肺炎疼痛可放射至上腹部及肩部。支原体肺炎常有胸骨下疼痛。

（二）体征

1.全身体征

肺炎病人多呈急性病容，可有不同程度的发绀、呼吸浅速、心率增快等，肺炎球菌性肺炎常有口周单纯疱疹，肺炎支原体肺炎常有颈淋巴结肿大。

2.肺部体征

大叶性肺炎典型体征为患侧肺实变征（呼吸运动减弱、语颤增强、叩呈浊音、听诊呈支气管呼吸音），有时可闻及湿性啰音，少数可闻及胸膜摩擦音。小叶性肺炎主要体征为患处可闻及湿性啰音。间质性肺炎肺部少有阳性体征。

【辅助检查】

1.血常规检查

细菌性肺炎一般白细胞增多，分类中性粒细胞增高，可有核左移、中毒颗粒等，年老体弱、机体免疫功能低下者白细胞可不增多，但分类中性粒细胞增高，常见中毒颗粒。病毒性肺炎、支原体肺炎等白细胞多正常，亦可稍高或稍低。

2.病原学检查

细菌性肺炎痰直接涂片革兰染色可查见细菌，并可根据细菌的染色特点、形态特点等对致病菌的类型作出初步判断；痰细菌培养（包括厌氧菌培养）可确定致病菌的类型，伴有菌血症者血液细菌培养亦可确定致病菌的类型，同时作药物敏感试验对指导临床用药有重要参考意义。病毒性肺炎痰涂片细胞核内可见包涵体，病毒分离、血清学检查、病毒抗原的检查可确定病毒的类型。支原体肺炎约有 2/3 的病人血清冷凝集试验阳性，确诊依赖于支原体 IgM 抗体的检查。真菌性肺炎痰涂片可查见菌丝，真菌培养可确定真菌的类型。近年来，聚合酶链反应（PCR）用于检查病原体的特异性基因，快速、敏感，具有广泛的应用前景。

3.胸部 X 线检查

是肺炎最重要的影像学检查，可判断病变的部位、性质。大叶性肺炎表现为大片炎症浸润阴影或实变征，呈叶段分布，伴胸膜炎时可有胸腔积液征；小叶性肺炎表现为沿肺纹理分布的不规则斑片状影，边缘密度低而模糊；间质性肺炎常表现为从肺门向外伸展的不规则条索状阴影，可呈网状，其间有小片肺不张影。动态胸部 X 线检查可观察病变的衍变，亦是评价治疗效果的指标。若病情恶化时表现为肺部病灶扩大；有效的治疗表现为肺部的病灶缩小等吸收征。

【治疗要点】

1.抗感染治疗

是肺炎最主要的治疗措施。对细菌性肺炎，抗菌治疗是决定其预后的关键，正确选择和及早使用抗菌药物可降低病死率。目前肺炎的起始治疗主要凭“经验”选用抗菌药物（即经验性治疗），常选用β内酰胺类、大环内酯类、喹诺酮类等。多数经验性治疗可取得较好的效果，但在经验性治疗的同时，应积极进行病原学检查和药物敏感试验（尤其是年老体弱、有基础疾病、医院内感染、先前应用大剂量抗生素者，因其感染的病原谱复杂，耐药率高），以备经验性治疗失败后换用针对性更强的抗菌药物。抗菌治疗有效首先表现为体温下降，其他症状亦可改善，如痰量减少、痰由脓性转为非脓性等。若治疗72小时后症状无改善或一度改善后复又加重，视为治疗无效，应调整抗菌药物，最好根据痰培养结果和药物敏感试验调整。细菌性肺炎的抗菌治疗，一般用药至体温正常后3～7天结束；病情重者用药至体温正常后10～14天，甚至更长时间结束。对病毒性肺炎，目前多数病毒缺乏特效治疗药物。临床常用利巴韦林，其具广谱抗病毒作用，对常见引起病毒性肺炎的病毒有抑制作用。阿昔洛韦对疱疹病毒属病毒（如水痘带状疱疹病毒）所致的病毒性肺炎有效。对支原体肺炎和衣原体肺炎，大环内酯类抗生素为首选，如红霉素、阿奇霉素等；亦可选用喹诺酮类，如左氧氟沙星等。对真菌性肺炎，首选两性霉素B，亦可选用或联合使用5氟尿嘧啶、氟康唑等抗真菌药。

2.其他治疗措施

其他治疗措施根据病情选用。如并发脓胸者应积极引流排脓并局部加用抗菌药物，有时需外科治疗；发生休克者按感染中毒性休克处理。

【常见护理诊断与医护合作性问题】

1.体温过高

与病原体引起肺部感染有关。

2.气体交换受损

与肺部炎症引起呼吸面积减少、痰液黏稠引起气道阻塞有关。

3.清理呼吸道无效 与痰液黏稠、无力咳嗽有关。

4.疼痛

胸痛与炎症累及胸膜有关。

5.潜在并发症

感染中毒性休克。

【护理措施】

（一）一般护理

1.休息与活动

室内环境保持空气流通，环境安静、清洁、舒适、温湿度适宜。减少探视、减少搬动、集中安排治疗和护理活动，避免过多的谈话影响病人的体力。指导病人采取合适的体位，如侧卧位可预防或减少分泌物吸入肺内、半卧位可增加肺容量，并经常变换体位，以减少分泌物的淤积，促进痰液的排出。要保证病人足够的休息时间，以减少机体的耗氧量。

2. 饮食

给予高热量、高蛋白、高维生素、易消化的清淡流质或半流质饮食，饭后漱口或口腔护理以保持口腔卫生。有意识障碍者应鼻饲。宜少食多餐，避免过饱影响呼吸。鼓励病人多饮水，以补充因发热、出汗、呼吸急促所丢失的水分，避免痰液黏稠，利于痰液的排出。

3. 氧疗

有气急、发绀者应监测血气分析，及时给予氧疗，一般采取高流量给氧，维持 $PaO_2>60mmHg$，以改善缺氧状态。若基础疾病为 COPD，应给予低流量持续给氧。

（二）病情观察

监测病人的体温、脉搏、呼吸、血压、尿量，特别要注意体温的变化、有无呼吸困难及发绀情况；注意有无咳嗽、咳痰以及注意痰液的性状和量；观察病人的神志改变，尤其是儿童、年老体弱及有其他基础疾病者，因其更易并发感染中毒性休克。

（三）对症护理

1. 高热的护理

注意体温升高的早期表现，当病人有畏寒或寒战时，应注意保暖，如适当增加被褥；随时测量和记录体温并及时报告医生。高热时，应采取物理降温的措施或遵医嘱使用解热镇痛药降温；出汗后及时更换衣服、被褥，保持皮肤干燥；鼓励病人多饮水。

2. 咳嗽、咳痰的护理

注意保暖，避免受凉。改善室内环境，保持空气新鲜流通，避免尘埃与烟雾的刺激；维持室内适宜的温度（18～20℃）与湿度（相对湿度为 50%～60%）。避免剧烈活动；适当增加休息时间，保持舒适体位，以保障足够的体力。每日应保证饮水不少于 1500ml，有脱水者更应积极纠正，足量的水分可防止痰液黏稠，利于排痰。给予高蛋白、高维生素饮食，以帮助病人恢复体力；避免辛辣等刺激性食物，以免诱发或加重咳嗽。

3. 胸痛的护理

肺炎病人的胸痛系炎症波及胸膜所致，随呼吸和咳嗽而加重。可采取患侧卧位，在咳嗽时可用枕头等物夹紧患侧胸部；必要时用宽胶布固定患侧胸部以减小患侧胸廓的活动度，减轻疼痛。频繁咳嗽者可遵医嘱适当使用镇咳剂，以减少胸痛发作的频率；必要时可适当使用镇痛药，但一般非类固醇类镇痛药效果并不理想。

4. 其他

单纯疱疹者局部涂用阿昔洛韦软膏或液状石蜡；失眠或烦躁不安者酌情使用地西泮，禁用抑制呼吸中枢的镇静剂。

（四）感染性休克的护理

1. 注意休克的早期表现

密切观察病情，发现病人有烦躁、意识模糊、呼吸浅快、发绀、脉搏细数、脉压变小、末梢循环差、尿量减少等表现时，要及时报告医师。

2.体位

感染性休克宜取仰卧中凹位，即抬高胸部20°抬高下肢30°，以利于呼吸运动和增加回心血量。

3.补充血容量

尽快建立两条静脉通路，对烦躁不安者应固定输液的肢体，保证静脉输液的畅通，防止静脉输液外渗。遵医嘱给予低分子右旋糖酐、平衡盐液等液体扩容，以维持有效循环血量、降低血液黏度、预防DIC的发生。扩容的同时随时观察病人的血压、尿量、呼吸、心率、颈静脉充盈情况（条件具备时监测中心静脉压）等，作为调整补液速度的指标。

4.纠正代谢性酸中毒

感染性休克均有程度不同的代谢性酸中毒。纠正代谢性酸中毒最常用5%碳酸氢钠静滴，既可纠正代谢性酸中毒，又为一扩容措施，因其配伍禁忌多，宜单独输入。应监测血酸碱平衡和电解质的指标，作为决定5%碳酸氢钠的使用量和纠正电解质平衡紊乱的参考。

5.应用血管活性药物的护理

在应用多巴胺、间羟胺等血管活性药物时，应根据血压随时调整滴速，最好应用输液泵（微泵）单独静脉输入，维持收缩压在90～100mmHg。注意防止药液溢出血管外影响疗效和引起局部组织坏死。

6.糖皮质激素

常用地塞米松或氢化可的松作大剂量冲击治疗，有稳定溶酶体膜、改善血管痉挛状态等作用，从而达到抗休克的目的。

（五）用药护理

遵医嘱及时使用抗感染药物，注意观察药物疗效及不良反应，治疗有效表现为体温下降、症状改善、白细胞逐渐降低等。药物治疗48～72小时后应对病情进行评价，若用药72小时病情仍无改善需报告医生处理。

（六）心理护理

病前健康状态良好的病人常因突然患病而焦虑不安；病情严重者常有恐惧心理；有慢性基础疾病者则常消极、悲观。护理人员要主动询问和关心病人，与病人进行有效的沟通，鼓励病人说出内心感受、对疾病的认识。应耐心给病人讲解疾病的知识，解释各种症状的原因，说明各项诊疗和护理操作的目的、程序，争取病人的配合。告知病人大部分肺炎经治疗预后良好，消除病人恐惧、焦虑、悲观的心理，树立战胜疾病的信心。

【健康教育】

1.疾病知识指导

指导病人及家属了解肺炎的病因和诱因。注意防寒保暖；避免受凉、淋雨、疲劳、醉酒；有皮肤感染者如疖、痈、蜂窝织炎等及时治疗，尤其是年老体弱和机体免疫功能低下者；对有慢性病或年老体弱长期卧床者，要注意经常变换体位、拍背等，帮助病人咳出气道的痰液，并注意口腔卫生，有感染征象者及时就诊。

2.生活指导

指导病人戒烟，生活有规律，劳逸结合，平时多参加体育锻炼，以增强机体的抗病能力。

3.出院指导

出院后需继续用药者要向病人介绍所服药物的药名、作用、用法、疗程及不良反应等，依病人文化素质和依从性指导病人遵医嘱按时服药。告知病人保管好各种医疗档案，如出院病历、X线片等，按医嘱随诊的时间按时随诊。一旦怀疑有药物不良反应要及时随诊，切不可自行停药或减量。

第九节　肺脓肿患者的护理

肺脓肿(lung abscess)是由于多种致病菌引起的肺部化脓性感染，早期为肺组织的感染性炎症，继而坏死、液化，外周由肉芽组织包裹形成脓肿。其临床特征为畏寒、高热、咳嗽，脓腔破溃进入支气管后，咳大量脓臭痰，部分病灶X线可见气液平面。本病多发生于青壮年男性及年老体弱有疾病者。自抗菌药广泛应用以来，本病发病率明显降低，治疗成功率大为提高。

【病因与发病机制】

正常人呼吸道的鼻腔、口咽部有大量细菌寄生。急性肺脓肿感染的细菌一般与口腔、上呼吸道的寄殖菌之间密切相关，常为多种细菌混合感染，包括需氧、兼性和厌氧感染。常见的厌氧和兼性菌有肺炎链球菌、金黄色葡萄球菌、溶血性链球菌、梭形杆菌、口腔炎杆菌等。免疫功能低下者，如接受化疗、白血病或艾滋病病人其致病菌也可为真菌。根据感染途径，肺脓肿分类为以下3种类型：

(1)吸入性肺脓肿：也称原发性肺脓肿，是临床上最常见的类型。病原体经口、鼻、咽腔吸入致病。病原体多为厌氧菌。但当有口腔卫生不良、牙龈炎、牙周炎、上呼吸道手术、全身麻醉、神志不清、食管病变、置鼻饲管、酗酒、体弱、有基础病的老年人等，因细菌吸入肺内，造成细支气管阻塞，远端肺组织萎缩，致病菌迅速繁殖，引起化脓性炎症，或全身免疫力与气道防御清除功能低下，亦可使吸入的致病菌致病。吸入性肺炎常为单发性，其发病部位与支气管解剖结构有关，右总支气管较陡直，管径较粗大，吸入物易进入，故右肺多发。

(2)继发性肺脓肿：在某些肺部疾病基础之上继发感染所致，如支气管囊肿、细菌性肺炎、支气管扩张、肺结核空洞、支气管肿瘤或异物吸入阻塞支气管引起的远端肺化脓性炎症等产生的脓肿；邻近器官的化脓性病变蔓延至肺，如食管穿孔感染、膈下脓肿、肾周围脓肿及脊柱脓肿等波及肺组织引起肺脓肿；阿米巴肝脓肿好发于右肝顶部，可穿透膈肌至右肺下叶，形成阿米巴肺脓肿。

(3)血源性肺脓肿：因皮肤外伤感染、痈疖、骨髓炎所致的败血症，脓毒菌栓经血行播散到肺，引起小血管栓塞、炎症、坏死而形成肺脓肿。血源性肺脓肿常为多发性两肺分布，致病菌以金黄色葡萄球菌多见。

【临床表现】

（一）症状与体征

咳嗽、咳黏液痰或黏液脓性痰，炎症累及胸膜可有胸痛和呼吸困难。如感染不能及时控制，于发病的1～2周，突然咳出大量脓臭痰和坏死组织，每天可达300～500ml，痰腥臭难闻多系厌氧菌感染所致。一般情况下，病人在咳出大量脓痰后体温下降，全身毒性症状随之减轻，数周内恢复正常。约有1/3病人有不同程度的咯血，偶有中、大量咯血而突然窒息死亡。体检肺部叩诊呈浊音或实音，听诊呼吸音减弱和湿性啰音，病变累及胸膜可闻及摩擦音。慢性肺脓肿病人可出现贫血、消耗体质并常有杵状指（趾）。血源性肺脓肿体征大多阴性。

（二）并发症

肺脓肿波及胸膜或溃破至胸膜腔可出现胸膜炎、脓胸、脓气胸。有时还可并发胸膜支气管瘘，偶可并发脑脓肿、化脓性心包炎。

【实验室及其他检查】

（一）一般检查

血液检查白细胞总数增高，中性粒细胞可达90％以上，核左移明显，常有中毒颗粒。痰液检查典型病例咳出的痰呈脓性、黄绿色，可带血、留置分层。痰培养有厌氧菌和需氧菌存在。

（二）胸部X线检查

X线胸片早期可见大片浓密炎性浸润阴影，脓肿形成后可见空洞及液平。

（三）纤维支气管镜检查

可进行刷片检查，有助于发现病因，确定诊断和及时治疗。

【诊断要点】

（1）有误吸或可能有误吸的病史。

（2）畏寒、高热、咳嗽、咳大量脓痰，痰静置数小时有分层现象。

（3）血白细胞总数增高，伴核左移，痰培养有厌氧菌或需氧菌。

（4）X线示浓密的炎性阴影，中有空腔和液平。

【治疗要点】

急性肺脓肿的治疗原则是早期充分应用抗菌药物和痰液引流。

（一）抗菌药物治疗

厌氧菌所致者可选苄星青霉素、新青霉素Ⅱ、一、二代头孢菌素，咳脓臭痰多为合并厌氧菌感染可加用甲硝唑，对青霉素过敏或耐药者，可改用林可霉素、克林霉素等药物。给药途径，开始采用静脉滴注，待体温降至正常后改为肌内注射，治疗应持续8～12周，直至病灶完全吸收或仅遗留纤维条索为止。

（二）体位引流

若排痰不畅，大量抗生素治疗效果也不满意，须采取体位引流，有利于排痰。

（三）纤支镜吸引痰液及脓腔内注入药物

可缩短疗程提高治愈率。

(四)处理肺外化脓性病灶

如疖、痈等。

(五)外科手术切除

经内科积极治疗不能闭合的慢性肺脓肿,并发支气管扩张反复感染或咯血者,怀疑癌肿阻塞,慢性支气管瘘时,应考虑手术治疗。

【护理评估】

(一)健康史

询问病人近期有无上呼吸道感染、口腔炎及其他化脓性疾病如疖痈、骨髓炎等诱发因素。评估病人痰液的性质、气味、量、静置后有无分层现象。

(二)身体评估

评估病人身体营养状况,是否出现消瘦、贫血,有无全身毒血症的表现。

(三)实验室及其他检查

痰培养有无致病菌,白细胞计数及中性粒细胞是否升高,胸部 X 线检查有无空洞或液平。纤维支气管镜检查有无异常发现。

(四)心理及社会评估

病人因疗程长、全身症状明显,可能产生焦虑、悲观情绪,评估病人不良心理反应。评估病人家属及社会支持系统对疾病的了解和对病人的关心程度。

【常见护理诊断】

(一)体温过高

与肺组织炎症性坏死有关。

(二)清理呼吸道无效

与脓痰聚积有关。

(三)营养失调:低于机体需要量

与机体消耗增加、食欲减退有关。

(四)焦虑 与疗程长、担忧预后有关。

【护理目标】

病人体温恢复至正常范围;能进行有效咳嗽、排痰,呼吸道通畅;能基本了解饮食、营养知识,营养状况改善;情绪稳定,焦虑程度减轻。

【护理措施】

(一)病情观察

密切观察病人生命体征的变化,观察咳嗽、咳痰的性质,尤其痰的颜色、性质、气味和量,发现痰中带血或咯血应立即报告医师。若病人咳嗽、咳大量脓痰,伴有胸痛气急,胸壁水肿及压痛,胸膜摩擦音和胸腔积液,提示可能并发胸膜炎、脓胸或脓气胸,应立即采取有效措施。

（二）生活护理

高热、中毒症状明显者应卧床休息，保持室内空气新鲜，每天通风2次，每次15～30分钟，注意保暖。饮食宜给予高蛋白、高热量、高维生素、易消化的食物，加强营养，鼓励病人多饮水，促进降温及毒素的排泄。

（三）用药护理

反复咳嗽、咳痰时，遵医嘱给予足量有效抗生素、止咳祛痰药、支气管扩张剂以保持排痰通畅。痰量多黏稠时，应采取雾化吸入，以利于痰液稀释和排出。必要时协助医师经纤维支气管镜吸痰和给药，给药后静卧1小时，观察病人的反应及疗效。

（四）对症护理

高热不退者，首选物理降温，或遵医嘱给予小量解热药物。大量咳脓痰者，根据病变部位，指导病人采取体位引流，原则是设法使脓肿置于高位，如肺上叶后段、下叶背段脓肿取侧俯卧头低位，基底段者取膝胸位臀高头低，并轻轻拍击患部促进脓液引流咳出，有利脓腔愈合，每日2～3次，每次15～20分钟，必要时吸氧。

（五）心理护理

由于肺脓肿疗程长，临床症状明显，病人常出现烦躁、焦虑等心理反应，护士在与病人交往中，态度要和蔼，应多关心、体贴和安慰病人，鼓励病人自强，积极配合治疗与护理，争取早日康复。

【健康教育】

（1）预防上呼吸道感染，积极治疗口腔、上呼吸道慢性炎症，以杜绝污染分泌物吸入下呼吸道、诱发感染的机会。大量抗生素的应用，易诱发真菌感染，必须经常检查病人有无真菌性口腔炎，并积极采取有效护理措施，鼓励病人由口进食，多饮水，以清洁口腔，抑制真菌生长。

（2）积极治疗皮肤痈、疖或肺外化脓性病灶，不挤压痈、疖，防止血源性肺脓肿的发生。

（3）加强对昏迷病人和全麻病人的护理，预防肺部感染。疑有异物吸入时要及时清除。

（4）提倡健康的生活方式，避免过度劳累，不吸烟，不酗酒。积极锻炼身体，提高抗病能力。

（5）指导病人定期复查胸片，连续3～4个月。

第十节　肺结核患者的护理

肺结核（pulmonary tuberculosis）是由结核分枝杆菌引起的慢性肺部传染病，结核分枝杆菌可累及全身多个脏器，但以肺部最为常见。肺结核是全球流行的传染病之一，是成人传染病死亡的首因。在20世纪60年代起，结核病化疗已成为控制结核病的有效方法，使新发结核病治愈率达到95%以上。但在20世纪80年代中期以来，结核病出现全球恶化趋势，WHO于1993年宣布结核病处于“全球紧急状态”。据WHO报道，全球约有20亿人曾受到结核杆菌感染，现有结核病人2000万，每年新发现病人800万～1000万，每年死于结核病约300万。全球90%的结核病人在发展中国家。针对全球结核病疫情恶化情况，WHO将3月24日定为“全球防结核病日”，以提醒公众加深对结核病的认识。

【病因与发病机制】

（一）结核杆菌分型

属于分枝杆菌，分为人型、牛型、非洲型和鼠型4类，其中引起人类结核病的主要为人型结核分枝杆菌，少数为牛型。

（二）结核杆菌的主要特性

1. 抗酸性

结核分枝杆菌涂片耐酸染色呈红色，可抵抗盐酸乙醇的脱色作用，亦称抗酸杆菌。

2. 生长缓慢

结核分枝杆菌为需氧菌，其生长适宜温度为37℃左右，合适酸碱度为pH 6.8～7.2；生长缓慢，增殖一代需要14～20h，培养4～6周才能繁殖成明显的菌落。

3. 抵抗力强

结核分枝杆菌对干燥、冷、酸、碱等抵抗力较强，在干燥环境可存活数月或数年；在阴湿处能生存5个月以上；低温条件（－40℃）仍能存活数年。结核分枝杆菌对紫外线比较敏感，在烈日曝晒2～7h，病房紫外线消毒30min即可杀死。煮沸1min、70%乙醇接触2min即可杀菌。5%苯酚（石炭酸）需24h杀死痰中的结核杆菌。将痰吐在纸上直接烧掉是最简易的灭菌方法。

4. 菌体结构复杂

结核分枝杆菌菌体成分复杂，主要由类脂质、蛋白质和多糖类构成。类脂质占50%～60%，其作用与结核病的组织坏死、干酪液化、空洞发生及变态反应有关。菌体蛋白质以结合形式存在，是结核菌素的主要成分，可引起皮肤变态反应、中性粒细胞和大单核细胞浸润；多糖类与血清反应等免疫应答（如凝集反应）有关。

（三）肺结核传播

1. 呼吸道传播

飞沫传播是肺结核最重要的传播途径。传染源主要是排菌的肺结核病人，尤其是痰涂片阳性、未经治疗的病人。病人咳嗽、打喷嚏或高声说笑时喷出的带菌飞沫，使接触者直接吸入引起肺部结核菌感染；或带菌痰滴飘落于地面或其他物品上，干燥后随尘埃被吸入呼吸道引起感染。

2. 消化道传播

感染的次要途径是经消化道进入体内，如饮用消毒不彻底牛奶，与病人共餐或食用带菌食物而引起肠道感染。

3. 血行播散

初感染时或感染后病灶恶化、复发时，结核杆菌可经淋巴、血液传播至其他组织、器官。

4. 其他感染途径

通过皮肤、泌尿生殖道，则很少见。少量毒力弱的结核杆菌多能被人体防御机能杀灭；只有受大量毒力强的结核杆菌侵袭而人体免疫功能低下时，感染后才能发病。

（四）结核分枝杆菌感染和肺结核的发生与发展

1. 原发感染

首次吸入含有结核分枝杆菌微滴的人，是否感染取决于结核分枝杆菌的毒力和肺泡细胞内巨噬细胞的吞噬杀菌能力。结核分枝杆菌的类脂质等成分能抵抗溶酶体酶类的破坏作用。如果结核分枝杆菌能够存活下来，并在肺泡巨噬细胞外生长繁殖，这部分肺组织即出现炎症病变，称为原发病灶。原发病灶中的结核分枝杆菌沿着肺内引流淋巴管到达肺门淋巴结，引起淋巴结肿大。原发病灶和肿大的气管支气管淋巴结合称为原发综合征或原发性肺结核。大多数病灶可自行吸收或钙化。少数病人因免疫反应强烈或免疫力低下，原发病灶可扩大呈干酪样坏死，形成空洞或干酪样肺炎，干酪样坏死组织破入支气管可沿支气管播散。

2. 结核病的免疫和迟发性变态反应

（1）免疫力：人体对结核菌的自然免疫力（先天性免疫力）是非特异性的，接种卡介苗或经过结核菌感染后所获得的免疫力（后天性免疫力）具有特异性，能将入侵的结核菌杀死或严密包围，阻止其扩散，使病灶愈合。获得性免疫强于自然免疫，但二者对防止结核菌的保护作用都是相对的。人体感染结核菌后，由于免疫的存在而不发展成结核病。锻炼身体可以增强免疫；反之，营养不良、婴幼儿、老年人、麻疹、糖尿病、艾滋病和其他严重疾患或使用免疫抑制剂、糖皮质激素等，使人体免疫削弱，就容易受感染而发病，或引起原已稳定的病灶重新活动。结核病的免疫主要是细胞免疫。

（2）变态反应：结核菌侵入人体后 4～8 周，身体组织对结核菌及其代谢产物所发生的敏感反应称为变态反应，属于第Ⅳ型（迟发型）变态反应。如用结核菌素作皮肤试验呈阳性反应。

（3）Koch 现象：给豚鼠初次接种一定量的结核菌，最初几天可无明显反应。约 10～14d 后，注射局部发生红肿，并逐渐形成溃疡，经久不愈，同时结核菌大量繁殖，到达局部淋巴结，并沿淋巴结及血循环向全身播散，豚鼠易于死亡。这些现象均说明豚鼠对结核菌无免疫力。如果用同量结核菌注入 4～6 周前已受少量结核菌感染的豚鼠体内，2～3d 后，注射局部出现红肿、形成表浅溃疡，但不久可愈合、结痂，局部淋巴结并不肿大，也不发生全身结核播散，亦不死亡。这是豚鼠对结核菌已经具有免疫力的结果。这种机体对结核菌再感染与初感染不同反应的现象称为科赫（Koch）现象。

3. 继发性肺结核

指原发性结核感染时遗留下来的潜在病灶中的结核分枝杆菌重新活动而发生的结核病。亦可是受到结核分枝杆菌再感染而发病。继发性肺结核有两种发病方式，一种是起病慢，症状少而轻，多发生在肺尖或锁骨下，痰涂片检查阴性；另一种是起病快，几周时间即出现广泛的病变、空洞和播散，痰涂片检查阳性。此类病人常发生在青春期女性、营养不良、抵抗力弱的群体及免疫功能受损者。

4.结核病的基本病变

结核菌侵入人体后引起炎症反应，结核菌与人体抵抗力之间的较量互有消长，可使病变过程十分复杂，但其基本病变主要为：①渗出为主的病变，表现为充血、水肿和白细胞浸润；②增生为主的病变，开始时可有一短暂的渗出阶段；③变质为主的病变，常发生在渗出或增生性病变的基础上，是一种彻底的组织凝固性坏死。上述三种病变可同时存在于一个肺部病灶中，但往往有一种病变是主要的。

（五）愈合方式

（1）吸收、纤维化、钙化、纤维干酪样灶、空洞愈合（病灶稳定、停止排菌、毒性症状消失，但病灶内仍有结核杆菌存活）。

（2）痊愈。

【临床表现】

各型肺结核的临床表现不尽相同，但有共同之处。

（一）症状

1.全身中毒症状

表现为午后低热、乏力、盗汗、食欲不振、体重减轻等。当肺部病灶急剧进展播散时，可有高热。妇女可有月经失调或闭经。

2.呼吸系统症状

（1）咳嗽、咳痰：是肺结核最常见的症状。咳嗽较轻，干咳或少量黏液痰。有空洞形成时痰量增多，伴继发感染时，痰呈黏液性或脓性。

（2）咯血：约1/3～1/2病人有不同程度咯血。咯血量多少不定，多数为痰中带血或少量咯血，少数严重者可大量咯血，甚至发生失血性休克。

（3）胸痛：结核病变波及壁层胸膜时有胸壁刺痛，并随呼吸及咳嗽而加重。

（4）呼吸困难：多见于干酪样肺炎或大量胸腔积液病人。

（二）体征

取决于病变性质和范围。早期病灶小或位于肺组织深部，多无异常体征。若病变范围较大或干酪样坏死时有肺实变征象。肺结核好发于上叶尖后段，故肩胛间区或锁骨上下区听到湿啰音，有一定的诊断价值。肺部病变发生广泛纤维化或胸膜增厚粘连时，则对侧可有代偿性肺气肿征。发生结核性胸膜炎时有胸腔积液体征，支气管结核有局限性哮鸣音。

（三）临床分型

1.原发型肺结核病

此型多见于儿童及从边远山区、农村初进城市的成人。症状多轻微而短暂，类似感冒，病灶通常位于肺通气较大部位，并引起淋巴结炎及淋巴管炎。肺部原发病灶、淋巴管炎及局部淋巴结炎，统称原发综合征。抵抗力强时大多数病灶可自行吸收或钙化。

2. 血行播散型肺结核

小儿多见，起病急，全身毒血症状重。常由原发型肺结核发展而来，但成人更多是由肺结核病灶破溃，大量结核菌进入血循环所引起。X线显示双肺满布粟粒状阴影，大小及密度均匀。常并发结核性脑膜炎。

3. 继发型肺结核病

多见于成人，病程长、易复发。

(1)浸润型肺结核病：是最常见的继发型肺结核。当人体免疫力低下时，肺部病灶内潜伏的结核菌重新繁殖，形成以渗出为主，伴有程度不同的干酪样病灶，称浸润性肺结核(内源性复发)。少数与排菌病人接触再感染而发生浸润性肺结核(外源性再感染)。病灶部位多在锁骨上下，X线显示为片状、絮状阴影，边缘模糊。

(2)空洞型肺结核病：痰中多带菌。肺内结核菌量大，病灶可呈干酪样坏死、液化，进而形成空洞。结核杆菌从支气管播散，但经有效治疗后，可以达到空洞愈合，痰中结核杆菌阴性。

(3)结核球：易与肺癌混淆。干酪样坏死灶周围形成纤维包膜，或空洞的引流支气管阻塞，空洞内干酪物质不能排出，凝成球形病灶，称"结核球"。

(4)干酪样肺炎：大片干酪样坏死。病情呈急性进展，出现高热、呼吸困难等严重毒性症状，临床上称为干酪性(或结核性)肺炎。

(5)纤维空洞型肺结核：是结核重要传染源。病程迁延，症状起伏，空洞长期不愈，空洞壁增厚，病灶出现广泛纤维化。胸部X线片可见肺一侧或两侧有单个或多个厚壁空洞，多伴有支气管播散和明显的胸膜增厚。由于肺组织纤维收缩，肺门向上牵拉，肺纹理呈垂柳状阴影，纵隔向患侧移位，健侧呈代偿性肺气肿，且空洞长期不愈，痰中结核菌始终阳性。常并发肺心病。

4. 结核性胸膜炎

干性胸膜炎胸痛明显，可闻及胸膜摩擦音。渗出性胸膜炎有胸闷、气促，胸痛减轻，大量胸腔积液，可以有呼吸困难。结核性胸腔积液为渗出液，呈草黄色或血性。

5. 其他肺外结核

按部位和脏器命名，如骨关节结核、肾结核、肠结核等。

(四)并发症

有自发性气胸、脓气胸、支气管扩张、肺源性心脏病。结核分枝杆菌随血行播散可并发淋巴结、骨、脑膜及泌尿生殖器等肺外结核。

【辅助检查】

(一)结核分枝杆菌检查

是确诊肺结核、制订化疗方案和考核疗效的主要依据。痰菌阳性说明病灶是开放性的，病人具有传染性。痰涂片抗酸染色镜检快速简洁，若抗酸杆菌阳性，肺结核诊断基本可成立。痰培养检查更为精确，除能了解结核菌有无生长繁殖能力，并可作药敏试验和菌型鉴定。体外用聚合酶链反应(PCR)方法,快速、简便、敏感度高,还可以作菌型鉴定。

(二)影像学检查

胸部X线检查不但可早期发现肺结核,而且可对病灶部位、范围、性质、发展情况和治疗效果作出判断,对决定治疗方案很有帮助。常见X线表现有:纤维钙化的硬结病灶,表现密度较高、边缘清晰的斑点、条索或结节;浸润性病灶,表现边缘模糊、密度较淡的云雾状阴影;干酪性病灶,表现为密度较高、浓度不一、有环形边界的不规则透光区或空洞等。胸部CT检查对于发现微小或隐蔽性病变,了解病变范围,辨别病变性质很有帮助。

(三)结核菌素(简称结素)试验

用于检出结核分枝杆菌感染,不能检出结核病人。WHO和国际防痨和肺病联合会推荐使用的结核菌素为纯蛋白衍化物(purified protein derivative,PPD),为纯结素,不产生非特异性反应,也便于各国间结核感染率的比较。通常用0.1ml(5IU),在左前臂屈侧作皮内注射,经48～72h后测量皮肤硬结直径,而不是红晕直径。硬结直径≤4mm为阴性,5～9mm为弱阳性(提示结核菌感染或非结核性分枝杆菌感染),10～19mm为阳性,≥20mm或局部有水泡和淋巴管炎为强阳性反应。结素试验阳性反应仅表示结核感染,并不一定是现患病人。若呈强阳性,常提示活动性结核病。结素试验对婴幼儿的诊断价值大于成年人,因为年龄越小,自然感染率越低;3岁以下强阳性反应者,应视为有新近感染的活动性结核病,应进行治疗。如果2年内结核菌素反应从<10mm增加到10mm以上,并增加6mm以上时,亦可认为有新近感染。结素试验阴性反应除提示没有结核菌感染外,还见于以下情况:①结核菌感染后4～8周以内,处于变态反应前期;②免疫力下降或免疫抑制,如应用糖皮质激素、淋巴细胞免疫系统缺陷病(如淋巴瘤、艾滋病等)、麻疹、百日咳、恶性肿瘤、严重结核病和危重病人。

(四)其他检查

结核病人血象一般无异常。严重病例可有继发性贫血。急性粟粒型肺结核可有白细胞计数减低或类白血病反应。血沉增快。纤维支气管镜检查对于支气管结核的诊断具有重要价值。

【诊断要点】

(一)诊断方法

根据结核病人的症状、体征、结核接触史、结核菌素试验、影像学检查、痰结核分枝杆菌检查和纤维支气管镜检查多数可作出诊断。

(二)活动性肺结核

指结核毒血症状、痰菌阳性、X线显示病灶不稳定者。

(三)痰菌检查记录

痰菌阳性或阴性,分别以(+)或(－)表示,以“涂”、“集”或“培”分别代表涂片,集菌和培养法。病人无痰或未查痰时,注明“无痰”或“未查”。

(四)治疗情况记录

1. 初治

①未开始抗结核治疗；②正进行标准化疗用药而未满疗程的病人；③不规则化疗未满1个月的病人。符合其中任意一条即为初治。

2. 复治

①初治失败的病人；②规则用药满疗程后痰菌又恢复阳性的病人；③不规则化疗超过1个月的病人；④慢性排菌病人。符合其中任意一条即为复治。

（五）肺结核的记录方式

按结核病分类、病变部位、范围、痰菌情况、化学治疗史书写。血行播散型肺结核可注明“急性”或“慢性”；继发型肺结核可注明“浸润性”、“纤维空洞性”等。

【治疗要点】

合理的化学治疗可消灭病灶内全部结核菌，达到痊愈。传统的休息和营养疗法都只起辅助作用。

（一）肺结核化学药物治疗（简称化疗）

化疗的主要作用在于迅速杀死病灶中的结核杆菌，使病人由传染性转为非传染性，防止获得性耐药变异菌产生，使病人达到临床治愈和生物学治愈的目的。

1. 化疗原则

早期、联合、适量、规律和全程用药。

（1）早期：一旦发现和确诊为结核病后均应立即化学治疗。早期化疗有利于迅速发挥化疗药的杀菌作用，使病灶吸收并减少传染。

（2）联合：根据病情及抗结核药的作用特点，联合使用两种以上药物，以增强和确保疗效，同时通过交叉杀菌作用减少或防止耐药性的产生。

（3）适量：指严格按适当的药物剂量用药。用药剂量过低不能有效杀菌，还易产生耐药；剂量过大易发生不良反应。

（4）规律：病人严格按照化疗方案规定的用药方法，按时服药，未经医生同意不得随意停药或自行更改方案，以免产生耐药性。

（5）全程：病人必须按治疗方案，坚持完成规定疗程，这是提高治愈率和减少复发率的重要保证。

2. 常用抗结核药物

理想的抗结核药物应具有杀菌、灭菌和较强的抑菌作用，不良反应少，使用方便、价格便宜，药源充足；经口服或注射后药物能在血液中达到有效浓度，并能渗入吞噬细胞、浆膜腔和脑脊液内，疗效迅速而持久。根据抗结核药物抗菌作用的强弱，可分为杀菌剂和抑菌剂。异烟肼（INH）和利福平（RFP）对细胞内、外的结核菌都有杀灭作用，且杀菌作用不受酸碱环境影响，成为全杀菌剂。链霉素在碱性环境中作用最强，对细胞内结核杆菌无效。吡嗪酰胺能杀灭巨噬细胞内酸性环境中的结核杆菌，因而均称为半杀菌剂。乙胺丁醇、对氨基水杨酸钠等为抑菌剂。

3.化学治疗方案

严格执行统一标准方案能达到预期效果，执行全程督导、短程化疗管理，有助于提高病人在治疗过程的依从性，达到最高治愈率。

(1)初治涂阳肺结核治疗方案：含初治涂阴有空洞形成或粟粒型肺结核。每日用药方案：前两个月用异烟肼、利福平、吡嗪酰胺和乙胺丁醇，顿服；后4个月用异烟肼及利福平，顿服进行巩固治疗。简写为：2HRZE/4HR，其中药名缩写前面的数字代表每疗程用药时间。间歇用药方案：异烟肼、利福平、吡嗪酰胺和乙胺丁醇，隔天1次或每周3次，两个月进行强化治疗；异烟肼及利福平，隔天1次或每周3次，4个月进行巩固治疗。简写为：2H3R3Z3E3/4H3R3，每个药名右侧的下标"3"表示每周3次。

(2)复治涂阳肺结核治疗方案：每日用药方案为2HRZSE/4～6HRE；间歇用药方案为2H3R3Z3S3E3/4H3R3E3。

(3)初治涂阴肺结核治疗方案：每日用药方案为2HRZ/4HR；间歇用药方案为2H3R3Z3/4H3R3。

(4)顿服及间歇化学治疗：抗结核药物血中高峰浓度的杀菌作用优于经常性维持低药物浓度水平的情况。每日1次顿服要比每日分两次以上服药所产生的高峰血药浓度高3倍，所以对抗结核治疗来说，间歇化学治疗比持续治疗疗效好。

(二)对症治疗

1.毒性症状

在有效抗结核治疗1～2周内多可消退，无须特殊处理。有时高热或大量胸腔积液不能很快吸收，可在使用有效抗结核药物的同时，加用糖皮质激素(如泼尼松)，以减轻炎症和变态反应引起的症状，使用中、小剂量，疗程在1个月以内。

2.咯血

小量咯血病人以休息、止咳、镇静等对症治疗为主。可用小量氨基乙酸、氨甲苯酸、酚磺乙酸等药物止血。中等或大量咯血应严格卧床休息，应用脑垂体后叶素5～10U加入50%葡萄糖液40ml中，缓慢静脉推注，亦可将10U加入5%葡萄糖液500ml静脉滴注。必要时可经纤维支气管镜局部止血，或插入球囊导管，压迫止血。咯血量多者可酌情输血。在抢救大咯血时，应特别注意保持呼吸道通畅，防止咯血窒息。

3.手术治疗

适用于经合理化疗后无效、多重耐药的厚壁空洞、大块干酪灶、结核性脓胸、支气管胸膜瘘和大咯血保守治疗无效者。但如病人全身情况差，或有明显心、肺、肝、肾功能不全等手术禁忌证，则不能手术。

【护理诊断/问题】

(一)知识缺乏

缺乏配合结核病药物治疗的知识和消毒隔离知识。

(二)营养失调(低于机体需要量)

与机体消耗增加、食欲减退有关。

(三)活动无耐力

与结核毒血症有关。

(四)有传染的危险

与结核菌随痰液排出有关。

(五)潜在并发症

大咯血、窒息。

【护理目标】

病人明确化疗的重要性并配合治疗,且掌握消毒隔离知识;营养状况改善,体重增加;活动耐力逐渐增强;无大咯血、窒息出现,或能及时发现窒息现象并予以处理。

【护理措施】

(一)一般护理

1. 休息与活动

(1)肺结核活动期,有咯血、高热等严重结核病中毒性症状,结核性胸膜炎伴有大量胸腔积液者,应卧床休息。

(2)恢复期可适当增加户外活动,如散步、打太极拳、做保健操等,加强体质锻炼,充分调动人体内在的自身康复能力,增强机体免疫功能,提高机体的抗病能力。

(3)轻症病人在坚持化疗的同时,可进行正常工作,但应避免劳累和重体力劳动,保证充足的睡眠和休息,做到劳逸结合。

(4)痰涂片阴性和经抗结核治疗 4 周以上的病人,没有或有极低传染性的病人,应鼓励正常的家庭生活和社会活动,有助于减轻患病及社会隔离感引起的焦虑情绪。使病人心情愉悦,以最佳的心理状态接受治疗。

2. 饮食护理

(1)营养与饮食评估:评估病人全身营养状况及进食情况,为制订饮食计划提供依据。

(2)制订全面的饮食营养计划:为结核病人提供高热量、高蛋白、富含维生素的饮食。

①蛋白质的补充,如鱼、肉、蛋、奶、豆制品等,成人每日蛋白总量为 90～120g,蛋白质不仅能提供能量,还可增加机体的抗病能力及机体修复能力;②维生素的补充,每日摄入一定量的新鲜蔬菜和水果,食物中的维生素 C 有减轻血管渗透性的作用,可以促进渗出病灶的吸收,维生素 B 对神经系统及胃肠神经有调节作用,可促进食欲;③注意食物合理搭配,保证色、香、味,以增加食欲及促进消化液的分泌,保证摄入足够的营养。

(3)病人如无心、肾功能障碍,应补充足够的水分。由于机体代谢增加,盗汗等使机体水分的消耗量增加,应鼓励病人多饮水,每日不少于 1.5～2L,既保证机体代谢的需要,又有利于体内毒素的排出。

(4)每周测体重 1 次并记录,观察病人营养状况的改善效果。

3. 心理护理

肺结核病程长、恢复慢，且病情易反复，病人易急躁，护士应耐心向病人讲解疾病的知识，使之了解只有坚持合理、全程化疗，病人才可完全康复。树立治疗信心，使其坚持正规治疗，建立良好的休养心境，促使早日康复。

（二）用药护理

肺结核的主要治疗方案是化疗，病人能否坚持化疗是治疗肺结核的关键。

1.全程督导短程化疗

WHO积极推行全程督导短程化疗，即结核病人在治疗过程中，每次用药都必须在医护人员的直接监督下进行，因故未用药时必须采取补救措施以保证按医嘱规律用药。全程督导短程化疗的实质就是帮助病人适应并坚持完成治疗方案，提高治疗依从性，保证规律用药，提高治愈率，降低复发率和减少耐药病例的发生。

2.治疗知识介绍

(1)对病人及家属进行宣教：可借助宣传手册、录像及用药时间表等多种手段帮助他们对疾病、治疗方案及潜在不良反应有所认识。解释药物不良反应时，注意让病人了解发生药物不良反应的可能性较小，只要及时发现并处理，大部分不良反应可以完全消失。让病人理解坚持全程化疗的目的是防止治疗失败所产生的耐药性肺结核，避免增加治疗难度和经济负担。

(2)提高服药依从性：护士应帮助病人分析治疗过程中可能会出现的问题，如忘记服药、不按时服药或过早停药等。制订切实可行的计划，如安排家属、保健人员提醒、监督服药，有条件时可配吃药提醒器；保证病人药物充足；告诉病人未经医生允许，不可因任何原因而自行停药；反复强调坚持规律、合理化疗的重要性。目前抗结核药一般每日一顿服，为提高病人服药依从性提供了方便。

3.观察药物不良反应

抗结核药物治疗周期长（至少6个月），易发生不良反应，对机体影响较大。用药时要注意观察病人有无黄疸、肝区不适、胃肠反应、眩晕、耳鸣、皮疹、末梢神经发麻等情况，发现异常及时与医生联系，进行相应处理。

（三）病情观察

1.生命体征变化情况

若高热持续不退，脉搏快速、呼吸急促，提示病情较重，应加强护理。

2.有无咯血先兆

如咽喉发痒、刺激感、胸闷加剧、胸内发热等，发现异常立即通知医生，并积极配合处理。

（四）抽液护理

由于结核性胸膜炎的胸腔积液蛋白含量高，容易引起胸膜粘连，所以应尽早抽尽胸腔内积液。结核性胸膜炎抽液后可减轻毒性症状，改善心肺功能，因此，对大量胸腔积液者，应做好抽液准备及操作配合。结核性胸腔积液多为淡黄色，有时也可见血性胸腔积液，要注意与癌性胸腔积液鉴别，配合医生按要求留取胸腔积液标本及时送生化检查和胸腔积液脱落细胞检查。

（五）健康指导

1.结核病预防控制

（1）控制传染源：早期发现病人并登记管理，及时给予合理的化学治疗和良好的护理，是控制结核病疫情的关键。肺结核病程长、易复发和具有传染性，必须长期随访，掌握病人从发病、治疗到治愈的全过程。

（2）切断传播途径：①有条件的病人应单居一室，涂阳肺结核病人住院治疗期间需要呼吸道隔离，病室要每日紫外线消毒，保持空气清洁；②注意个人卫生，病人外出戴口罩，严禁随地吐痰，不可面对他人打喷嚏或咳嗽，以防飞沫传染，在咳嗽、打喷嚏时，用双层纸巾遮住口鼻，纸巾焚烧处理，留置于容器中的痰液需经灭菌处理再弃去；③餐具煮沸消毒或用消毒液浸泡消毒，同桌共餐时使用公筷，以防感染；④被褥、书籍在烈日下暴晒6h以上灭菌消毒。

（3）保护易感人群：①给新生儿和未接受过结核分枝杆菌感染的儿童、青少年接种卡介苗，使人体获得免疫力，卡介苗不能预防结核分枝杆菌感染，但可减轻感染后的发病与病情；②密切接触者应注意观察，定期到医院检查，必要时给予预防性治疗；③对受结核分枝杆菌感染易发病的高危人群，如HIV感染者、糖尿病等，可应用预防性化学治疗。

2.病人指导

（1）日常生活指导：加强营养、戒除烟酒、合理安排休息、避免劳累，避免情绪波动及呼吸道感染，居室应尽可能通风、干燥，有条件者可选择空气新鲜、气候温和的地方疗养，以促进身体的康复，增加抵抗疾病的能力。

（2）用药指导：向病人介绍结核病的常用治疗方法及持续用药时间，强调坚持规律、全程、合理用药的重要性，取得病人与家属的配合，使全程化疗能得到顺利完成。

（3）定期复查：指导病人定期复查胸片和肝、肾功能，了解治疗效果及病情变化，及时调整治疗方案。

第十一节　原发性支气管肺癌患者的护理

原发性支气管肺癌（Primary bronchogenic carcinoma），简称肺癌（lung cancer）。起源于支气管黏膜或腺体，常有区域性淋巴转移和血行转移。近年来，世界各国肺癌发病率和病亡率急剧上升，是当前世界各地最常见的恶性肿瘤之一。1977年WHO报告，肺癌居癌症死因第1位。

【病因及发病机制】

迄今尚未明确，一般认为与下列因素有关。

（一）吸烟

国内外的调查资料均证明80%～90%的男性肺癌患者与吸烟有关，女性为19.3%～40%。吸烟者肺癌的病死率比不吸烟者高10～13倍。已证明烟草中含有各种致癌物质，其中苯并芘是致癌的主要物质。

（二）职业致癌因子

目前已确认的致人类肺癌的职业因素有：石棉、砷、二氯甲醚、镍冶炼、铬及其化合物、煤烟、焦油和石油中的多环芳烃、烟草的加热产物等。

（三）电离辐射

大剂量电离辐射可引起肺癌，辐射的不同射线产生的效应也不同。

（四）空气污染

包括室内及室外的空气污染。有资料表明，室内用煤、烹调加热时所产生的油烟雾、被动吸烟均与肺癌有关。室外环境污染主要原因是工业废气、汽车废气、公路沥青等污染大气后被人体吸入致病。

（五）饮食与营养

动物实验证明，维生素 A 及其衍生物 β 胡萝卜素能够抑制化学致癌物诱发的肿瘤。维生素 A 能作为抗氧化剂直接抑制甲基旦蒽、苯并芘、亚硝酸铵的致癌作用，抑制某些致癌物和 DNA 的结合。故上述两种物质若摄入减少，患肺癌的危险性则增高。此外，病毒感染、真菌毒素（黄曲霉菌）、机体免疫功能低下、内分泌失调及家族遗传等因素对肺癌的发生可能也起一定的作用。

【临床表现】

（一）由原发肿瘤引起的症状

1. 咳嗽

为肺癌早期常见的症状，阵发性刺激性干咳或少量黏液痰，继发感染时，痰量增多呈黏液脓性。肿瘤增大引起支气管狭窄时，咳嗽加重，为持续性高音调金属音。

2. 咯血

约 1/3 病人以咯血为首发症状，表现为间断或持续性痰中带血，若癌肿侵蚀大血管则有大咯血。

3. 胸闷、气急、喘鸣

由于肿瘤阻塞或压迫，使支气管狭窄引起胸闷、气急，并可闻及局限性喘鸣音。

4. 发热

多由继发感染引起，或由肿瘤坏死所致，抗生素药物治疗效果不佳。

5. 体重下降

消瘦为肿瘤的常见症状之一。可由感染、疼痛、肿瘤毒素等引起，后期可表现恶病质。

（二）肿瘤压迫和转移引起的症状

1. 胸痛

约 30％的肿瘤直接侵犯胸膜、肋骨和胸壁，出现持续、固定、剧烈的胸痛。

2. 呼吸困难

肿瘤压迫大气道，可出现吸气性呼吸困难。

3. 咽下困难

为肿瘤侵犯或压迫食管引起，还可引起支气管一食管瘘，导致肺部感染。

4. 声音嘶哑

肿瘤直接压迫或转移至纵隔淋巴结，肿大后压迫喉返神经所致（多见左侧）。

5. 上腔静脉阻塞综合征

肿瘤侵犯纵隔、压迫上腔静脉，使头部静脉回流受阻，出现头面部、颈部和上肢水肿，以及胸前部淤血和静脉曲张，并有头痛、头昏或眩晕等。

6. 霍纳（Horner）综合征

位于肺尖部的肿瘤侵犯颈部交感神经节，引起病侧眼睑下垂、瞳孔缩小、眼球内陷，同侧额部与胸壁无汗或少汗；压迫臂丛神经可引起同侧肩关节、上肢内侧疼痛和感觉异常，夜间尤甚。

（三）肺癌远处转移引起的症状

1. 转移至脑、中枢神经系统

出现头痛、呕吐、复视、眩晕、共济失调、偏瘫，严重者有颅内压增高的表现。

2. 肝转移

出现消化道症状，如厌食、黄疸、肝大、肝区疼痛、腹腔积液等。

3. 骨转移

常转移至肋骨、脊椎骨、骨盆，表现为局部疼痛和压痛。

4. 淋巴结转移

以锁骨上淋巴结转移常见，也可转移至皮下而触及皮下结节。

（四）肿瘤作用于其他系统引起的肺外表现

包括内分泌、神经肌肉、结缔组织、血液系统和血管的异常改变，又称副癌综合征。肿瘤分泌促性激素、促肾上腺皮质激素样物质、抗利尿激素，主要表现有肥大性肺性骨关节病、神经肌肉综合征、高钙血症等表现。

（五）体征

早期可无阳性体征。肿瘤致部分支气管阻塞时，有局限性哮鸣音，随病情进展病人出现消瘦，有气管移位、肺不张、肺炎及胸腔积液体征。肺癌晚期病人可有声音嘶哑、前胸浅静脉怒张、锁骨上及腋下淋巴结肿大，部分病人有杵状指（趾）。

【实验室及其他检查】

（一）胸部影像学检查

是诊断肺癌的重要方法之一，可通过透视、正侧位胸部X线摄片、体层摄片、电子计算机体层扫描（CT）、磁共振成像（MRI）、支气管或血管造影等检查，了解肿瘤的部位和大小，为诊断治疗提供依据。

（二）痰脱落细胞检查

是简单有效的早期诊断方法之一。方法是清晨留取病人由深部咳出的新鲜痰送验，标本送检一般以3～4次为宜，阳性率一般在70％～80％。

（三）纤支镜检查

此检查对肺癌的诊断具有重要意义，可直接观察肿瘤的病理改变，对可疑组织进行病理检查。也是早期诊断的方法之一。

（四）其他

如开胸手术探查、胸腔积液癌细胞检查、淋巴结活检、癌胚抗原检测等。

【诊断要点】

（1）长期吸烟或从事某些职业（如石棉）的人群，年龄在40～45岁以上，尤其是男性病人，出现咳嗽、咯血等症状。

（2）胸部听诊闻及局限性、持续存在的哮鸣音，或原因不明的杵状指（趾）、关节疼痛。

（3）无明显诱因的刺激性呛咳持续2～3周，用止咳药无效者。

（4）X线胸片示肺癌征象。

（5）痰及肺组织活检找到癌细胞。肺癌的诊断包括发现肿瘤、确定细胞学类型和肺癌的分期，根据诊断制订治疗方案。

【治疗要点】

治疗原则及方案：肺癌的治疗是根据病人的机体状况、肿瘤的病理类型、病变的范围和发展趋向，选择合理、有效的最佳治疗方案。肺癌综合治疗的方案是：小细胞肺癌多选用化疗加放疗加手术；非小细胞肺癌则首选手术，然后是放疗和化疗。

（一）手术治疗

为治疗肺癌首选方法。一经确诊为Ⅱ期以前的肺癌，无手术禁忌证，应以尽早手术切除病变肺叶加局部淋巴结清除、术后放疗或化疗较为理想。一般N0期患者手术后5年生存率可达50％，鳞癌、腺癌、小细胞癌手术后5年生存率依次降低。凡有：①病变已属于晚期、其他部位已有转移；②癌性胸腔积液；③喉返神经、膈神经麻痹或出现上腔静脉阻塞综合征；④严重心肺功能不全或全身衰弱等情况者则已失去手术机会。鳞状上皮细胞癌、大细胞未分化癌手术切除机会多。

（二）化学药物治疗（简称化疗）

小细胞未分化癌对化疗最敏感，腺癌化疗效果最差。抗癌药物对不同类型癌细胞的作用有所不同，应选用合适的化疗药物和制订用药方案。为增加疗效、减低毒性，多采用间歇、短程、联合用药。常用药物有环磷酰胺（CTX）、异环磷酰胺（IFO）、甲氨蝶呤（MTX）、长春新碱（VCR）、多柔比星（阿霉素，ADR）、顺铂（DDP）等。

（三）放射治疗（简称放疗）

放射线对癌细胞有杀伤作用。癌细胞受照射后，射线可直接作用于DNA分子，引起断裂或癌细胞变性而起治疗作用。对病变较局限又不宜施行手术的病人可采取放疗。放疗分为根治性和姑息性两种。根治性治疗用于病灶局限、因解剖原因不宜手术或病人不愿意手术者。姑息性放疗目的在于抑制肿瘤的发展，延迟肿瘤扩散和缓解症状，对控制骨转移性疼痛、骨髓压迫、上腔静脉压迫综合征、支气管阻塞及脑转移引起的症状有肯定的疗效。小细胞未分化癌放疗最敏感。鳞癌放疗不敏感。

(四)生物缓解调解剂(BRM)

如小剂量干扰素、集落刺激因子、转移因子等。

【护理评估】

(一)健康史

了解病人健康状况,有无长期大量吸烟及化学物质接触史;了解病人是否长期从事接触石棉、砷、铬、煤焦油等工作;注意询问是否有慢性肺部疾患,分析咳嗽、咳痰情况,家庭居住周围环境污染状况等。

(二)身体评估

评估有无肿瘤压迫和侵犯邻近器官的表现及肺外表现,有无体重下降、贫血、恶病质;颈部、锁骨上淋巴结是否肿大;有无肺外表现:杵状指(趾)、肥大性骨关节病、内分泌紊乱等。

(三)实验室及其他检查

评估痰脱落细胞送检情况、胸部X线结果及纤维支气管镜检结果。

(四)心理及社会评估

病人早期症状不明显,在接受各种检查时病人易产生揣测、焦虑不安。一旦被确诊为肺癌,病人一般依次出现惊恐、愤怒、沮丧的心理反应,随着病情的发展,因治疗效果欠佳,药物的不良反应大,易产生绝望心理。因此要根据病人年龄、职业、文化、性格等情况评估病人,鼓励病人表达自己的心理感受,耐心倾听病人诉说,表示同情和理解。了解病人家属的应对情况,以及病人的朋友等对病人提供的支持与帮助情况。

【常见护理诊断】

(一)疼痛

与癌细胞浸润、肿瘤压迫或转移有关。

(二)恐惧

与肺癌的确诊和预感到死亡威胁有关。

(三)营养失调

低于机体需要量,与癌肿致机体过度消耗,化疗反应致食欲下降、摄入量不足有关。

(四)皮肤完整性受损

与接受放疗损伤皮肤组织或长期卧床导致局部循环障碍有关。

(五)预感性悲哀

与对疾病治疗丧失信心,感到无望有关。

【护理目标】

学会缓解疼痛的方法,疼痛减轻;对癌症有正确的认识,悲观恐惧心理得到改善;摄取足够的营养,机体抵抗力增强;病人皮肤受损面积缩小或完全恢复;生活质量得到提高。

【护理措施】

（一）病情观察

观察病人的非语言表达能力，如病人疼痛的部位、性质、程度。监测和记录病人的进食情况和营养状况。

（二）生活护理

（1）良好的营养状态是保证完成治疗计划的前提，恶病质是无法接受各项治疗的。护士应和营养师一起评估病人所需的营养，制订饮食计划：如注意动、植物蛋白的合理搭配。氨基酸的平衡有助于抑制癌肿的发展；高纤维膳食可刺激胃肠蠕动，加强消化功能，宜给予高蛋白、高热量、高维生素的易消化饮食，依据病情采取口喂、鼻饲，保证营养供给。化疗病人鼓励多饮水，既可补充机体需要，又可稀释尿内药物浓度，防止肾功能损害。

（2）做好口腔护理，保持病人口腔清洁、卫生，以增加食欲。

（3）必要时酌情输血、血浆、复方氨基酸等，以增强抗病能力。

（三）用药护理

遵医嘱用药，严密观察药物疗效及不良反应，接受化疗病人应注意以下事项。

（1）化疗前应对病人解释化疗的目的、方法及可能产生的毒副反应，使病人有充分的思想准备，树立信心和勇气配合治疗。

（2）化疗期间饮食宜少量多餐，避免过热、粗糙、酸、辣刺激性食物。治疗前、后 2 小时内避免进餐。若有恶心、呕吐时可减慢药物滴注速度或遵医嘱给予口服或肌注甲氧氯普胺 10～20mg。如化疗明显影响进食，出现口干、皮肤干燥等脱水表现，须静脉输液，补充水、电解质和机体所需营养。

（3）严密观察血象变化，每周检查 1～2 次血白细胞总数，当白细胞总数降至 35×109/L 时，应及时报告医师并暂停化疗药物，遵医嘱给予利血生、鲨肝醇等药物，以促进机体造血功能；当白细胞总数降至 1×109/L 时，遵医嘱输白细胞及使用抗生素以预防感染，并进行保护性隔离。

（4）化疗后病人唾液腺分泌常减少，出现口干、口腔 pH 值下降，易致牙周病和口腔真菌感染。口腔护理可用盐水或复方硼酸溶液漱口；若为真菌感染时可选用碳酸氢钠溶液漱口并局部涂敷制霉菌素。

（5）注意保护和合理使用静脉血管。静脉给药时应在输注化疗药物前后输注无药液体，以防药液外漏使组织坏死，并可减少对血管壁的刺激。若化疗药液不慎外漏，应立即停止输注，迅速用 0.5%普鲁卡因溶液 10～20ml 局部封闭，并用冰袋冷敷，局部外敷氟轻松或氢化可的松软膏，以减轻组织损伤。切忌热敷，以免加重组织损伤。

（四）对症护理

1. 疼痛的护理

（1）注意倾听病人对疼痛的诉说，注意观察疼痛的部位、性质和程度。

（2）减轻病人心理压力。由于对疾病的忧虑，对死亡的恐惧而影响病人情绪，使疼痛加剧。应理解病人的痛苦，以同情、安慰和鼓励的语言与举止支持病人，以减轻其心理压力，提高痛阈值。

(3)分散病人的注意力，指导病人采用放松技术，如阅读书报、听音乐、看电视、与病人交谈等，以转移注意力减轻疼痛。

(4)提供安静的环境，调整舒适的体位，保证病人充分的休息。

(5)按时服用止痛药，应遵循用药原则，把握好用药的阶段，严格掌握用药的时间和剂量，密切观察病情和镇痛效果，警惕药物不良反应的发生。

2.皮肤的护理

(1)向病人说明放疗的目的、方法，以及照射后可出现红斑、表皮脱屑、色素沉着、瘙痒感等，应注意有效保护，防止进一步损伤。

(2)在皮肤放射部位涂上的标志，照射后切勿擦去；照射局部忌贴胶布，不用红汞、碘酊涂擦。照射时不能随便移动体位，以免损伤其他部位皮肤。

(3)告知病人皮损部位应避免搔抓、压迫和衣服摩擦，洗澡时不用肥皂或搓擦，避免阳光照射或冷热刺激。如有渗出性皮炎可暴露，局部涂具有收敛、保护作用的鱼肝油软膏。

(4)协助病人采取舒适体位，保持床单洁净、平整，经常变换体位，以防局部组织长期受压而致压疮或发生感染。

(五)心理护理

根据病人不同心理活动，给予不同的启发和支持。引导病人正确认识癌症，面对现实。树立与肿瘤作斗争的信心和勇气，积极配合医护人员的治疗与操作。使其余生更加充实，提高生命质量。对于不愿知道或害怕知道诊断结果的病人，应协同家人采取必要的医疗保护措施，适当隐瞒，以防病人精神崩溃，影响治疗效果。

【健康教育】

(1)宣传吸烟对机体的危害，提倡不吸烟或戒烟。

(2)注意改善劳动和生活环境，防止空气污染，特别是粉尘及有害气体的吸入，指出防治慢性肺部疾病对肺癌防治的积极意义。

(3)对肺癌高危人群、地区要健全肿瘤防治网，做到早发现、早治疗。

(4)指导病人合理安排休息，补充足够营养，调整生活规律和生活习惯，保持良好的精神状态，进行适当运动，避免呼吸道感染，以利提高机体免疫力，促进疾病康复。

(5)督促病人按时用药，如化疗病人间歇期的免疫治疗及中药治疗；继续化疗的病人，要交代下次化疗时间及注意事项，并做好必要的准备；晚期癌肿转移的病人要交代病人及家属对症处理的措施，坚持出院后定期到医院复诊。

(6)向病人及其家属宣传增加营养与促进健康的关系，安排品种多样化饮食，并增加食物的色、香、味，以刺激食欲，满足病人的饮食习惯。

第十二节　自发性气胸患者的护理

胸膜腔是由胸膜脏层与胸膜壁层构成的不含空气的潜在性腔隙。胸腔呈负压，任何原因使空气进入胸膜腔造成胸腔积气和肺萎陷称为气胸(pneumothorax)。气胸有人工气胸即用人工方法将滤过的空气注入胸膜腔引起的气胸;外伤性气胸是由胸外伤等引起的气胸;而自发性气胸则是在没有创伤或人为的因素下,因肺部疾病使肺组织和脏层胸膜自发破裂,空气进入胸膜腔所致的气胸。本节重点阐述自发性气胸。

【病因及发病机制】

自发性气胸的病因与发病机制有两类:①特发性气胸:常规X线检查肺部未发现明显病变,但脏层胸膜下有肺大疱,一旦破裂形成气胸。多见于瘦高体型男性、吸烟青壮年。②自发性气胸:常继发于肺或胸膜疾病基础上,如慢性阻塞性肺病、肺结核、尘肺、肺癌、肺脓肿等疾患形成肺大疱或直接损伤胸膜所致。此外,航空、潜水作业而无适当防护措施、从高压环境忽然进入低压环境、气压骤变、剧烈咳嗽、喷嚏、屏气、高喊大笑、抬举重物等用力过度常为气胸的诱因。自发性气胸以继发于慢性阻塞性肺病和肺结核最常见,其次是特发性气胸。临床上根据胸膜破口的情况及发生气胸后对胸膜腔内压力的影响,将自发性气胸分为以下几种类型:

(一)闭合性(单纯性)气胸

脏层胸膜破裂口较小,随肺脏萎陷而闭合,空气不再继续进入胸膜腔。抽气后胸膜腔压力不再升高,表明其破裂口不再漏气。胸膜腔内残余气体吸收后,胸膜腔内恢复负压,肺随之复张。

(二)交通性(开放性)气胸

胸膜破口较大或两层胸膜间有粘连和牵拉,使破口持续开放,空气在吸气和呼气时自由进出胸膜腔。患侧胸腔测压为零上下,抽气后观察数分钟,压力仍无变化。

(三)张力性(高压性)气胸

胸膜破口呈活瓣样阻塞,吸气时开启,空气进入胸膜腔;呼气时破口关闭,胸腔内气体不能再经破口返回呼吸道排出体外。其结果使胸腔内气体愈积愈多,形成高压,最高可达2.0kPa(20cmH_2O),胸腔压力明显升高,此型气胸为内科急症。由于对呼吸循环影响较大,须紧急处理。

【临床表现】

(一)症状

1.胸痛

病人多在持重物、屏气、剧烈运动时突然出现尖锐刺痛或刀割样痛,吸气时加剧,多发生在前胸、腋下等部位。

2.呼吸困难

为气胸的典型症状,呼吸困难程度与气胸的类型、肺萎陷程度以及气胸发生前基础肺功能有密切关系。如基础肺功能良好,肺萎陷20%,病人可无明显症状;而张力性气胸或原有阻塞性肺气肿的老年人,即使肺萎陷仅10%,病人亦有明显的呼吸困难。张力性气胸患者出现烦躁不安,因呼吸困难被迫坐起,发绀、四肢厥冷、大汗、脉搏细速、心律不齐、意识不清等呼吸循环障碍的表现。血气胸病人如失血过多会出现血压下降，甚至休克。出血与发生气胸时脏层胸膜或胸膜粘连中的血管撕裂有关。

3.刺激性干咳

由气体刺激胸膜产生，多数不严重。

(二)体征

呼吸增快，发绀，气管向健侧移位，肋间隙饱满，患侧呼吸运动和语颤减弱，叩诊呈鼓音。左侧气胸可出现心脏浊音界消失；右例气胸时，肝浊音界下移。听诊呼吸音明显减弱或消失，有液气胸时可闻胸内振水音。并发纵隔气肿可在左胸骨缘闻及与心跳一致的咔嗒音或高调金属音(Hamman 征)。皮下气肿时有皮下握雪感。

(三)并发症

气胸常见的并发症为：脓气胸、血气胸、纵膈气肿、皮下气肿及呼吸衰竭等。

【实验室及其他检查】

(一)血气分析

可有不同程度低氧血症。

(二)X 线检查

是诊断气胸的重要方法。气胸侧透亮度增加，无肺纹理，肺脏向肺门收缩，其边缘可见发线状阴影，如并发胸腔积液，可见液平面。根据 X 线检查还可判断肺压缩面积的大小。

(三)肺功能检查

急性气胸者肺萎缩＞20%时，肺容量和肺活量减低，呈限制性通气障碍。

【诊断要点】

(1)突然发生的胸痛、呼吸困难和刺激性干咳。

(2)有气胸的体征。

(3)X 线检查显示胸腔积气和肺萎缩。

【治疗要点】

治疗原则在于排除气体，缓解症状，促使肺复张，防止复发。

(一)排气治疗

主要取决于气胸的类型和积气的多少。单纯性气胸，少量积气(肺萎陷＜20%)可继续观察，不必抽气，一般空气可自行吸收。肺萎陷＞20%，或症状明显者需进行排气治疗。

1.紧急排气

紧急时，可迅速将无菌针头经患侧肋间插入胸膜腔，使胸腔内高压气体得以排出，缓解呼吸困难等症状。亦可在大号针头尾部绑扎一橡皮指套，在指套顶端剪一裂口后将针刺入胸膜腔，高压气体从小裂缝排出，待胸腔内压减至负压时，套囊塌陷，裂缝关闭，外界空气不能进入胸腔。还可用 50ml 或 100ml 注射器进行抽气，注射器应以胶管与针头相连，以便抽气后钳夹，防止空气进入。穿刺部位常在患侧锁骨中线外侧第二肋间或腋前线第 4～5 肋间。

2.人工气胸箱排气

此装置可同时测定胸腔内压和进行抽气，一次抽气量不超过1L，以使胸膜腔内压力降至0～－0.2kPa(0～－2mmH_2O)为宜，必要时可重复一次。

3.胸腔闭式引流术或连续负压吸引

适用于经反复抽气疗效不佳的气胸或张力性气胸，一般采用单瓶水封瓶引流。胸膜腔积液多时，可采用双瓶引流。肺复张不满意时采用连续负压吸引。

(二)胸膜粘连术

适用于反复发作的气胸。将化学粘连剂(如滑石粉、红霉素、四环素粉针剂)、生物刺激剂(如支气管炎菌苗、卡介苗)或50%葡萄糖等注入或喷散在胸膜腔，引起无菌性变态反应性胸膜炎症，局部炎症渗出，使脏层和壁层胸膜增厚、粘连，减少其破裂的可能，从而达到防治气胸的目的。

(三)手术治疗

慢性气胸(病程超过3个月)；反复发作的气胸；张力性气胸闭式引流失败者；双侧性气胸，尤其是同时发生者；大量血气胸；胸膜肥厚所致肺膨胀不全者；支气管胸膜瘘伴胸膜增厚者均应考虑手术治疗。

(四)原发病及并发症的处理

治疗原发病及诱因，积极预防或处理继发的细菌感染(如脓气胸)，严重血气胸除进行抽气排液和适当输血外，应考虑开胸结扎出血的血管；严重纵隔气肿应作胸骨上窝穿刺或切开排气。

【护理评估】

(一)健康史

询问病人有无慢性肺部疾病史，发病前有无剧烈咳嗽、屏气、抬举重物等诱因。

(二)身体评估

评估病人呼吸频率、节律如何；有无发绀；气管是否向健侧移位；肺部检查有无患侧呼吸运动和语颤减弱，叩诊呈鼓音，听诊呼吸音明显减弱或消失，有液气胸时可闻胸内振水音；皮下是否有握雪感。

(三)实验室及其他检查

X线检查有无气胸的改变。血气分析有无PaO_2降低、$PaCO_2$多为正常的改变。

(四)心理及社会评估

因自发性气胸出现突然剧痛、呼吸困难，因此病人常出现担心、害怕等不良情绪；评估病人家属对疾病认识及对病人的态度。

【常见护理诊断】

(1)疼痛：与胸膜摩擦、胸腔闭式引流术有关。

(2)低效性呼吸型态：与肺的顺应性下降、疼痛、缺氧、焦虑有关。

(3)活动无耐力：与疼痛、活动受限有关。

(4)睡眠型态紊乱:与疼痛、焦虑、胸腔闭式引流置管有关。

【护理目标】

疼痛减轻或消失;自觉气急改善,发绀消失;劳动能力得到改善,生活能自理;情绪稳定,能安静入睡。

【护理措施】

(一)病情观察

观察病人生命体征和神志,密切注意呼吸频率、深度的改变及有无呼吸困难的表现;必要时进行动脉血气分析,以便掌握病情的动态变化。

(二)生活护理

嘱病人绝对卧床休息,少讲话,减少肺活动,有利于破裂口的愈合和气体吸收;保持病房安静,保证病人充足的休息时间,协助采取有利于呼吸的体位,如抬高床头、半坐位或端坐位等,避免一切增加胸腔内压的活动,如屏气、咳嗽等。

(三)用药护理

根据病情给予适当的止咳药物,但痰液黏稠量多或慢性呼吸衰竭伴二氧化碳潴留者禁用中枢性镇咳剂,如可待因糖浆。按医嘱给予止痛药,及时观察疗效和可能出现的不良反应,如果疼痛不缓解或疼痛的性质发生改变时,及时与医师联系并有效地处理。

(四)对症护理

协助医师做好各种检查前的准备和配合工作,如胸腔穿刺术等,必要时准备胸腔内抽气或胸腔闭式引流物品,并做好配合工作,使肺尽早复张,减轻呼吸困难症状。病人疼痛剧烈时,遵医嘱给予止痛剂。行胸腔闭式引流的病人,应做好以下的护理。

(1)向病人简要说明手术的目的意义、过程及注意事项,以取得病人的理解和配合。

(2)水封瓶、引流瓶及橡胶管必须无菌。引流瓶内需注入适量无菌蒸馏水或生理盐水500ml,标记好引流瓶内所需的液面,引流玻璃管的一端置于水面下2～3cm,以确保病人的胸腔和引流装置之间为一密封系统。放置引流瓶时,位置一定要低于胸腔。尽可能靠近地面或贴紧床沿并放置妥当,防止瓶内液体倒流入胸腔。

(3)连续观察引流装置是否通畅,若有气体自水封瓶液面逸出或引流管内的水柱随呼吸上下移动,表明引流通畅。若水柱停止移动,应查找原因如管道是否被堵塞或扭曲等。

(4)保持引流管通畅,妥善固定引流管,避免扭曲受压。搬动病人时需用两把止血钳将引流管交叉双重夹紧,防止在搬动过程中发生管道脱节、漏气或倒吸等意外情况。

(5)根据病情定期挤压引流管(先用一手捏住近胸腔端引流管,另一手在其下方向引流瓶方向挤压),以防止胸腔积液或渗出物堵塞引流管。

(6)鼓励病人适当翻身,并进行深呼吸和咳嗽,以促进受压萎陷的肺组织尽早复张。

(7)在插管、引流排气和伤口护理时要严格执行无菌操作,每日更换引流瓶。

(8)病人采取舒适体位,如在胸腔引流管下方垫一小毛巾以减轻病人的不适,还可防止引流管受压。

(9)及时记录引流液色、质、量。血胸病人引流时，应密切观察生命体征。

(10)引流管无气体逸出后24小时，再夹管24小时，观察病人无气急、呼吸困难，X线检查未发现气胸复发，做好拔管的准备。

(五)心理护理

告诉病人有关气胸的一般知识，如气胸的诱因、治疗的基本方法等，以消除病人的紧张心理，以避免过度紧张而加剧疼痛。教会病人自我放松技巧，如缓慢地深呼吸，听音乐、广播或看书看报，以分散注意力，减轻疼痛。

【健康教育】

(1)指导病人积极治疗原发病。

(2)教会病人自我放松，避免各种诱因，防止气胸复发：①保持心情愉快，情绪稳定；②注意劳逸结合，多休息；气胸痊愈后1个月内避免剧烈运动，如跑步、打球、骑自行车；避免抬提重物；避免屏气等用力过度增加胸腔内压，使气胸复发；③预防感冒，以免引起剧烈咳嗽而造成肺泡破裂；④养成良好的饮食习惯，戒烟、保持大便通畅，多食蔬菜和水果、粗纤维食物。

(3)一旦感胸闷、突发性胸痛或气急则提示气胸复发的可能，应及时就医。

第十三节　呼吸衰竭患者的护理

呼吸衰竭(respiratory failure)简称呼衰，是指由于各种原因引起肺通气和(或)换气功能障碍，不能进行有效的气体交换，导致机体缺氧伴(或不伴)二氧化碳潴留，从而产生一系列病理生理改变的临床综合征。即静息状态时，呼吸室内空气，动脉血氧分压(PaO_2)<8kPa(60mmHg)伴(或不伴)二氧化碳分压($PaCO_2$)>6.67kPa(50mmHg)，为呼吸衰竭。呼吸衰竭按病理生理和动脉血气的改变通常分为Ⅰ型呼吸衰竭和Ⅱ型呼吸衰竭。Ⅰ型呼吸衰竭仅有缺氧，不伴有二氧化碳潴留或伴二氧化碳降低；Ⅱ型呼吸衰竭既有缺氧，又有二氧化碳潴留。按疾病发生的缓急分为急性呼吸衰竭和慢性呼吸衰竭，急性呼吸衰竭指既往呼吸功能正常，由于突发因素，如溺水、电击、药物中毒、神经肌肉疾病等，导致肺功能突然衰竭。慢性呼吸衰竭是在原有慢性呼吸道疾病的基础上，呼吸功能损害逐渐加重，若机体通过代偿适应，仍能从事个人日常生活活动，称为代偿性慢性呼吸衰竭；若合并呼吸道感染等，呼吸功能负担进一步加重，出现严重缺氧、二氧化碳潴留和酸中毒等临床表现时，称为失代偿性慢性呼吸衰竭。

【病因及发病机制】

(一)病因

呼吸衰竭的病因很多，在我国以慢性呼吸道疾病引起者最为常见。

1.呼吸系统疾病

肺部病变如慢性支气管炎、支气管哮喘、肺部感染、重症肺结核、肺水肿、成人型呼吸窘迫综合征、肺硅沉着症(矽肺)等；胸廓病变如胸廓畸形、外伤、手术创伤、气胸和大量胸腔积液等；肺血管疾病等。

2. 神经系统及呼吸肌疾病

脑血管病变、脑外伤、脑炎、脊髓灰质炎、多发性神经炎、重症

（二）发病机制

缺氧和二氧化碳潴留发生的主要机制为肺泡通气量不足，通气与血流比例（V/Q）失调以及弥散障碍。

1. 肺泡通气不足

呼吸驱动力减弱，生理无效腔增加，气道阻力增加均可导致通气不足而引起缺 O_2 和 CO_2 潴留。

2. 通气与血流比例失调

是低氧血症最常见的原因。通气与血流比例（V/Q）正常应保持在 0.8，才能保证有效的气体交换。若 $V/Q<0.8$，则产生右至左肺动静脉衶分流；$V/Q>0.8$，生理无效腔增多。V/Q 比例失调最终引起缺 O_2 而无 CO_2 潴留。

3. 弥散障碍

O_2 的弥散能力仅为 CO_2 的 1/20，故弥散障碍时产生单纯性缺氧。

【临床表现】

（一）症状

除原发病症状外主要为缺氧和二氧化碳潴留的表现，如呼吸困难、急促、精神神经症状等，并发肺性脑病时，还可有消化道出血。

（二）查体发现

可有口唇和甲床发绀、意识障碍、球结膜充血、水肿、扑翼样震颤、视神经盘水肿等。

【检查】

（一）血气分析

静息状态吸空气时动脉血氧分压（PaO_2）<8.0Kpa（60mmHg），动脉血二氧化碳分压（$PaCO_2$）>6.7Kpa（50mmHg）为Ⅱ型呼吸衰竭，单纯动脉血氧分压降低则为Ⅰ型呼吸衰竭。

（二）电解质检查

呼吸性酸中毒合并代谢性酸中毒时，常伴有高钾血症；呼吸性酸中毒合并代谢性碱中毒时，常有低钾和低氯血症。

（三）痰液检查

痰涂片与细菌培养的检查结果，有利于指导用药。

（四）其他检查

如肺功能检查、胸部影像学检查等根据原发病的不同而有相应的发现。

【诊断要点】

本病主要诊断依据，急性的如溺水、电击、外伤、药物中毒、严重感染、休克；慢性的多继发于慢性呼吸系统疾病，如慢性阻塞性肺疾病等。结合临床表现、血气分析有助于诊断。

【治疗要点】

(1)首先积极治疗原发病,合并细菌等感染时应使用敏感抗生素,去除诱发因素。

(2)保持呼吸道通畅和有效通气量,可给予解除支气管痉挛和祛痰药物,如沙丁胺醇、硫酸特布他林解痉,乙酰半胱氨酸、盐酸氨溴索等药物祛痰。必要时可用肾上腺皮质激素静脉滴注。

(3)纠正低氧血症,可用鼻导管或面罩吸氧,严重缺氧和伴有二氧化碳潴留,有严重意识障碍,出现肺性脑病时应使用机械通气以改善低氧血症。

(4)纠正酸碱失衡、心律失常、心力衰竭等并发症。

【护理评估】

(一)健康史

询问病人有无慢性阻塞性肺疾病、重症肺结核、广泛胸膜粘连以及有无胸部手术、胸廓畸形等病史。近期有无感染、高浓度吸氧、手术、使用麻醉药等诱因。

(二)身体评估

评估病人呼吸的频率、节律、深度;有无发绀、精神神经症状;肺部检查有无原发病体征,有无心率增快、心律失常等。

(三)实验室及其他检查

血气分析结果如何,有无酸碱失衡及电解质紊乱,痰培养结果及肺功能情况。

(四)心理及社会评估

当脑细胞缺氧时,病人的记忆、思维、定向力紊乱,生活自理能力降低,需医护人员帮助,当进一步加重时,病人出现情绪低落、精神错乱,失去对外界的反应能力。

【常见护理诊断】

(一)气体交换受损

与肺部感染时呼吸道分泌物过多,呼吸衰竭时不能维持自主呼吸有关。

(二)清理呼吸道无效

与呼吸道分泌物过多或黏稠,无效或无力咳嗽有关。

(三)自理能力缺陷

与长期患病、反复急性发作致呼吸功能衰竭有关。

(四)营养失调:低于机体需要量

与呼吸肌衰竭和呼吸道感染加重而致食欲下降、疲乏有关。

(五)语言沟通障碍

与气管插管或切开、脑组织缺氧,语言表达障碍有关。

(六)潜在并发症

休克(出血性、中毒性)、消化道出血等。

【护理目标】

呼吸改善,发绀减轻或消失;气道通畅,能排出痰,痰鸣音消失;恢复自主呼吸功能;自我护理能力增强；摄入增加，体重不减或稍增加；能进行有效的沟通交流；无并发症发生，一旦发生能及时发现、及时得到救治。

【护理措施】

（一）病情观察

观察病人的呼吸频率、节律和深度及使用辅助呼吸机的情况，密切观察病人呼吸困难的程度。定时监测生命体征，听诊肺部，注意有无异常呼吸音，并记录痰的色、质、量。监测动脉血气分析值。评估意识状况及神经精神症状，观察有无肺性脑病的症状，如有异常应及时与医师联系。

（二）生活护理

安排好病人适当的活动量，避免采取一切增加氧耗量的活动，如协助病人安排合理、舒适的体位等，帮助病人制订解决呼吸困难的办法。若呼吸困难明显的病人应绝对卧床休息。

（三）用药护理

按医嘱正确给药，并密切观察其不良反应。

(1)茶碱类、β2 受体兴奋剂等药物，能松弛支气管平滑肌，减少气道阻力，改善通气功能，教会病人正确使用支气管解痉气雾剂，减轻支气管痉挛。

(2)呼吸兴奋剂如尼可刹米，能改善通气，减轻 CO_2 潴留。由于呼吸中枢兴奋剂在改善通气的同时增加呼吸功，增加氧耗量和二氧化碳的产生量，所以使用此类药时应注意保持呼吸道通畅，适当提高吸入氧浓度，静脉滴注时速度不宜过快，及时观察神志以及呼吸频率、深度的变化，若出现恶心、呕吐、烦躁、面色潮红、皮肤瘙痒现象，应减慢滴数，并及时通知医师减量；出现严重肌肉抽搐者应及时停药。Ⅱ型呼吸衰竭病人常因呼吸困难，痰多黏稠等导致夜间失眠，缺氧或 CO_2 潴留引起烦躁不安，护士在执行医嘱时应结合临床表现给予判别，禁用对呼吸有抑制作用的药物，如吗啡等。

（四）对症护理

Ⅰ型呼吸衰竭：可用一般流量（2～4L/min）给氧，如果严重低氧血症者，可短时间内间歇高浓度（＞50％）或高流量（4～6L/min）吸氧；但 PaO_2＞9.33kPa（70mmHg）时则应逐渐降低吸氧浓度，避免长期吸入高浓度氧引起氧中毒。

Ⅱ型呼吸衰竭：病人 PaO_2＜6.67kPa（50mmHg），$PaCO_2$＞6.67kPa（50mmHg）时，应持续低浓度（浓度＜30％～35％）或低氧流量（1～2L/min）吸氧，以防止缺氧纠正过快，削弱缺氧对呼吸中枢的兴奋作用，加重二氧化碳潴留。

氧疗的方法有鼻导管、鼻塞、面罩、气管内和呼吸机给氧。如缺氧严重而无二氧化碳潴留，可用面罩给氧；缺氧而伴有二氧化碳潴留者，可用鼻导管或鼻塞法给氧。氧疗实施过程中应专人负责监护，密切观察疗效，根据动脉血气结果及时调整吸氧流量或浓度，以防止发生氧中毒和二氧化碳麻醉。注意保持吸入氧气的湿化，以免干燥的氧气对呼吸道刺激及气道黏液栓的形成；输送氧气的面罩、导管、气管导管等应定时更换消毒，防止交叉感染。按医嘱正确使用抗生素，根据痰液培养及药物敏感试验结果，选用敏感抗生素，并密切观察药物的疗效与副作用。

（五）心理护理

要关心、了解病人的心理负担，尤其是建立人工气道和使用呼吸机治疗的病人，应常到床边巡视，通过语言或非语言交流安慰病人。在采用各项医疗护理措施前，应向病人作简要的说明，以同情、关切的态度和有条不紊的工作给病人以安全感，取得病人的信任和合作。

【健康教育】

（1）用通俗易懂的语言向病人及其家属讲解疾病的发病机制、诱因等。

（2）教病人学会缩唇、腹式呼吸、体位引流、有效咳嗽咳痰等。

（3）让病人明确遵医嘱正确用药的重要性，熟悉药物的剂量、用法等，指导低氧血症病人和其家属学会合理的家庭氧疗方法以及注意事项。

（4）应根据呼吸衰竭病人的不同情况做好针对性的教育。预防上呼吸道感染，如冷水洗脸等耐寒锻炼；并建议病人加强营养，增强体质。

（5）若痰液增多色变黄，咳嗽加剧，气急加重或出现神志改变等应尽早就医。

第十四节　呼吸系统常用诊疗技术及护理

一、胸部物理治疗

【胸部叩击与胸壁震荡】

胸部叩击与胸壁震荡是协助或促进病人排痰的护理方法。操作者叩击或震荡病人的胸壁，使震动传导至呼吸道的分泌物，分泌物产生震动而刺激呼吸道的纤毛运动或有效咳嗽将分泌物排出体外。

（一）操作目的

协助病人排痰，畅通呼吸道。适应于久病无力、年老体弱、长期卧床等排痰无力、痰液排出不畅者。

（二）评估

1. 了解病人的咳嗽、咳痰情况，能否有效咳嗽，有无咯血。

2. 观察病人的体位，有无意识障碍，呼吸的频率、节律和幅度；监测病人的生命体征，注意胸廓外形有无改变、肺部呼吸音及啰音等。

3. 结合肺部影像学检查以确定病变部位。对心血管状态不稳定者（如低血压、休克、肺水肿等），咯血病人，未行引流的气胸、肋骨骨折或有病理性骨折史者不宜进行胸部叩击与胸壁震荡。

（三）操作前准备

1. 病人准备

（1）胸部叩击与胸壁震荡前，可先用湿化呼吸道的方法，以使痰液变稀利于排痰，提高胸部叩击与胸壁震荡的效果。

(2)向病人解释操作的目的、意义、过程和注意事项，以使病人能有效配合。

(3)病人取利于咳痰的体位。如坐位时身体稍前倾；卧位时取侧卧位时，被叩击或震荡一侧的胸壁在上。可用单层薄布保护胸廓被叩击部位，以免叩击引起皮肤发红，但应避免覆盖过厚影响叩击震荡效果。

2.操作环境

胸部叩击与胸壁震荡宜在环境安静、适宜温湿度的环境下进行。应在餐前进行，并在餐前30分钟完成，每天安排2～3次。

(四)操作方法

1.胸部叩击法

(1)叩击者手指并拢，手指微屈呈握杯状，用腕关节的力量叩击。若叩击时发出一种空而深的拍击音，则表示手法正确；若叩击时呈现拍打实体的声音，则说明手法错误。叩击力量要适中，以病人不感到疼痛为度。

(2)叩击胸壁时要由下而上、由外向内进行；叩击部位要在肺野，注意避开心脏、乳房和骨性隆起(如胸骨、肩胛骨)。

(3)叩拍的同时鼓励病人咳嗽。

(4)每侧胸部叩击1～3分钟，两侧胸部交替；每次胸壁叩击时间以15～20分钟为宜。亦可指导病人屈肘，双手掌置于同侧锁骨下，咳嗽时随咳嗽节奏用上臂和前臂叩击前胸及侧胸壁。

2.胸壁震荡法

(1)双手掌重叠，紧贴于待引流的胸廓部位，嘱病人作慢而深的呼吸。

(2)吸气时随胸廓扩张抬起(不施加任何压力，但也不离开胸壁)，整个呼气期施压并轻柔地抖动震荡胸壁5～7次，每一部位重复6～7个呼吸周期。

(3)每次胸壁震荡的时间以15～20分钟为宜。

(五)操作后护理

1.询问病人的感受；观察病人的咳嗽、咳痰情况，痰液的量、性状。

2.监测生命体征。

3.检查肺部呼吸音及啰音变化。

4.协助病人做好口腔护理。

【体位引流】

体位引流是利用重力作用使呼吸道和肺的分泌物排出体外的方法，又称重力引流。通过改变病人的体位，使病人肺和呼吸道内的分泌物(或化脓性渗出物)能利用其自身的重力作用沿呼吸道排出体外。

(一)操作目的

协助病人排痰，畅通呼吸道，引流出呼吸道和肺部的化脓性渗出物，促进组织修复，减轻全身中毒症状。适应于呼吸道和(或)肺部有大量痰液或化脓性渗出物(如支气管扩张、肺脓肿)排出不畅者。

（二）评估

1. 了解病人的咳嗽、咳痰情况，痰量多少及与体位的关系，痰液的性状，有无咯血。

2. 观察病人有无意识障碍，呼吸的频率、节律和幅度；监测病人的生命体征，注意肺部呼吸音及啰音等。

3. 结合肺部影像学检查情况确定病变部位。对年老体弱不能耐受者、意识障碍者、有明显呼吸困难和(或)呼吸衰竭者、近期(2 周内)有大咯血史者、有严重心血管疾病(如严重高血压、心衰竭、肺水肿者)者不宜进行体位引流。

（三）操作前准备

1. 病人准备

(1)明确病变或痰潴留部位，依据临床体检(如湿啰音集中的部位常为病变的部位)和影像学检查确定。

(2)对于痰液黏稠者，引流前可先湿化呼吸道，以利痰液的排出。

(3)向病人说明体位引流的目的及操作过程，消除顾虑，取得合作。

2. 操作环境

体位引流宜在环境安静、适宜温湿度的环境下进行。应在餐前(空腹下)进行，每天安排 2～3 次，每次时间以 15～20 分钟为宜。

（四）操作方法

1. 引流体位

引流体位根据病变部位选择，其基本原则是：病变或痰液潴留部位在上，引流的支气管开口在下(如下肺叶后基段病变的引流，采用头低足高俯卧位)。引流体位亦可根据病人自身体验的利于痰液排出的体位作引流体位。

2. 引流过程中应鼓励和指导病人进行有效咳嗽，同时辅以胸部叩击，以提高引流效果。

3. 改变病人体位呈引流体位时，其倾斜程度要由小到大逐渐到位，防止大量分泌物突然涌出阻塞呼吸道造成窒息。

4. 引流过程中，要密切观察病人反应，若出现咯血、呼吸困难、心悸、出汗、头痛、疲劳、发绀等情况，要立即中止引流。

（五）操作后护理

1. 询问病人的感受，协助病人休息。

2. 要求病人漱口或口腔护理。

2. 复查生命体征，检查肺部呼吸音及啰音变化。

4. 记录痰量；观察痰液性状，必要时送检。

二、纤维支气管镜检查的护理配合

纤维支气管镜检查是一项介入性诊疗操作，用以观察气管、支气管的病变。因其具有管径细、可弯曲、照明好、易伸入亚段支气管、窥视范围广，可在直视下行活检、刷检和摄影，以及操作简便安全、创伤性小、病人痛苦小易被接受等优点，已被临床广泛应用于支气管-肺疾病的诊断和治疗。

(一)检查目的

1.用于诊断

直视呼吸道病变；直接吸取分泌物检验；经支气管毛刷、活检获取呼吸道组织细胞标本或分泌物进行检验；直视下作支气管造影；在X线透视指导下经呼吸道穿刺，获取肺组织标本进行检验等。适用于：①原因未明的咯血或痰中带血者。②临床表现或X线胸片检查疑为肺癌者。③支气管阻塞，表现为阻塞性肺炎、肺不张、局限性肺气肿及局限性肺部啰音者。④需收集下呼吸道分泌物进行病原学检查者。⑤痰肿瘤细胞学检查阳性，胸片未发现病变，疑有隐性肺癌者。⑥需作选择性支气管造影者。⑦性质不明的肺部疾病需作肺活检者。

2.用于治疗

引导气管导管，进行经鼻气管插管；直视下取出呼吸道内异物，吸出气管分泌物、淤血等解除呼吸道阻塞；行支气管肺泡灌洗治疗；直视下呼吸道内注药止血或局部治疗；直视下电刀切割、冷冻、微波辐射、激光烧灼病灶，或置入放射源作局部放疗。适用于：①需清除呼吸道内黏稠的分泌物、异物或淤血者。②需行支气管肺泡灌洗者。③需支气管内局部止血或局部用药者。④需用电刀切割、冷冻、微波辐射、激光烧灼病变，解除呼吸道阻塞者。⑤肺癌病人需作支气管内局部放疗者。

(二)评估

1.全面了解病人的病史，尤其要注意病人既往有无心绞痛、哮喘等心肺疾病史。评估病人对消毒剂、局麻药和术前用药是否过敏。

2.监测病人的生命体征，观察皮肤黏膜有无发绀、出血等情况。

3.行动脉血气分析，心电图，出、凝血机制及影像学检查等，以了解病人的病变的部位、心肺功能状态等。

对严重心肺功能不全(如重度低氧血症、严重高血压、心绞痛及心律失常)者，重症哮喘或大咯血尚未控制者，出、凝血机制障碍者，主动脉瘤病人和病情危重、极度衰竭不能耐受检查者不宜进行纤支镜检查。

(三)操作前准备

1.病人准备

(1)要向病人讲明检查的目的、意义、安全性，使病人消除紧张情绪，主动配合检查。术前确认病人已签署知情同意书。

(2)有活动性义齿应取出。

(3)术前4～6小时禁食禁饮。

(4)术前30分钟肌注托溴铵0.5mg，地西泮10mg，以镇静、减少呼吸道分泌物、防止迷走神经反射引起心脏停搏和麻醉药的不良反应。

2.操作环境

宜在相对无菌的环境下操作，室内安静，温湿度适宜。

3.用物准备

(1)将纤支镜的插入部分和活检钳、细胞刷及吸引管等浸泡消毒(如浸泡在1∶2000氯己定溶液中20分钟)；目镜部及操作部用75%乙醇轻拭消毒；其他术中用品如麻醉杯、纱布等均需高压消毒。

(2)备好吸引器和复苏设备，以防术中病人出现喉痉挛和呼吸窘迫，或因麻醉药物的作用抑制病人的咳嗽反射，使分泌物不易咳出。

(四)操作中护理

操作过程：纤支镜大多经鼻插入(亦可经口或人工呼吸道插入)。

(1)病人取仰卧位(不能平卧者可取坐位或半坐位)。

(2)用1%麻黄素喷入待插镜的鼻腔，以收缩鼻黏膜血管消除鼻黏膜水肿。

(3)以2%利多卡因作鼻腔喷雾麻醉。

(4)将纤支镜下端涂以1%利多卡因胶浆以使管端润滑。

(5)开启冷光源，徐徐经鼻腔送入呼吸道进行检查。

(6)检查过程中必要时可经吸引管注入1%利多卡因1～2ml作追加麻醉。

(7)术中护理人员要密切观察病人的生命体征和反应。

(8)按医生的指示经纤支镜吸引管滴入麻醉剂。

(9)按需配合医生做好吸引、刷检、活检及各种治疗操作。

(五)操作后护理

1.常规清洗、干燥、妥善放置、保管纤支镜。

2.嘱病人术后半小时内减少讲话，以使声带得以休息；2小时内禁食禁饮，避免误入气管；2小时后进温凉流质或半流质饮食。

3.术后要密切观察病情，如发热、气急、胸痛、痰的性状等，警惕可能出现的并发症。要鼓励病人咳出痰液及血液，告知病人及家属纤支镜检查后有少量咯血或痰中带血是正常的，消除病人的顾虑；但若有大量血痰则应及时通知医生处理。

4.配合医生做好标本的送检工作。

三、胸腔穿刺术的护理配合

胸腔穿刺术(胸穿)是基于临床诊断或治疗的目的，自胸腔内抽取胸腔积液或积气、胸腔内注药或灌洗的一种有创性操作。

(一)操作目的

1.用于诊断

抽取胸腔积液送检，明确胸腔积液的性质，协助诊断。适用于胸腔积液性质不明，需检验胸腔积液协助病因诊断者。

2.用于治疗

排出胸腔内的积液或积气，解除对肺和心脏的压迫，减少或避免胸膜增厚、粘连；胸腔内注药作局部治疗或作胸腔灌洗治疗。适用于：①大量胸腔积液或气胸产生压迫症状者。②脓胸或结核性胸膜炎需抽出积液者。③需胸腔内注药作局部治疗者。

（二）评估

1. 了解病人的病程、胸闷或胸痛的程度、有无气急等，评估胸腔积液（气）发生的时间；是否咳嗽及有无咳痰。评估病人对消毒剂、局麻药和术前用药是否过敏。

2. 观察病人皮肤黏膜有无发绀，气管的位置，呼吸运动及胸部检查的表现等。

3. 结合影像学检查，了解胸腔积液（气）的部位、量、有无胸膜粘连等情况。

（三）操作前准备

1. 病人准备

(1)胸穿是一种有创性的诊疗操作，要向病人解释操作的目的、意义、过程，术中、术后可能出现的并发症。术前需得到病人的同意，并确认病人已签署知情同意书。

(2)要求病人术前排空大小便。

(3)嘱病人在操作过程中不要用力咳嗽、深呼吸或突然转动身体，并确认病人能配合。

(4)病人体位：胸穿抽气时，病人坐在靠背椅上或靠墙而坐；胸穿抽液时，病人反坐在靠背椅上，双手平放在椅背上。不能坐者可取卧位，床头抬高 30°。完全暴露穿刺侧胸（背）部。

(5)穿刺部位：胸穿抽气时，穿刺部位一般在锁骨中线第 2 肋间，局限性气胸的穿刺点可由影像学检查（如 X 线检查）结合临床体检（叩诊呈鼓音处）确定。胸穿抽液时，其穿刺部位最好由 B 超定位（特别是包裹性胸腔积液），一般选在肩胛下线 7～9 肋间叩诊呈实音处。确定好穿刺部位后要做好标记。

2. 操作环境

操作宜在相对无菌、温度适宜的房间进行，避免病人受凉。

3. 用物准备

常规治疗盘一套，无菌胸穿包（一般内有孔巾、纱布、血管钳、接有胶管的胸穿针、5ml 和 50ml 注射器、7 号针头等）一个，2%利多卡因、0.1%肾上腺素、无菌手套、无菌试管等，作胸穿抽液时要准备污物桶。

（四）操作中护理

操作过程：①局部皮肤常规消毒，铺孔巾，局部麻醉。②术者左手固定穿刺部位，右手持穿刺针（胶管用血管钳夹紧）垂直刺入胸壁（注意避开肋间神经）直达胸腔。

术中护理配合：

1. 抽液（气）方法

将 50ml 注射器紧接胶管，确认不漏气后松开血管钳，抽出胸腔积液或气体；抽满 50ml 后用血管钳夹紧胶管，确认胶管已被夹紧后再拨出注射器，排出抽取物，如此反复。

2. 抽液（气）要求

每次抽液（气）不宜过多、过快（尤其是病程较长者），防止抽液（气）过多、过快使胸腔内压力骤然下降，导致循环衰竭或肺复张后肺水肿等严重并发症。每次抽液（气）量不应超过

1000ml，时间不应短于 20 分钟；若为诊断目的，抽取 50ml 即可。

3. 术中观察

穿刺过程中应密切观察病人面色、脉搏变化，以判定病人对穿刺的耐受性。抽液（气）时，要不时询问病人有无异常感觉。病人若有任何不适，都应立即暂停抽液；当病人出现头晕、心悸、面色苍白、冷汗、四肢发凉时，提示出现“胸膜反应”，应立即中止抽液（气）操作，让病人平卧，密切观察血压变化，必要时遵医嘱皮下注射肾上腺素。

（五）、作后护理

1. 术毕拔出穿刺针，消毒穿刺点皮肤后覆盖无菌纱布，胶布固定。嘱病人健侧卧位，鼓励病人深呼吸（以利穿刺侧肺复张）。1 小时后方可恢复活动。

2. 询问病人术前、术后自觉症状的变化；注意观察术后病人呼吸状况。必要时作胸部 X 线检查以了解胸穿抽液（气）的效果，及时发现如血胸、气胸、肺水肿、皮下气肿等并发症。

3. 书写胸穿护理记录。包括胸穿操作的时间、病人体位、穿刺点、操作过程、病人的耐受情况、抽出液（气）量、抽出液的性状、标本送检情况等内容。

第三章　循环系统疾病患者的护理

第一节　循环系统的解剖结构和生理功能

心脏、大血管及其分支直至交织如网的毛细血管，构成循环的管道系统。毛细血管网遍布全身各器官和组织中，血液将各种营养物质、酶和激素等物质供给组织，又将代谢产物运走，从而保证机体正常的新陈代谢，维持生命活动。

一、心脏

（一）心脏结构

心脏位于循环系统的中心，由肌肉组织构成的空腔器官。心脏有 4 个腔：左心房、左心室，右心房及右心室。正常情况下，房间隔和室间隔把左、右心房和左、右心室隔开。在心房与心室之间有瓣膜，左心房与左心室间有二尖瓣；右心房与右心室间有三尖瓣。血液循环系统的组成除了心脏外，还包括动脉、毛细血管和静脉。人体的血液循环系统是一个密闭的结构，人的心脏与大血管相连，右心房与体静脉相连，在右心室与肺动脉连接处有肺动脉瓣。左心房与肺静脉相连，而左心室连于主动脉的部位有主动脉瓣。随着心脏有节奏地收缩和舒张，各瓣膜相应开放和关闭，使血液不停地循环流动，保证人体进行充分的物质交换，并维持生命的活力。心脏壁可分 3 层，内层为心内膜，由内皮细胞和薄层结缔组织构成；中层为肌层，心室肌层远较心房肌层厚，而左心室的肌层最厚；外层为心外膜，即心包的脏层，紧贴于心脏表面，与心包壁层之间形成一个间隙称为心包腔，腔内含有少量浆液，在心脏收缩和舒张时能起润滑作用。

（二）心脏的传导系统

由特殊分化的心肌细胞组成，具有自律性、兴奋性和传导性，包括窦房结、结间束、房室结、房室束及其左右束支和普肯耶纤维网。窦房结位于上腔静脉与右心房交接处外侧面，是正常心脏的起搏点，控制心脏跳动的节律和频率。窦房结发放的冲动沿结间束传至房室结，经短暂延迟后沿房室束及其左、右束支和普肯耶纤维传至心室肌，引起心室肌收缩。传导系统任何部位的自律性和传导性发生异常改变或存在异常传导组织时，均可发生各种心律失常。

（三）心脏的血液供应

来自左、右冠状动脉，灌注主要在心室舒张期。左冠状动脉始自主动脉左后窦，分前降支和回旋支。前降支分布在左、右心室前壁的一部分和室间隔的前 2/3 部位，闭塞可导致左心室前壁及部分室间隔心肌梗死，右冠状动脉始自主动脉前壁，其主干延伸为后降支，与左冠状动脉的前降支吻合。右冠状动脉闭塞可引起左心室下壁、后壁和右心室梗死。

二、血管

动脉是将血液从心脏运至全身各器官的血管，可分为大、中和小动脉。大动脉管壁中含有较丰富的弹力纤维，随着动脉的分支，弹力纤维逐渐减少，平滑肌相对增多。左心室将血液排入主动脉后，借助管壁的弹性回缩力和平滑肌的收缩推动血液前进。毛细血管为小动脉和小静脉间呈网状管道的小血管床，是微循环的主要组成部分，其管壁为单层上皮细胞，血流至毛细血管处速度最慢，利于血液和体液之间的物质交换。静脉是血液回心的血管，始于毛细血管，止于右心房，可分为大、中和小静脉，外周静脉内具有瓣膜，可阻止血液逆流。充血性心力衰竭病人，因心搏出量减少，血液停留在静脉内，故静脉压升高。

三、调节循环系统的神经体液

调节循环系统的神经是交感神经和副交感神经。交感神经兴奋时，心率加快、心肌收缩力增强、外周血管收缩、血管阻力增加、血压升高；副交感神经兴奋时，心率减慢、心肌收缩力减弱、外周血管扩张、血管阻力减小、血压下降。

调节循环系统的体液因素有：①肾素－血管紧张素－醛固酮系统对调节钠、钾平衡，血容量和血压起重要作用；②血管内皮细胞生成的血管收缩物质（如内皮素、血管收缩因子等）和血管舒张物质（如前列环素、内皮依赖舒张因子等），是维持正常循环功能的重要因素；③电解质、某些激素和代谢产物等，也是调节循环系统的体液因素。

第二节　循环系统常见症状体征的护理

一、心源性呼吸困难

心源性呼吸困难（cardiogenic dyspnea）是指由于各种心血管疾病引起患者呼吸时感到空气不足，呼吸费力，并伴有呼吸频率、深度与节律的异常，表现为气促或气喘，严重时，患者只能端坐呼吸甚至伴有濒死感。心源性呼吸困难是心功能不全的主要表现之一。各种心脏病发展至心功能不全时均可出现呼吸困难，最常见于左心衰竭，亦见于右心衰竭、心包积液、心脏压塞。

心源性呼吸困难包括：①劳力性呼吸困难，其特点是在体力活动时发生或加重，休息后缓解或消失，是左心衰竭最早出现的一种症状。系运动时回心血量增加，左房压力增高，加重了肺淤血。②夜间阵发性呼吸困难，常发生于夜间，患者入睡后因气急、胸闷而突然憋醒，感到呼吸困难而被迫坐起。轻者数分钟至数十分钟后症状缓解，严重者可伴有咳嗽、咳白色泡沫痰、气喘、发绀、肺部哮鸣音，称心源性哮喘。③端坐呼吸，常为严重心力衰竭的表现之一。患者休息平卧时感到呼吸困难，常被迫采取高枕卧位、半卧位或坐位以减轻呼吸困难。系肺淤血达到一定程度时，患者平卧时回心血量增多且横膈上抬，使呼吸更为困难。

【护理评估】

（一）病史

询问呼吸困难发生的急缓、时间、特点及严重程度，评估呼吸困难的类型，有无咳嗽、咳痰等伴随症状，咳嗽的时间及特点，痰液的性状和量。了解引起呼吸困难的体力活动类型，是否影响睡眠。既往有无类似发作，有无其他疾病。

（二）身心状况

包括生命体征及意识状况，尤其是呼吸的频率、节律及深度；皮肤黏膜有无水肿、发绀；颈静脉充盈程度；体位、营养状况等。检查两侧肺部是否可闻及湿啰音或哮鸣音，啰音的分布是否可随体位而改变。注意有无三凹征及哮鸣音。心脏检查注意心率、心律、心音的改变，有无奔马律。患者是否有精神紧张、焦虑不安甚至悲观绝望。

（三）辅助检查

无创血氧饱和度监测可动态评估患者缺氧程度；血气分析能更准确评估缺氧程度及酸碱平衡状况；胸部 X 线检查有利于判断肺淤血或肺水肿的严重程度，有无胸腔积液或心包积液。

【护理诊断】

1.气体交换受损

与各种原因引起肺淤血及肺水肿有关。

2.活动无耐力

与呼吸困难所致能量消耗增加和机体缺氧状态有关。

3.焦虑/恐惧

与呼吸困难影响日常生活及睡眠或呼吸困难引起的濒死感有关。

【护理目标】

(1)患者呼吸困难明显减轻或消失。

(2)患者活动耐力逐渐增加，活动时无明显不适。

(3)患者恐惧心理消失，情绪稳定，能积极配合治疗及护理。

【护理措施】

1.休息和体位

根据患者呼吸困难的类型和程度采取适当的体位休息，以减轻心脏负荷，利于心功能恢复。劳力性呼吸困难者，应卧床休息，减少活动量，以不引起症状为度。对夜间阵发性呼吸困难者，应加强夜间巡视，及时协助患者坐起，可给患者 2～3 个枕头、抬高床头。对端坐呼吸者，应协助端坐位，使用床上小桌，让患者伏桌休息，用软垫支托臂、肩、骶、膝部，以防受压或滑坡，必要时双腿下垂。注意患者体位的舒适与安全，必要时加用床栏防止坠床。

2.环境

保持环境安静，定时通风换气，保持室内空气新鲜，但应防止患者着凉。

3.保持呼吸道通畅

着宽松衣服，盖轻软被，以减轻憋闷感；协助患者保持舒适体位，给予氧气吸入，根据病情调节氧流量，急性肺水肿时湿化瓶内加入适量乙醇。

4. 用药护理

遵医嘱给予强心、利尿、扩血管、解痉平喘等药物，观察疗效及不良反应。控制输液量和速度，防止加重心脏负荷，诱发急性肺水肿。24h 输液量应控制在 1500ml 以内为宜，并将输液速度控制在每分钟 20～30 滴。

5. 病情监测

密切观察病情变化，评估呼吸困难、缺氧的程度及其改善情况，听诊肺部湿啰音是否减少，检测血氧饱和度、血气分析结果是否正常等。若病情加重或血氧饱和度降低到 94%以下，应及时报告医生。

6. 制订活动目标和计划

了解患者过去和现在的活动型态，确定既往活动的类型、强度、持续时间和耐受力，判断患者恢复以往活动型态的潜力。根据患者身体状况，与患者及亲属一起制订活动目标和计划，循序渐进增加活动量。患者可遵循卧床休息→床边活动→病室内活动→病室外活动→上下楼梯的活动步骤。根据患者身体状况和活动时的反应，确定活动的持续时间和频度。同时注意监测患者在活动过程中的反应。若患者活动中出现明显心前区不适、呼吸困难、头晕、眼花、面色苍白、极度疲乏时，应停止活动，就地休息。若休息后症状仍不缓解应报告医生，协助处理。

7. 协助和指导患者生活护理

患者卧床期间应加强基础护理及生活护理，协助患者进行床上主动或被动的肢体活动，定时翻身、按摩、拍背，防止下肢静脉血栓形成、压疮及肺部感染等并发症。在活动耐力可及的范围内，鼓励患者尽可能生活自理。教育患者亲属对患者生活自理给予理解和支持，避免患者养成过分依赖的习惯。

8. 心理护理

对因疾病所产生的焦虑、恐惧心理，应协同亲属做好患者安抚工作，以消除其紧张心理，稳定患者情绪，从而减轻呼吸困难。

9. 适时做好健康宣教

使患者了解自己的病情及应对措施，积极配合治疗及护理。

【护理评价】

(1)患者呼吸困难是否得到缓解。

(2)患者恐惧心理是否消失，焦虑情绪是否减轻，能否以积极的心态配合治疗及护理。

(3)患者活动耐力是否提高，能否根据自身的耐受能力制订活动计划。

(4)患者是否了解病情，能否正确对待疾病，是否知道呼吸困难发生时的应对措施。

二、心源性水肿

心源性水肿(cardiac edema)是指心力衰竭引起体循环静脉淤血，导致机体组织间隙过多的液体积聚。最常见的病因为各种心脏病导致的右心衰或全心衰，如肺心病、扩张型心肌病等，也可见于心包炎。

心源性水肿的特点：水肿首先出现于身体最低垂部位，常为对称性，用指端加压水肿部位，局部可出现凹陷，称为压陷性水肿。非卧床患者，水肿从身体下垂部位开始，以足踝部、胫前明显，逐渐延至全身；卧床患者的水肿以背骶部、会阴部明显。水肿部位皮肤紧绷、弹性降低。因水肿液积聚使组织间隙扩大、毛细血管受压，导致水肿区组织营养不良、抵抗力下降、感觉迟钝，皮肤易发生溃破、压疮及感染。水肿发展缓慢，晚期可发生全身性水肿合并胸腔积液、腹腔及心包积液。此外，可伴有尿量减少，近期体重增加等。

【护理评估】

1.病史

了解水肿出现的时间、部位、发展速度、程度及水肿与体位、饮食、活动的关系；了解患者的饮食情况、饮水量、摄盐量、尿量等，评估导致水肿的原因。

2.身心状况

检查水肿的程度、范围，压之是否凹陷，水肿部位皮肤是否完整。观察生命体征、体重、颈静脉充盈程度，还应注意有无腹水征。评估患者是否因水肿影响日常生活及引起躯体不适而产生焦虑、烦躁等不良心理。

3.辅助检查

血液生化检验了解有无低蛋白血症及电解质紊乱。

【护理诊断】

1.体液过多

与钠、水潴留、低蛋白血症有关。

2.有皮肤完整性受损的危险

与水肿部位循环不良及强迫体位致躯体活动受限有关。

【护理目标】

(1)患者水肿逐渐减轻或消失。

(2)患者皮肤完整、无压疮发生。

【护理措施】

1.休息和体位

轻度水肿者应限制活动；水肿严重者应卧床休息。伴胸腔积液或腹水的患者宜采取半卧位；以下肢水肿为主者，间歇抬高下肢，以利于静脉回流，减轻肢体肿胀不适。

2.饮食护理

给予低钠、高蛋白、易消化饮食，少量多餐。控制每天食盐摄入量在5g以下，低蛋白血症者可静脉补充清蛋白。对患者及其亲属做好饮食宣教，告之低盐饮食的重要性及不宜食用的高钠食物品种，如腌制食品、熏制品、香肠、罐头食品、冰激凌、乳酪、爆米花、薯条、坚果、海产品、脑、肾脏、发酵面食、苏打饼干、干果、菠菜、胡萝卜、味精、番茄酱、啤酒、碳酸饮料等。

3.病情监测

定期测量体重，时间安排在患者晨起排尿后、早餐前最适宜。遵医嘱记录24小时出入水量，若患者尿量<30mL/h，应报告医生。有腹水者应每天测量腹围。根据心衰和水肿的严重程度限制液体摄入量。控制每天液体入量在1500ml以内。心衰进行性加重的患者，24小时饮水量不应超过800ml；严重水肿且利尿药疗效不佳时，每日进液量控制在前一日尿量加500ml左右。必须输液时应根据血压、心率、呼吸调整滴速，一般不超过20～30滴/min，严格控制静脉输液量。

4.用药护理

遵医嘱及时准确给予强心、利尿药等，观察用药后疗效及不良反应，尤其注意观察尿量，及时补充电解质，防止出现电解质紊乱。

5.皮肤护理

严密观察水肿部位和范围，观察肛周及受压处皮肤有无发红、起水泡或破溃现象。指导和协助患者进行皮肤护理，保持皮肤清洁，指导患者着柔软、宽松的衣服；保持床单干燥、平整无皱，协助患者经常更换体位，防止翻身或使用便器时擦破皮肤；使用气圈或气垫床预防压疮发生；指导患者避免过冷或过热的刺激，使用热水袋保暖时水温不宜过高，防止烫伤；肌内注射时应严密消毒后作深部肌内注射，拔针后用无菌棉球按压以免药液外渗，如有外渗，局部用纱布包裹，防止继发感染；保持会阴部清洁干燥，男患者会阴部水肿严重者可用托带支托阴囊部。

【护理评价】

(1)水肿是否减轻或消失。

(2)患者是否知道饮食与水肿的关系，能否自觉配合治疗及护理。

(3)皮肤有无破损及压疮。

三、心悸

心悸(palpitation)是指患者自我感觉到心脏跳动或心慌，伴心前区不适感。若发生在心率缓慢时，常被描述为心跳强而有力；若发生在快速心率，则被描述为心搏剧烈。心悸常见的原因有心律失常，如心动过速、心动过缓、期前收缩、心房扑动或颤动等；各种器质性心血管病，如二尖瓣、主动脉瓣关闭不全等；全身性疾病，如甲亢、贫血、发热、低血糖反应等。健康人在剧烈运动、精神紧张或情绪激动、过量吸烟、饮酒、饮浓茶或咖啡等刺激性食物时亦有可能发生，应用肾上腺素类、托溴铵、氨茶碱等药物时可引起心率加快、心肌收缩力增强而致心悸。心悸的严重程度不一定与病情成正比。

【护理评估】

1.病史

对有心悸发作的患者，应评估以下情况：①发作时间，是初发还是复发。②发作性质，是阵发性还是持续性，持续时间的长短。发作时心率快慢，节律是否整齐。③是否有呼吸困难、心绞痛、意识障碍、血压波动等伴随症状及体征。④是否与体力活动、情绪激动及烟酒等刺激性食物有关。⑤了解患者既往健康状况及生活习惯，是否应用肾上腺素、托溴铵等药物。

2. 身心状况

主要评估患者的生命体征及意识状况，尤其是心律、心率、脉搏情况，了解患者有无焦虑心理。

3. 辅助检查

常规心电图检查或24小时动态心电图监测可帮助确定产生心悸的心律失常类型。

【护理诊断】

1. 活动无耐力

与机体代谢能量减少有关。

2. 焦虑

与心悸反复发作影响患者生活及工作有关。

【护理目标】

患者自诉无明显心前区不适。

【护理措施】

1. 休息与活动

有心悸感应适当休息，缓解症状；症状明显时，嘱患者卧床休息，可取半卧位，避免左侧卧位而压迫心尖搏动；环境安静、避免过度寒冷等不良刺激。

2. 饮食和生活护理

指导患者少量多餐，避免过饱及饮浓茶、酒、咖啡，戒烟。协助患者生活起居，保证充足的休息与睡眠。

3. 心理护理

做好健康宣教，向患者解释心悸的原因并让患者明白心悸一般并无危险，以减轻患者的焦虑情绪。告知患者紧张、焦虑可加重心悸，应避免情绪激动和焦虑紧张等。

4. 病情监测

密切观察心率与心律，必要时做心电图检查及心电、血压监护，做好起搏、电复律、消融术等治疗前准备，发现严重心律失常、晕厥或抽搐时，立即通知医生，配合抢救。

5. 对症处理

发热引起的心率增快，应积极给予物理降温措施；室上性心动过速引起的心悸，可用刺激迷走神经的方法终止发作。

四、胸痛

胸痛是心脏疾病常见而重要的症状之一，指各种化学因素或物理因素刺激肋间神经的感觉纤维、支配心脏及主动脉胸段的感觉纤维，表现为心前区或胸骨后疼痛。常见于心绞痛、急性心肌梗死、急性心包炎、肥厚型心肌病、心脏瓣膜疾病、急性心肌炎、主动脉夹层分离和主动脉瘤破裂等。

一般来说，心血管疾病所致的胸痛有如下特点：①多有高血压、心脏病史；②疼痛部位多位于胸骨后或心前区；③常因体力活动而诱发或加剧，休息后可好转或终止；④血压常有改变(降低或增高);⑤心脏听诊可发现心音、心率和心律异常改变,部分患者可闻及心脏杂音;⑥心电图多有异常。应注意分辨集中常见疾病所引起的胸痛:典型心绞痛一般在心前区及胸骨后或剑突下,常放射至左肩,呈压榨性,常于劳累、体力活动、情绪激动、饱餐后发生,休息或含服硝酸甘油后可缓解;急性心肌梗死患者的胸痛多为更加剧烈的胸痛并有濒死感,伴出冷汗、面色苍白等,休息或含服硝酸甘油均不能缓解;主动脉夹层动脉瘤患者疼痛常位于胸背部,可出现胸骨后或心前区撕裂性剧痛或烧灼痛;急性心包炎引起的疼痛可因呼吸或咳嗽而加剧,停止胸廓运动则疼痛减轻或消失。

【护理评估】

1.病史

应详细询问患者疼痛的部位、性质、程度、发作时间及持续时间,是否放射至其他部位,是首次发作还是反复发作,发作前有无过度劳累或情绪激动等诱发因素,有无伴随症状,了解患者以往健康状况,是否有高血压、冠心病、风湿性心脏病等疾病史。

2.身心状况

注意生命体征、意识及精神状况,评估有无血压升高或下降、面色苍白、大汗淋漓等伴随症状及体征,了解疼痛程度是否随呼吸或咳嗽而改变,评估有无心脏杂音及心包摩擦音。评估患者是否因剧烈疼痛而感到恐惧。

3.辅助检查

常规心电图或动态心电图,心脏三位片、心脏超声检查、血液生化检查。

【护理诊断】

1.疼痛(胸痛)

与疾病本身有关。

2.恐惧

与剧烈疼痛引起的濒死感有关。

【护理目标】

(1)患者胸痛缓解。

(2)患者恐惧焦虑情绪缓解。

【护理措施】

1.休息和体位

胸痛发作时,嘱患者立即停止活动,卧床休息,协助患者取舒适体位。

2.氧疗

给予鼻导管吸氧,氧流量2～5L/min,以增加心肌氧的供应,减少心肌缺血,缓解疼痛。

3.用药护理

遵医嘱应用硝酸酯类、吗啡、溶栓剂、复方丹参、β－受体阻滞药、钙拮抗药等缓解疼痛,监测药物疗效及反应,若疼痛不缓解及时通知医生。

4.病情监测

密切观察胸痛情况，注意其部位、性质及伴随症状；密切观察血压、呼吸等生命体征，尤其是胸痛时心率与心电图的变化。

5. 心理护理

解释心前区疼痛的原因和诱因，陪伴患者，减轻患者的紧张、焦虑、恐惧感，指导患者避免诱因以缓解疼痛，减少发作。

【护理评价】

(1)患者胸痛是否缓解。

(2)患者恐惧焦虑情绪是否缓解。

五、晕厥

晕厥(syncope)是一种突然发生的短暂意识丧失，发作时不能保持姿势张力以致站立不稳而昏倒，历时数秒到数分钟，常由于心排血量减少、心脏停搏、突然剧烈的血压下降或脑血管普遍暂时性闭塞等引起一过性脑组织缺血缺氧所致。晕厥的常见原因有心源性、血管神经性、反射性等。心源性晕厥常见于心律失常(心室颤动、阵发性室性和室上性心动过速、严重窦性心动过缓、完全的房室传导阻滞、阵发性心房颤动或扑动、病态窦房结综合征等)、急性心肌梗死、主动脉狭窄、先天性心脏病、原发性肺动脉高压、心房黏液瘤等。

心源性晕厥在临床上常有以下特点：①晕厥可在任何体位发作，但平卧位发作者常提示心源性；②用力常为发作诱因；③前驱症状不明显或可有短暂的心悸；④主要伴随症状是面色苍白、发绀和呼吸困难；⑤常有心脏病史或心脏病体征；⑥心电图、X 线和超声心动图检查多有异常。心脏供血暂停 3s 以上可发生近乎晕厥；5s 以上可发生晕厥；超过 10s 则可出现抽搐，称阿－斯综合征(Adams－Stokes syndrome)。大部分晕厥患者预后良好，反复发作的晕厥系病情严重的征兆。

【护理评估】

1. 病史

详细了解晕厥发生的诱因，有无先兆及伴随症状，与体位的关系，发病前有无服用药物等。

2. 身心状况

观察心律、心率、血压等生命体征及意识状况，注意发作时有无抽搐、口吐白沫、大小便失禁等情况。评估患者有无焦虑或恐惧心理。

3. 辅助检查

应进行心电图、X 线、超声心动图、脑血流图、脑电图、血糖等有关检查，协助查明发生晕厥的基本病因，并排除脑源性、低血糖、癔症性及排尿性晕厥等。

【护理诊断】

1. 有受伤的危险

与晕厥突然发作有关。

2. 恐惧

与晕厥反复发作有关。

【护理目标】

(1)患者未发生晕厥或未因晕厥而受伤。

(2)患者无恐惧焦虑等紧张情绪。

【护理措施】

(1)患者病室应安排在护士站附近。向患者解释晕厥的原因,指导患者卧床休息或适当活动,告知其避免剧烈的活动和情绪激动。

(2)晕厥发作时立即采取下列体位:主动脉瓣狭窄、直立性低血压、血管抑制型晕厥及颈动脉窦晕厥等采取卧位,头部稍放低;左房黏液瘤引起的晕厥,应取头低脚高位,必要时取坐位并向前倾,以使瘤体离开二尖瓣口;二尖瓣狭窄球蒂形血栓患者取膝胸卧位或俯卧位;法洛四联症引起晕厥取俯卧或膝胸卧位。伴有抽搐者,将压舌板包纱布置入患者口腔中,防止舌咬伤;安好床护栏,以免患者坠床。应专人守护在患者身边。

(3)严密观察生命体征及意识状况,进行心电监护,并准备好抢救药品和器械。

(4)迅速建立静脉通道,给予吸氧、遵医嘱给予镇静药,减少氧耗,缓解脑部血液供应。

(5)做好患者及其亲属的安抚工作,以消除紧张恐惧心理。

第三节 心功能不全患者的护理

心功能不全(Cardiac insufficiency)是由于各种原因造成心肌的收缩功能下降,使心脏前向性排血减少,造成血液淤滞在体循环或肺循环产生的症状。随着对心功能不全基础和临床研究的深入,心功能不全已不再被认为是单纯的血流动力学障碍,更重要的是由于多种神经体液因子的参与,促使心功能不全持续发展的临床综合征。新概念认为心功能不全可分为无症状和有症状两个阶段,前者有心室功能障碍的客观证据(如左室射血分数降低),但无典型充血性心力衰竭症状,心功能尚属纽约心脏病学会(NYHA)分级的Ⅰ级,属有症状心力衰竭的前期,如不进行有效治疗,迟早会发展成有症状心功能不全。

一、慢性心功能不全

慢性心功能不全是指持续存在的心力衰竭状态,可以稳定、恶化或失代偿。治疗慢性心功能不全的目标不仅要改善症状、提高生活质量,而且要针对心肌重构的机制,延缓和防止心肌重构的发展,降低患者的住院率和死亡率。

【病因及发病机制】

大多数患者有心脏病病史,针对病因治疗将显著改善预后。冠心病、高血压和老年性退行性心瓣膜病是老年慢性心功能不全的主要病因;风湿性心瓣膜病、扩张型心肌病、急性重症心肌炎等病是年轻者慢性心功能不全的主要原因。收缩性慢性心功能不全常见病因为冠心病,积极重建血运可防止心衰的发展和恶化;舒张性(或射血分数正常)慢性心功能不全常见病因为高血压,控制血压极其重要,否则进展迅速,也可诱发急性心衰。

【临床表现】

（一）运动耐力下降引起的症状

大多数心力衰竭患者是由于运动耐力下降出现呼吸困难或乏力而就医，这些症状可在休息或运动时出现。同一病人可能存在多种疾病，因此，说清运动耐量下降的确切原因是困难的。

（二）体液潴留引起的症状

患者可出现腹部或腿部水肿，并以此为首要或惟一症状而就医，运动耐量损害是逐渐发生的，可能未引起患者注意，除非仔细寻问日常生活能力发生的变化。

（三）无症状或其他心脏病或非心脏病引起的症状

患者可能在检查其他疾病（如急性心肌梗死、心律失常、或肺部或躯体血栓栓塞性疾病）时，发现心脏扩大或心功能不全表现。

【实验室及其他检查】

（一）X 线检查

左心功能不全的病人主要表现为左心室增大、肺门阴影增大、肺纹理增粗等肺淤血性表现；右心功能不全者常有右心室增大、肺动脉段膨出，偶伴有右侧胸腔积液征。

（二）心电图

可出现心室肥厚劳损、扩大的相应表现。

（三）超声心动图

能较好地反映左心室的舒缩功能。可利用 M 型、二维、多普勒超声技术测量计算左心室射血分数（LVEP），舒张早期心室充盈速度最大值/舒张晚期心房充盈速度最大值（E/A）等。左心功能不全时 LVEP 降低、左室舒张末期压增高（正常值＜16kPa）、E/A 降低（正常值 E/A＜1）。

（四）创伤性血流动力学检查

用漂浮导管经皮静脉穿刺送到右房、右室、肺动脉，测定肺毛细血管楔嵌压（PCWP）、心排出量（CO）、心脏指数（CI）、中心静脉压（CVP）。其中 PCWP 的高低与肺淤血呈正相关，可用来反映左心功能情况，肺淤血时 PCWP 增高{正常时＜16kPa（12mmHg）}。当 CI 低于 2.2L/（min·m^2）时，即出现低心排出量综合征，CI 正常值为 26～40 L/（min·m^2）。右心功能不全时，CVP 可明显增高，CVP 正常值为 50～12 kPa（50～120mmH_2O）。

（五）其他

放射性核素心血池显影检查与磁共振显像（MRI）检查。运动耐量与最大耗氧量（VO2max）测定均可对心功能不全的诊断提供参考。

【诊断要点】

慢性心功能不全的诊断是综合病因、病史、体征及客观检查而作出的，其主要依据：

（1）肺淤血、体循环淤血的临床表现。

（2）心脏病的体征。

(3)实验室及其他检查指标。诊断应包括基本心脏病的病因诊断、病理解剖诊断和病理生理诊断及心功能分级。

【治疗要点】

(一)病因治疗

控制高血压、糖尿病等危险因素,使用抗血小板药物和他汀类调脂药物进行冠心病二级预防。

(二)改善症状

根据病情调整利尿剂、硝酸酯和强心剂的用法用量。

(三)正确使用神经内分泌抑制剂

从小剂量增至目标剂量或患者能耐受的最大剂量。

(四)监测药物反应

(1)水钠潴留减退者,可逐渐减少利尿剂剂量或小剂量维持治疗,早期很难完全停药。每日体重变化情况是检测利尿剂效果和调整剂量的可靠指标,可早期发现体液潴留。在利尿剂治疗时,应限制钠盐摄入量(<3g/天)。

(2)使用正性肌力药物的患者,出院后可改为地高辛,反复出现心衰症状者停用地高辛,易导致心衰加重。如出现厌食、恶心、呕吐时,应测地高辛浓度或试探性停药。

(3)ACEI(或 ARB)每 1～2 周增加一次剂量,同时监测血压、血肌酐和血钾水平,若血肌酐显著升高{>265.2μmol/L(3mg/dl)}、高钾血症(>5.5mmol/L)或有症状性低血压(收缩压<90mmHg)时应停用 ACEI(或 ARB)。

(4)病情稳定、无体液潴留且心率≥60 次/min 的患者,可以逐渐增加 β 受体阻滞剂的剂量,若心率<55 次/min 或伴有眩晕等症状时,应减量。

(五)监测频率

患者应每天自测体重、血压、心率并登记。出院后每两周复诊一次,观察症状、体征并复查血液生化,调整药物种类和剂量。病情稳定 3 个月且药物达到最佳剂量后,每月复诊一次。

【护理评估】

(一)健康史

1.评估心功能不全的病因

了解并详细询问病人有无高血压病、冠心病、风湿性心瓣膜病、心肌病等心脏病史。

2.评估诱发或加重心功能不全的因素

询问病人有无呼吸道感染、心律失常、劳累过度等诱因。询问病人有无劳力性呼吸困难、咳嗽、咳痰、咯血等左心功能不全的表现,询问病人睡眠时枕头的高低及体位、是否有睡眠中憋醒等。了解有无食欲不振、恶心、呕吐、腹痛、腹胀、低垂部位水肿等右心功能不全表现。

3.评估病人目前的心功能状况

根据目前心悸气急、水肿等表现及对日常活动的适应能力，对当前的心功能按 NYHA 分级及 AHA 标准委员会 1994 年修订的标准进行判断。

（二）身体评估

1. 一般状态

评估病人的生命体征，重点检查体位姿势、脉搏、有无颈静脉怒张、皮肤黏膜发绀程度及精神和意识状况等。

2. 心脏情况

观测心尖搏动的部位、范围，心界大小，心律是否整齐，第一心音强弱，有无舒张期奔马律及杂音，有无交替脉等。

3. 其他体征

检查肝脏是否肿大，有无水肿及特点，肺部有无啰音、腹腔积液等。

（三）实验室及其他检查

了解胸部 X 线、心电图、超声心动图、血流动力学等检查结果，判断心功能不全的程度及现状。

（四）心理及社会评估

询问病人在近期生活中有无较强应激原和较大的生活事件发生，了解引起心功能不全的因素。长期的疾病折磨和心衰的反复出现，体力活动受到限制，甚至不能从事任何体力活动，生活上需他人照顾，是慢性心功能不全病人面临的最大难题，常使病人陷于焦虑不安、内疚、绝望、甚至对死亡的恐惧之中。病人家属和亲人也可因长期照顾病人而忽视病人的病情。

【常见护理诊断】

（一）心排血量减少

与心功能不全有关。

（二）气体交换受损

与左心功能不全致肺循环淤血有关。

（三）活动无耐力

与心排血量下降有关。

（四）体液过多

与右心功能不全致体循环淤血及钠、水潴留有关。

（五）潜在并发症

洋地黄中毒。

【护理目标】

血压平稳，心率、尿量趋于正常；病人呼吸困难改善或消失，发绀消失，能平卧或半卧位入睡；活动耐力增加，能进行日常活动；水肿减轻或消失；能叙述洋地黄制剂中毒的表现，一旦出现，能及时发现和控制。

【护理措施】

（一）病情观察

注意观察病人心功能不全的症状，如呼吸困难的程度；观察生命体征、发绀、颈静脉怒张、肺部啰音及水肿的情况等。监测血气分析结果和血氧饱和度，观察有无洋地黄中毒的表现。另外还要了解病人及其家属对疾病的认识及态度。

（二）生活护理

1.休息

休息可减少组织耗氧量，降低血压、心率，减少静脉回流从而减轻心脏负荷，休息的方式与时间根据心功能的情况而定，Ⅰ级心功能病人可照常活动，但应增加午睡和注意适当的休息；Ⅱ级心功能病人适当限制体力活动，增加午休时间，可不影响轻的工作和日常家务劳动；Ⅲ级心功能病人应严格限制体力劳动及活动，多卧床休息；Ⅳ级心功能病人应绝对卧床休息并抬高床头，生活由他人照顾。对卧床休息病人需加强床旁护理，将病人所需物品如茶杯、餐具、眼镜等放置于其伸手可及之处，以减少体力的消耗。病人病情缓解后应尽早作肢体被动或主动运动，鼓励病人早下床。因长期卧床易导致静脉血栓形成、便秘、直立性低血压等。

2.饮食

给予低热量、低钠、清淡、易消化、不胀气的饮食，病人应少食多餐，不易过饱。低热量可降低基础代谢率，减轻心脏负担，但时间不宜过长。进食清淡易消化食物，以免加重消化道症状和病人难受感。给予不胀气的饮食以免加重呼吸困难。限制钠盐摄入，每日量应低于5g。除钠盐外，其他含钠多的食品如发酵面食、腌腊制品、海产品、罐头、味精、啤酒、碳酸饮料等也应限制。

3.吸氧

遵医嘱给予低流量、低浓度吸氧，氧流量为2～4L/min，注意鼻导管的通畅和是否脱落。

4.保持大便通畅

病人由于肠道淤血、进食减少、长期卧床等因素，加之病人排便方式的改变，常有便秘现象，而用力排便可增加心脏负担并诱发心律失常，因此饮食中需增加粗纤维食物，必要时给予缓泻剂或开塞露，对不习惯床上使用便器的病人在病情许可的情况下，可小心扶起使用床边便椅，并注意随时观察病人的脉搏、心率等以防意外发生。

（三）用药护理

遵医嘱用药，注意观察和预防药物的疗效及不良反应。

1.利尿剂

应注意记录出入量，定期测量体重，监测电解质变化情况，并注意不良反应的观察和预防。利尿剂不应在夜间使用（紧急情况除外），以免影响休息。排钾利尿剂可致低血钾、低血镁，有诱发心律失常的危险，宜间歇用药。

2.洋地黄制剂

观察毒性反应，根据病人情况随时调整用药，嘱病人按时、按量服用，如偶尔一次漏服，不应补服，以免导致中毒。应注意：①心室率<60次/min时不能给药。②不宜与普罗帕酮、维拉帕米等合用，以免增加毒性。③个体差异大，严密观察用药的反应。④给药前询问病人有无恶心呕吐、视觉障碍等洋地黄中毒的表现，听心率、心律，若心率过快或过缓、节律变为不规则或不规则心律突然变为规则，应高度警惕中毒的可能，即应描记心电图并通知医师；若发生洋地黄中毒应立即停药，遵医嘱应用抗心律失常药。

3. ACEI

观察病人有无刺激性咳嗽、低血压、肾功能恶化、高血钾等表现，一旦出现低血压，遵医嘱首先停用其他血管扩张剂及采取相应的护理措施。

4. 血管扩张剂

易引起血压骤降甚至休克，使用时应注意观察心率、血压，以免出现对药物过度敏感而出现低血压，并注意掌握药物浓度及速度。当血压下降超过原有血压的20%或心率增加20次/min时，应及时停药并与医师联系，作相应的处理。当病人起床时动作宜缓慢，以防直立性低血压。使用硝普钠时应注意避光，静脉滴注，现配现用。

（四）对症护理

协助病人经常更换体位；嘱病人穿质地柔软、宽松的衣服；保持床褥柔软、平整、洁净，严重水肿者可使用气垫床；保持皮肤清洁，经常按摩骨隆突处，如骶、踝、足跟等，预防压疮的发生。教会病人使用环境中的辅助设施，如床栏杆、过道及厕所内的扶手，在病人活动量允许的范围内尽可能自理，并为病人自理活动提供方便，嘱病人发生呼吸困难加重时应停止活动。

（五）心理护理

减轻病人精神负担与限制体力活动同等重要，因烦躁、焦虑可使心率增快，周围血管阻力增加，血液黏稠度增高，心脏的负荷增大，心肌氧耗量增加，调整情绪并能防止耐药性和心律失常的发生。对高度烦躁、焦虑、机体不易放松的病人除借助少量的镇静剂外，更需要的是依赖感。医护人员认真和蔼的态度，处处为病人着想，提供舒适、安静、整洁、气温适宜的卧床休息的环境，能给病人和家属心理支持，减轻焦虑。

【健康教育】

（1）帮助病人了解正常的心脏及心功能不全的常见症状，如乏力、水肿、呼吸困难等；了解诱发和加重病情的危险因素，如感染、过度疲劳、激动、输液过多、过快、钠盐摄入过量等；了解治疗的总目标，学会自我护理的方法；指导、动员病人积极治疗原发病，如控制血压、改善心肌供氧状况、心脏外科手术、纠正心律失常等。教导病人应预防各种感染，尤其是呼吸道感染；告知育龄期妇女应避免妊娠。

（2）根据心功能情况适度安排活动与休息：活动量要适宜，以不出现心悸气急为原则；适当的家庭运动锻炼能增加运动能力，改善心理状态及生活质量，但应避免耗氧量大的活动如提举重物、擦地、快速行走或登梯等；要保证夜间充足的睡眠时间，白天保证午睡，避免去过度兴奋及紧张应激场所，多寻求放松身心的生活方式。

(3)进食清淡、易消化、含高纤维素的食物，不宜过饱，多食蔬菜、水果，防便秘，戒烟酒。

(4)出院时对病人强调严格遵医嘱用药，不随意加药、撤药、换药、停药的重要性。定期门诊随访，以防病情进展。如出现中毒反应，应随时就诊。用血管扩张剂时，体位改变不能过快，以防止发生直立性低血压而摔倒或摔伤。

(5)慢性心功能不全者预后欠佳，劝告病人要注意治疗，控制原发病，防止心功能不全反复发作。对于需长期服药的病人，应在出院前将所服药物的时间、剂量、注意事项列出，以便病人正确服药。

(6)教会病人自我监护，及时发现病情变化。注意足踝部浮肿是心源性水肿最早出现的部位；若体重增加，即使尚未出现水肿也应警惕心功能不全的先兆；如气急加重、夜尿增多、有厌食、上腹部饱胀常提示心力衰竭复发；夜间平卧出现咳嗽、气急加重，常为左心功能不全的表现；在服用洋地黄时应学会自测脉搏，心室率<60次/min时应停药，警惕洋地黄毒性反应，需及时就医。

二、急性心功能不全

急性心功能不全是指急性的心脏病变引起心排血量在短时间内显著、急骤下降，甚至丧失射血功能而导致组织器官供血不足和急性淤血综合征。临床上以急性左心功能不全引起急性肺水肿多见。

【病因及发病机制】

心脏解剖或功能的突发异常，使心排血量急剧降低和肺静脉压突然升高，均可发生急性左心功能不全。常见原因有：

(1)急性弥漫性心肌损害，引起心肌收缩无力，如急性广泛的心肌梗死、急性心肌炎等。

(2)急性的机械阻塞引起心脏压力负荷加重，排血受阻，如严重的二尖瓣狭窄。

(3)严重心律失常，尤其是快速型心律失常，由于左心室舒张期过短，左心室充盈障碍导致肺循环压升高，出现急性肺水肿。

(4)急性的心脏容量负荷加重，如感染性心内膜炎或心肌梗死引起的瓣膜损害，乳头肌断裂或功能不全。

(5)高血压危象使左心室排血功能急剧下降。

(6)输液过多、过快，使心脏前负荷突然明显增加。

【临床表现】

急性左心功能不全的典型表现为急性肺水肿，常为突然发病，病人极度呼吸困难，呼吸频率可达30～40次/min，常取端坐位，伴有窒息感，同时出现烦躁不安，面色青灰、口唇发绀，大汗淋漓、皮肤湿冷，频频咳嗽，咯出泡沫样痰，严重时常咯出大量粉红色泡沫痰，痰量多时可从口腔和鼻腔涌出。发作时心率增快>100次/min，心尖区可闻及舒张期奔马律，双肺满布湿性啰音及哮鸣音，血压早期正常或升高，随后下降，严重者可出现心源性休克，甚至死亡。

【诊断要点】

根据病人典型的症状、体征，如突发的极度呼吸困难、烦躁、咯粉红色泡沫痰及两肺满布湿性啰音等可作出诊断。

【治疗要点】

一旦确诊，应采用规范的治疗流程。

(1)初始治疗为经面罩或鼻导管吸氧，吗啡、利尿剂、强心剂等药经静脉给予。

(2)病情仍不缓解者，可根据收缩压和肺淤血状况选择应用血管活性药物，如正性肌力药、血管扩张药和血管收缩药。

(3)病情严重、血压持续降低(＜90mmHg)、心源性休克者，应监测血流动力学，采用包括主动脉内球囊反搏(IABP)、机械通气支持、血液净化、心室机械辅助装置以及外科手术在内的各种非药物治疗方法。

(4)动态测定 BNP/NT－proBNP，可指导急性心衰的治疗，治疗后仍高居不下者，提示预后差，应进一步加强治疗；治疗后其数值降低且降幅＞30％，提示治疗有效，预后好。

(5)控制和消除各种诱因，及时矫正基础心血管疾病。

【常见护理诊断】

(一)气体交换受损

与急性肺水肿有关。

(二)恐惧

与突然病情加重、产生窒息感和担心预后有关。

(三)清理呼吸道无效

与呼吸道出现大量泡沫痰有关。

(四)潜在并发症

心源性休克、猝死。

【护理目标】

病人呼吸困难及缺氧的表现改善；情绪逐渐放松，恐惧减轻；呼吸道保持通畅；不发生并发症，一旦出现能及时发现并配合处理。

【护理措施】

(1)严密观察病情，观察病人的生命体征、呼吸困难的程度，咳嗽咳痰、咯血的特点。注意监测尿量、血气分析结果、心电图等变化。

(2)立即帮助病人取端坐位，双腿下垂，减少回心血量，减轻肺水肿，增加通气量，改善通气功能。

(3)遵医嘱给予高流量(6～8L/min)氧气吸入，并用 20％～30％乙醇湿化祛泡，使肺泡内泡沫的表面张力降低而破裂，改善肺泡通气。吸氧时间不宜过长，间歇应用。

(4)镇静止痛，吗啡能镇静止痛、降低心脏前负荷，应按医嘱尽早给予吗啡，减轻病人的痛苦和恐惧心理。

(5)迅速建立静脉通道，观察药物的浓度、滴速。并严密注意药物的不良反应，如吗啡抑制呼吸、心动过缓，硝普钠要现配现用、避光滴注、防止低血压。洋地黄制剂静脉用时要注意稀释，速度缓慢、均匀，并注意监测心率变化。

(6)医护人员必须沉着冷静、态度热情、操作认真熟练、工作忙而不乱，创造一种安全、信任的环境，使病人产生信心，缓解紧张情绪。并避免在病人面前讨论、争论病情，以免引起病人紧张或误会。

【健康教育】

(1)向病人及其家属介绍疾病的诱因，鼓励病人积极治疗原发病，因为在原发病继续存在的基础上，急性心功能不全可反复发生。若能去除原发病，心功能可以逐渐恢复，甚至正常。

(2)嘱咐病人以后在进入医疗部门时，要主动告诉自己的心脏病史，以便控制液体输入量和速度。

第四节　心脏瓣膜病患者的护理

心脏瓣膜病(valvular heart disease)是我国一种常见的心脏病，其中以风湿热导致的瓣膜损害最为常见。随着人口老龄化加重，老年性瓣膜病以及冠心病、心肌梗死后引起的瓣膜病变也越来越常见。人体的心脏分为左心房、左心室和右心房、右心室四个心腔，两个心房分别和两个心室相连，两个心室和两个大动脉相连。心脏瓣膜就位于在心房和心室之间、心室和大动脉之间，起到单向阀门的作用，保证血流单方向运动，在保证心脏的正常功能中起重要作用。人体的四个瓣膜分别称为二尖瓣、三尖瓣、主动脉瓣和肺动脉瓣。心脏瓣膜病就是指二尖瓣、三尖瓣、主动脉瓣和肺动脉瓣的瓣膜因风湿热、黏液变性、退行性改变、先天性畸形、缺血性坏死、感染或创伤等出现了病变，影响血流的正常流动，从而造成心脏功能异常，最终导致心力衰竭的单瓣膜或多瓣膜病变。

【病因与发病机制】

心脏瓣膜病的主要原因包括风湿热、黏液变性、退行性改变、先天性畸形、缺血性坏死、感染和创伤等。可以引起单个瓣膜病变，也可以引起多个瓣膜病变。瓣膜病变的类型通常是狭窄或者关闭不全。一旦出现狭窄和或关闭不全，便会妨碍正常的血液流动，增加心脏负担，从而引起心脏功能损害，导致心力衰竭。

【临床表现】

心脏瓣膜病多呈现慢性发展的过程，在瓣膜病变早期可无临床症状，当出现心律失常、心力衰竭或发生血栓栓塞事件时出现相应的临床症状。患者常表现为活动后心慌、气短、疲乏和倦怠，活动耐力明显减低，稍作运动便出现呼吸困难(即劳力性呼吸困难)，严重者出现夜间阵发性呼吸困难甚至无法平卧休息。心脏瓣膜病也可因急性缺血坏死、急性感染性心内膜炎等而急性发生，表现出急性心衰的症状如急性肺水肿。部分患者特别是二尖瓣狭窄患者可出现咯血，轻者痰中伴有血丝，重者一次性咯出大量鲜血，在急性左心衰时可咳出大量粉红色泡沫痰。此外，长时间的肺部淤血可导致患者频繁发生支气管炎，特别在冬季。某些患者特别是主动脉瓣狭窄患者，会在活动后出现头晕、黑蒙甚至晕厥。也可出现心前区不适或心绞痛症状。心脏瓣膜病患者在查体时可以发现心脏扩大，瓣膜狭窄或关闭不全的特征性的心脏杂音，如二尖瓣狭窄的心尖部舒张期隆隆样杂音、二尖瓣关闭不全时的心尖部收缩期吹风样杂音、主动脉瓣关闭不全时在胸骨左缘 3～4 肋间的舒张期哈气样杂音、主动脉瓣狭窄时在胸骨右缘第 2 肋间的收缩期吹风样杂音等，心律失常的表现，在急性心衰时可出现肺部湿性啰音或哮鸣音。

【辅助检查】

1. X 线胸片

显示心脏扩大，肺部淤血，胸腔积液等表现。

2. 心电图

可以有心房颤动等各种心律失常的表现，心房和心室肥大的表现。

3. 彩色血流和多普勒频谱超声心动图

是诊断和评价心脏瓣膜病的重要方法，可以定性心脏瓣膜病变的性质，如风湿性二尖瓣狭窄、老年退行性主动脉瓣狭窄、先天性主动脉瓣二瓣化畸形等，可以定量测定瓣膜狭窄或关闭不全的程度，各房室的大小，心室壁的厚度，左心室的收缩功能，肺动脉压力等。对指导手术、介入和药物治疗有重要价值。

【诊断要点】

体检发现心脏杂音和超声心动图所见心脏瓣膜病变的特点是诊断心脏瓣膜病的主要依据，即使在临床症状出现之其也可据此作出诊断。气短、乏力等症状是对患者进行心功能分级的主要依据。心电图可提供心律失常的诊断依据。X 线胸片可以帮助判断肺部淤血、胸腔积液和肺部病变的情况。

【治疗要点】

心脏瓣膜病的治疗包括药物等内科治疗、外科手术治疗和介入治疗。

(一)内科治疗

对于出现水钠潴留等心力衰竭表现者应用利尿剂，对于出现快速房颤者应用地高辛、β受体阻滞剂、非二氢吡啶类钙拮抗剂等控制心室率，对于有血栓危险和并发症者应用华发林等抗凝治疗。同时强调避免劳累和情绪激动、适当限制钠水摄入、预防感染等诱发心力衰竭的因素。

(二)外科手术

人工心脏瓣膜置换或瓣膜成形等手术治疗是心脏瓣膜病的根治方法，对于已经出现心力衰竭症状的心脏瓣膜病患者，应积极评价手术的适应证和禁忌证，争取手术治疗的机会。

(三)介入治疗

主要是对狭窄瓣膜的球囊扩张术，对于重度单纯二尖瓣狭窄、主动脉瓣狭窄和先天性肺动脉瓣狭窄者，若瓣膜钙化不明显，可以选择经皮瓣球囊扩张术，可以达到扩大瓣口面积、减轻瓣膜狭窄、改善血流动力学和临床症状的目的。

【护理诊断】

1.体温过高

与风湿活动或并发感染有关。

2.活动无耐力

与瓣膜功能障碍、氧的供需失调有关。

3.潜在并发症

心力衰竭、栓塞。

4.焦虑

与病情反复发作及担心疾病预后有关。

5.知识缺乏

缺乏有关疾病知识及保健知识。

【护理措施】

(一)活动与休息

评估患者日常活动能力,予以适当的协助,在活动之后安排休息的时间,避免过度疲倦,与患者一同设计每日活动量,保证患者有充足的睡眠。限制探视,有感冒、发热及上呼吸道感染者禁止探视。对关节肿痛者,应让其保持舒适体位,采取热敷、按摩、理疗等方法改善关节局部的血液循环,减轻疼痛。

(二)饮食护理

以少量多餐为原则,限制脂肪摄入,少食腊制品和罐头食品,宜高蛋白、富含维生素、易消化清淡饮食以维持营养,增强机体抵抗力;鼓励患者多喝水,预防发热、出汗引起脱水;心衰患者,宜低钠饮食,限制水分。保持大便通畅,多食蔬菜、水果等纤维素食物。

(三)吸氧

呼吸困难时可给予吸氧。

(四)病情观察

监测生命体征,评估患者有无呼吸困难、乏力、食欲减退、少尿等症状,检查有无肺部湿啰音、肝大、下肢水肿等体征;注意心电图有无异常,尤其是有无心房颤动,避免劳累和情绪激动等诱因,以免发生心力衰竭。

(五)体温过高的护理

监测体温,每4小时1次,监测脉搏、呼吸变化、观察热型及伴随症状,观察有无关节疼痛、皮肤有无环形红斑,皮下有无结节等风湿活动的表现;若体温超过38.5℃者应给予物理降温或遵医嘱给予药物降温;做好皮肤护理,多汗者应及时更衣,防止受凉,预防呼吸道感染;给予清淡、高热量、高蛋白、富含维生素、易消化的食物,多饮水,防止水、电解质紊乱;做好口腔护理,防止口唇干裂和感染;遵医嘱给予抗生素及抗风湿药物。

(六)预防血栓栓塞

由于左房内附壁血栓脱落所致，易发生于心房颤动的患者。了解患者超声心动图情况，注意心腔大小及心腔内有无血栓。左房内有附壁血栓者应卧床休息，避免用力咳嗽、排便及情绪激动，防止血栓脱落造成栓塞。了解患者心电图情况，是否有心房颤动。密切观察患者神志及生命体征，注意有无胸痛、咯血、头痛、腰痛、血尿、肢体活动及感觉障碍等表现。遵医嘱给予抗血小板聚集药物，预防血栓形成。卧床休息期间，应协助患者做肢体的被动运动，防止下肢深静脉血栓形成。

（七）用药护理

遵医嘱给予抗生素及抗风湿药物治疗。苄星青霉素溶解后为白色乳剂，若按一般的肌内注射方法针头易堵塞，操作时应选择9号针头，用8～10ml生理盐水稀释后，更换注射针头，勿排气，快速肌内注射。阿司匹林可导致胃肠道反应、牙龈出血、血尿、柏油样便等不良反应，应饭后服药并观察有无出血。

（八）心理护理

护士应关心患者，评估患者存在的心理问题，采取针对性措施，嘱患者注意休息，保持精神愉快，避免情绪激动，防止活动和激动而引发急性心衰。鼓励患者闲暇时听广播、看轻松、愉快的电视节目，与病友聊一些休闲话题以转移患者注意力。护理人员跟患者多交流、解释，让患者树立信心，战胜疾病。

（九）健康教育

(1)疾病知识指导：告诉患者及亲属本病的病因及病程进展特点，说明该病长期治疗的重要性，鼓励患者树立信心。有手术适应证者建议尽早择期手术。

(2)预防感染：日常生活中注意防寒保暖，防止受凉受湿，应尽可能改善居住环境中潮湿、寒冷等不良条件，保持室内空气流通、温暖、阳光充足，以免诱发风湿活动。积极防治急性扁桃体炎、咽喉炎等溶血性链球菌感染，以防风湿热复发。在接受牙科治疗、各种侵袭性检查或治疗时，应告知医生目前正服用抗凝剂，并说明曾患风湿性心脏病，应预防性使用抗感染治疗，并注意休息，以防细菌性心内膜炎的发生。

(3)避免诱因：避免重体力劳动、剧烈运动或情绪激动。女患者注意不要因为家务劳动过重而加重病情。育龄妇女要根据心功能情况在医生的指导下选择好妊娠与分娩的时机，病情较重不能妊娠与分娩者，做好患者及其配偶的思想工作。

(4)告诉患者需要就医的情况：出现明显乏力、腹胀、消化不良、下肢水肿、胸闷、胸痛、心悸、发热、呼吸困难时，应到医院就诊。

第五节　心律失常患者的护理

心律失常(arrhythmia)是由于窦房结激动异常或激动产生于窦房结以外，激动的传导缓慢、阻滞或经异常通道传导，即心脏活动的起源和(或)传导障碍导致心脏搏动的频率和(或)节律异常。心律失常是心血管疾病中重要的一组疾病。它可单独发病，亦可与其他心血管病伴发。其预后与心律失常的病因、诱因、演变趋势、是否导致严重血流动力障碍有关,可突然发作而致猝死,亦可持续累及心脏而致其衰竭。

【病因与发病机制】

遗传性心律失常多为基因通道突变所致,如长 QT 综合征、短 QT 综合征、Brugada 综合征等。后天获得性心律失常可见于各种器质性心脏病,其中以冠状动脉粥样硬化性心脏病(简称冠心病),心肌病,心肌炎和风湿性心脏病(简称风心病)为多见,尤其在发生心力衰竭或急性心肌梗死时。发生在基本健康者或自主神经功能失调患者中的心律失常也不少见。其他病因尚有电解质或内分泌失调,麻醉,低温,胸腔或心脏手术,药物作用和中枢神经系统疾病等,部分病因不明。

【临床表现】

心律失常的血流动力学改变的临床表现主要取决于心律失常的性质,类型,心功能及对血流动力学影响的程度,如轻度的窦性心动过缓,窦性心律不齐,偶发的房性期前收缩,一度房室传导阻滞等对血流动力学影响甚小,故无明显的临床表现,较严重的心律失常,如病窦综合征,快速心房颤动,阵发性室上性心动过速,持续性室性心动过速等,可引起心悸,胸闷,头晕,低血压,出汗,严重者可出现晕厥,阿一斯综合征,甚至猝死,由于心律失常的类型不同,临床表现各异,主要有以下几种表现:

1.冠状动脉供血不足的表现

各种心律失常均可引起冠状动脉血流量降低,各种心律失常虽然可以引起冠状动脉血流降低,但较少引起心肌缺血,然而,对有冠心病的患者,各种心律失常都可以诱发或加重心肌缺血,主要表现为心绞痛,气短,周围血管衰竭,急性心力衰竭,急性心肌梗死等。

2.脑动脉供血不足的表现

不同的心律失常对脑血流量的影响也不同。脑血管正常者,上述血流动力学的障碍不致造成严重后果,倘若脑血管发生病变时,则足以导致脑供血不足,其表现为头晕,乏力,视物模糊,暂时性全盲,甚至于失语、瘫痪、抽搐、昏迷等一过性或永久性的脑损害表现。

3.肾动脉供血不足的表现

心律失常发生后,肾血流量也发生不同的减少,临床表现有少尿,蛋白尿,氮质血症等。

4.肠系膜动脉供血不足的表现

快速心律失常时,血流量降低,肠系膜动脉痉挛,可产生胃肠道缺血的临床表现,如腹胀,腹痛,腹泻,甚至发生出血,溃疡或麻痹。

5.心功能不全的表现

主要为咳嗽,呼吸困难,倦怠,乏力、水肿等。

【辅助检查】

(一)发作时的体检

应着重于判断心律失常的性质及心律失常对血液动力状态的影响。

1.听诊心音

了解心室搏动的快、慢和规则与否，结合颈静脉搏动所反映的心房活动情况，有助于作出心律失常的初步鉴别诊断。

2.颈动脉窦按摩

对快速性心律失常的影响有助于鉴别诊断心律失常的性质。为避免发生低血压、心脏停搏等意外，应使患者在平卧位有心电图监测下进行，老年人慎用，有脑血管病变者禁用。每次按摩一侧颈动脉窦，一次按摩持续时间不超过5秒，可使心房扑动的室率成倍下降，还可使室上性心动过速立即转为窦性心律。

（二）发作间歇期体检

应着重于有无高血压、冠心病、瓣膜病、心肌病、心肌炎等器质性心脏病的证据。常规心电图、超声心动图、心电图运动负荷试验、放射性核素显影、心血管造影等无创和有创性检查有助于确诊或排除器质性心脏病。体表心电图是诊断心律失常最便捷的方法，心律失常发作时的心电图记录是确诊心律失常性质的重要依据。正常窦性心律的心电图特点为：P波规律出现，且P波形态表明激动来自窦房结（即P波在Ⅰ、Ⅱ、aVF、V4～V6直立，在aVR倒置）。正常窦性心律的频率一般为60～100次/分。动态心电图也称Holter监测，通过24小时连续记录心电图，可能记录到心律失常的发作、自主神经对心律失常的影响等，可弥补体表心电图只能做短暂记录的不足。

【诊断要点】

心律失常的确诊大多要靠心电图，部分患者可根据病史和体征作出初步诊断。详细追问发作时心率、节律（规则与否、漏搏感等），发作起止与持续时间。发作时有无低血压、昏厥或近乎昏厥、抽搐、心绞痛或心力衰竭等表现，以及既往发作的诱因、频率和治疗经过，有助于判断心律失常的性质。

【治疗要点】

应根据心律失常患者的症状、心律失常的类型及其对血流动力学的影响，来判断是否需要治疗。通常包括发作时心律失常的控制、去除病因病灶、改良基质、预防复发等几个方面。治疗方法上可分为非药物治疗和药物治疗。

（一）非药物治疗方法

包括压迫眼球、按摩颈动脉窦、捏鼻用力呼气和屏气等反射性兴奋迷走神经的方法；电复律、电除颤、心脏起搏器植入和消融术等电学治疗方法；外科手术等。

（1）反射性兴奋迷走神经方法可用于终止多数阵发性室上性心动过速，可在药物治疗前或同时采用。

（2）电复律和电除颤分别用于终止异位快速心律失常发作和心室扑动、心室颤动。

（3）心脏起搏器多用于治疗窦房结功能障碍、房室传导阻滞等缓慢性心律失常。

（4）导管消融术可以根治多种室上性心动过速，如预激综合征、房室折返性心动过速等。

（5）外科手术治疗目前主要是用于治疗房颤合并其他心脏病需要开胸手术者。

（二）常用抗心律失常药物

现临床应用的抗心律失常药物已近50余种，至今还没有统一的分类标准。大多数学者同意根据药物对心脏的不同作用原理将抗心律失常药物分以下四类，以指导临床合理用药，其中Ⅰ类药又分为A、B、C三个亚类。

1. Ⅰ类

即钠通道阻滞药。

(1) ⅠA类：适度阻滞钠通道，属此类的有奎尼丁等药。

(2) ⅠB类：轻度阻滞钠通道，属此类的有利多卡因等药。

(3) ⅠC类：明显阻滞钠通道，属此类的有普罗帕酮等药。

2. Ⅱ类

为β肾上腺素受体阻断药，因阻断β受体而有效，代表性药物为普萘洛尔。

3. Ⅲ类

是选择地延长复极过程的药物，属此类的有胺碘酮。

4. Ⅳ类

即钙通道阻滞剂。它们阻滞钙通道而抑制 Ca^{2+} 内流，代表性药有维拉帕米。

长期服用抗心律失常药均有不同程度的副作用，严重的可引起室性心律失常或心脏传导阻滞而致命。因此，临床应用时应严格掌握适应证，注意不良反应，以便随时应急。

【护理评估】

(一)健康史

了解病人既往有无心脏病史，发病前有无过度疲劳、紧张、过量吸烟、饮酒、饮浓茶等诱因。对病人的情绪、心悸、胸闷、乏力、头晕、心搏停顿感、心律失常的程度、时间、缓解方式及对病人生活的影响进行评估。

(二)身体评估

评估有无心律失常及其类型和严重程度。定时测量病人的生命体征，尤其应仔细检查心率和节律，还应注意有无心脏扩大、心音改变和心脏杂音。

(三)实验室及其他检查

心电图检查是诊断心律失常最重要的无创伤性检查技术，应描记12导联心电图进行分析，必要时进行心电监护及动态心电图、心电图负荷试验、食管内心电图等检查，了解心律失常的发病机制、诊断、治疗及预后。

(四)心理及社会评估

病人由于缺乏心律失常的有关知识及心律失常发作时导致心悸、头晕、心跳停顿感等不适，担心自己的心脏突然停跳，常常引起紧张、焦虑与恐惧。严重心律失常病人生活不能自理，易使病人信心不足，情绪低落。这些心理反应不但加重心脏负荷，更易诱发心律失常，评估时应予足够重视。

【常见护理诊断】

(一)活动无耐力

与严重心律失常导致心排血量减少有关。

(二)恐惧

与心律失常引起的心悸、心跳停顿感有关。

(三)有受伤的危险

与心律失常引起的头晕或晕厥有关。

(四)潜在并发症

心绞痛、阿斯综合征、心搏骤停。

【护理目标】

活动耐力增加;恐惧减轻或消失;病人无摔倒、受伤;无并发症发生,一旦发生能及时发现和配合医师处理。

【护理措施】

(一)病情观察

1.监测生命体征

心律失常多突然发生,变化迅速,严重者可诱发休克、心绞痛、心肌梗死,甚至导致病人猝死。故应密切观察病情变化,定期监测生命体征,尤其是仔细检查心率和节律,对于房颤病人,应同时测量心率和脉搏。严重心律失常可致心源性休克,如病人收缩压<10.67kPa(80mmHg),脉压<2.67kPa(20mmHg)、脉搏细速、面色苍白、四肢发凉、青紫、烦躁、尿少等,应按休克处理,一旦发现病人意识丧失、抽搐、心音及大动脉搏动消失、血压测不到、心室颤动或心脏骤停等表现,应立即进行抢救,如心脏按压、人工呼吸、施行非同步直流电复律等。

2.心电监护

熟悉监护仪的性能,对严重心律失常病人进行心电监护,特别要注意有无引起猝死的危险先兆:①潜在着引起猝死危险的心律失常,如频发的、多源性、成联律的室性期前收缩、R—on—T现象、阵发性室上性心动过速、二度Ⅱ型房室传导阻滞;②随时有猝死危险的心律失常,如室性心动过速、心室颤动、三度房室传导阻滞等。一旦发现应及时报告医师,作出紧急处理。

3.特殊检查的护理 掌握心电图机的使用方法,及时描记心电图并标明日期和时间。

(二)生活护理

1.休息与环境

为病人创造良好的安静休息环境,协助病人做好生活护理,限制探视,减少不良刺激,保证病人充足的休息时间和睡眠,严重心律失常病人应绝对卧床休息,减少心肌耗氧量和交感神经兴奋性;对无器质性心脏病的心律失常病人,应鼓励其正常工作和生活,但应避免过劳。病人外出或上厕所时应有人陪伴扶持,严重者应限制活动,在床上大小便,以防止病人摔倒、受伤。对晕厥病人,应立即扶病人平卧,头部放低,松解衣领裤带,保持呼吸通畅,同时防止受凉,注意空气流通、新鲜。

2.饮食

给予高维生素、高蛋白、低脂、低钠饮食。不宜过饱，应戒烟酒。不饮浓茶、咖啡等兴奋性饮料。保持大、小便通畅。

(三)用药护理

1.遵医嘱使用抗心律失常药物

严格掌握其适应证，并密切观察心律变化、监测电解质。口服药物要定时定量、静脉给药要注意浓度及速度。

2.密切观察药物疗效及不良反应

用药后要观察病人的心率、节律、脉搏、血压及药物不良反应。如在用药后无其他原因出现了新的心律失常或原有心律失常加重，一般认为系抗心律失常药物的致心律失常作用所致。常用抗心律失常药物的不良反应如下。

(1)奎尼丁:对心脏的毒性反应较严重，每次用药前应测血压，听心率和节律。如有血压下降、心率变慢或心律不规则时，应暂停给药。如 QRS 波群增宽 50%，QT 间期延长或室性心动过速，甚至心室颤动而发生奎尼丁晕厥，应做紧急处理。此外还应注意有无头晕、耳鸣、皮疹和血小板减少等，约 30%的病人因不良反应而停药。

(2)普鲁卡因胺:不良反应与奎尼丁相似，但较轻，长期用可有红斑狼疮样改变。

(3)利多卡因:为较安全有效的药物，其不良反应与血浆浓度过高有关，如剂量过大，可引起头晕、眩晕、意识模糊、抽搐和呼吸抑制、窦性心动过缓、房室传导阻滞、低血压等。

(4)苯妥英钠:用药期间应注意白细胞变化。此外静注时勿将药物注射到皮下，以免组织坏死。

(5)美西律:不良反应有头晕、恶心、手颤、视力模糊等。

(6)胺碘酮:对窦房结及房室结均有抑制作用，可致心动过缓，大剂量可致房室传导阻滞。其他不良反应还有恶心呕吐等。因其含碘，长期应用者应观察甲状腺功能。

(7)维拉帕米:可致血压下降、心动过缓、恶心、呕吐、皮疹等。

(8)普萘洛尔:可引起心动过缓、低血压，不宜与维拉帕米、胺碘铜合用。并可诱发支气管哮喘。

3.对症护理

吸氧可改善心排血量、减少造成的机体缺氧，尤其是保护大脑功能;立即建立静脉通道，准备好抗心律失常药物、其他抢救药品及除颤器、临时起搏器等。对发生室颤者，即使当时无医师在场，护士也应立即使用除颤器为病人施行非同步直流电除颤或胸外心脏按压。

4.心理护理

鼓励病人说出自己的心理感受。给予耐心的解释安慰，说明心律失常是可以治愈的，消除病人的焦虑与恐惧心理，稳定的情绪和平静的心态对心律失常的治疗是必不可少的，要加强床边巡视，以增加病人的安全感，使其乐于接受和配合治疗。

【健康教育】

(1)积极防治原发疾病,避免各种诱因如发热、疼痛、寒冷、饮食不当等,向病人及其家属讲解心律失常的基本知识,重点是病因、诱因及预防知识。

(2)适当的休息与活动,注意生活规律、情绪稳定、劳逸结合,戒烟、酒、咖啡、浓茶。

(3)指导病人选择高蛋白、高维生素食物,多食蔬菜、水果、低脂、低盐饮食,少量多餐,避免饱食、刺激性饮料、吸烟、酗酒等因素,保持大便通畅。

(4)有晕厥史的病人应避免从事高危险性工作。

(5)教会病人自测脉搏和听心律的方法,每天至少一次,每次1分钟,向病人及家属阐明按医嘱服药的重要性,让病人认识服药的重要性,不可自行减量或撤换药,如有不良反应应及时就医。

第六节 原发性高血压患者的护理

原发性高血压(primary hypertension)是指病因未明的、以血压升高为主要临床表现的综合征。目前,我国采用世界卫生组织制定的高血压分级标准:成人高血压指收缩压≥140mmHg和(或)舒张压≥90mmHg,根据血压升高水平,又进一步将高血压分为1、2、3级。原发性高血压应与继发性高血压相鉴别,继发性高血压是指某些确定的疾病或病因引起的血压升高,约占所有高血压的5%,如嗜铬细胞瘤、肾血管性高血压、肾素分泌瘤等。

【病因与发病机制】

(一)病因

原发性高血压的病因尚未完全明确,可能与下面因素有关:

(1)遗传因素:半数左右的病人有家族史。

(2)摄盐过多:摄盐越多,血压水平和患病率越高。

(3)精神因素:长期从事紧张劳动者,如司机、会计等发病率较一般性体力劳动者高,长期生活在噪音环境中患高血压也较多。

(4)其他因素:超重或肥胖是血压升高的重要危险因素,口服避孕药也可使妇女血压升高,其发生率及程度与服药时间长短有关。目前认为高血压是在一定的遗传背景下,由于多种后天环境因素作用,使正常血压调节机制失代偿所致。

(二)发病机制

高血压的发病机制,即遗传与环境因素通过什么途径和环节升高血压,至今未完全阐明。从血流动力学角度,血压主要决定于心排血量和体循环周围血管阻力,平均动脉血压=心排血量×总外周血管阻力。目前认为高血压的发病机制包括以下几个方面。

1.交感神经系统活性亢进

反复长期的过度紧张与精神刺激使大脑皮质兴奋与抑制过程失调,导致交感神经系统活性亢进,血浆儿茶酚胺浓度升高,外周血管阻力增高和血压上升。

2.肾素血管紧张素醛固酮系统(RAAS)活性增强 近年研究证实,血管壁、心脏、中枢神经、肾脏及肾上腺尤其是血管壁可分泌 RAAS 各种组成成分，引起上述组织中的小动脉收缩，同时还刺激血管平滑肌细胞和心肌细胞增生，血管壁及心肌肥厚，从而使血管阻力增加，血压上升。

3. 血管内皮功能发生异常

造成正常情况下内皮细胞生成的血管舒张因子和血管收缩因子达成的平衡被破坏，同时血管平滑肌细胞对舒张因子的反应减弱，而对收缩因子的反应增强，引起血压升高。

4. 胰岛素抵抗

胰岛素抵抗是指必须以高于正常的血胰岛素释放水平来维持正常的糖耐量。胰岛素抵抗可造成继发性高胰岛素血症，使肾脏水钠重吸收增强，交感神经系统活性亢进，动脉弹性减退，从而使血压升高。

5. 其他 如各种原因引起肾性水钠潴留，机体为避免心排血量增高，使组织过度灌注，全身阻力小动脉收缩增强，导致血压增高。

【临床表现】

（一）症状

大多数患者起病缓慢，常见症状有头晕、头痛、颈项板紧、疲劳、心悸等，呈轻度持续性，在紧张或劳累后加重，多数症状可自行缓解。也可出现视力模糊、鼻出血等较重症状。

（二）体征

血压随季节、昼夜、情绪等因素有较大波动。冬季血压较高，夏季较低；血压有明显昼夜波动，一般夜间血压较低，清晨起床活动后血压迅速升高，形成清晨血压高峰。体格检查听诊时可有主动脉瓣区第二心音亢进、收缩期杂音或收缩早期喀喇音，少数患者在颈部或腹部可听到血管杂音。

（三）恶性或急进型高血压

发病较急骤，舒张压持续≥130mmHg 并有头痛、视力模糊、眼底出血、渗出或视盘水肿，肾脏损害突出，表现为持续蛋白尿、血尿、管型尿。病情进展迅速，如不给予及时治疗，预后不佳，可死于肾衰竭、脑卒中或心力衰竭。

（四）并发症

血压持久升高，可致心、脑、肾等靶器官受累的表现。

1. 高血压危重症

血压在短时间内剧升达 260/120mmHg 以上，患者出现头痛、烦躁、恶心、呕吐、心悸、气促、视力模糊等症状，及伴有痉挛动脉累的某些器官危象症状，如心绞痛、肺水肿或高血压脑病。发作一般历时短暂，控制血压后可迅速好转，但易复发，常在诱发因素下出现，如强烈的情绪变化、精神创伤、心身过劳、寒冷、突然停服降压药等。

2. 高血压脑病

重症高血压患者血压急剧升高发生脑组织血流灌注过多，引起脑水肿和颅内压增高而产生严重头痛、呕吐、意识障碍、精神错乱，甚至昏迷、全身抽搐等症状。

3. 脑血管病

高血压促进脑动脉粥样硬化的发生，可引起短暂性脑缺血发作及脑动脉血栓形成，长期血压升高可使小动脉形成微动脉瘤，当血压骤然升高时可引起破裂而致脑出血。血压极度升高可引起高血压脑病，表现为严重头痛、恶心、呕吐及不同程度的意识障碍、昏迷或惊厥，血压降低后可逆转。

4. 心力衰竭

左心室长期负荷过重可致左心室肥厚、扩大，导致高血压性心脏病，最终导致充血性心力衰竭。

5. 慢性肾衰竭：长期持久血压升高可致进行性肾硬化，并加速肾动脉粥样硬化的发生，使肾功能减退，可出现多尿、夜尿、蛋白尿等。

6. 主动脉夹层：严重高血压可促使形成主动脉夹层并破裂而致命。

【辅助检查】

（一）体格检查

仔细的体格检查有助于发现继发性高血压线索和靶器官损害情况，体格检查包括：正确测量血压和心率，必要时测定立卧位血压和四肢血压；测量体重指数（BMI）、腰围及臀围；观察有无库欣面容、神经纤维瘤性皮肤斑、甲状腺功能亢进性突眼征或下肢水肿；听诊颈动脉、胸主动脉、腹部动脉和股动脉有无杂音；触诊甲状腺；全面的心肺检查；检查腹部有无肾脏增大（多囊肾）或肿块，检查四肢动脉搏动和神经系统体征。

（二）实验室检查

1. 基本项目

血生化（钾、空腹血糖、血清总胆固醇、甘油三酯、高密度脂蛋白胆固醇、低密度脂蛋白胆固醇和尿酸、肌酐）；全血细胞计数、血红蛋白和血细胞比容；尿液分析（尿蛋白、糖和尿沉渣镜检）；心电图。

2. 推荐项目

24 小时动态血压监测（ABPM）、超声心动图、颈动脉超声、餐后血糖（当空腹血糖≥6.1mmol 时测定）、同型半胱氨酸、尿白蛋白定量（糖尿病患者必查项目）、尿蛋白定量（用于尿常规检查蛋白阳性者）、眼底、胸片、脉搏波传导速度（PWV）以及踝臂血压指数（ABI）等。

3. 选择项目

对怀疑继发性高血压患者，根据需要可以分别选择以下检查项目：血浆肾素活性、血和尿醛固酮、血和尿皮质醇、血游离甲氧基肾上腺素（MN）及甲氧基去甲肾上腺素（NMN）、血和尿儿茶酚胺、动脉造影、肾和肾上腺超声、CT 或 MRI、睡眠呼吸监测等。对有合并症的高血压患者，进行相应的脑功能、心功能和肾功能检查。

【诊断要点】

不同日休息 15 分钟测量 3 次血压均达到高血压的诊断标准，且排除其他疾病导致的继发性高血压，可诊断为原发性高血压。同时也要对靶器官受损程度做出判断。

【治疗要点】

治疗原发性高血压的主要目标是最大程度地降低心血管并发症发生与死亡的总体危险。基本原则包括：高血压是一种以动脉血压持续升高为特征的进行性“心血管综合征”，常伴有其他危险因素、靶器官损害或临床疾患，需要进行综合干预。抗高血压治疗包括非药物和药物两种方法，大多数患者需长期、甚至终身坚持治疗。定期测量血压；规范治疗，改善治疗依从性，尽可能实现降压达标；坚持长期平稳有效地控制血压。降压目标：在患者能耐受的情况下，逐步降压达标。一般高血压患者，应将血压（收缩压/舒张压）降至 140/90mmHg 以下；65 岁及以上的老年人的收缩压应控制在 150mmHg 以下，如能耐受还可进一步降低；伴有肾脏疾病、糖尿病或病情稳定的冠心病的高血压患者治疗更宜个体化，一般可以将血压降至 130/80mmHg 以下，脑卒中后的高血压患者一般血压目标为＜140/90mmHg。处于急性期的冠心病或脑卒中患者，应按照相关指南进行血压管理。

【护理诊断】

（一）疼痛（头痛）

与血压升高导致脑血管张力增高有关。

（二）有受伤的危险

与头晕、视力或意识障碍、直立性低血压有关。

（三）潜在并发症

高血压急症。

（四）知识缺乏

缺乏高血压病的治疗和自我保健知识。

（五）活动无耐力

与组织灌注不足有关。

【护理措施】

（一）一般护理

1.休息与活动

病人血压较高、症状明显时应卧床休息，保证充分的睡眠时间。保持病室安静，减少环境中的声、光刺激，限制探视。护士的操作应集中进行，动作轻柔，防止过多干扰病人。病情稳定时可适当运动，运动有利于减轻体重和改善胰岛素抵抗，提高心血管适应能力，稳定血压水平。较好的运动方式是低或中等强度的等张运动，可根据年龄及身体状况选择慢跑或步行，一般每周 3～5 次，每次 30～60 分钟。

2.合理饮食

（1）给予病人低盐、低脂饮食，膳食中约 80％钠盐来自烹调用盐和各种腌制品，所以应减少烹调用盐，每人每日食盐以不超过 6g 为宜，膳食中脂肪量应控制在总热量的 25％以下。

（2）应多食新鲜蔬菜，多饮牛奶可补充钙盐和钾盐。

（3）限制饮酒：饮酒量每日不可超过相当于 50g 乙醇的量。

(二)病情观察

1.定期测量血压并做好记录

观察病人血压改变,注意了解病人有无头痛、头晕、心悸、失眠、恶心、呕吐等症状。

2.密切观察并发症征象

观察病人神志、呼吸、视力、肢体活动及感觉等的变化,及时发现高血压急症的发生。

(三)用药护理

遵医嘱给予降压药物,测量用药前后的血压以判断药物的疗效,并注意观察药物的不良反应。特别是观察有无低血压的发生。如病人服药后有晕厥、恶心、乏力等表现,应立即平卧,并取头低脚高位以增加脑部血流量,老年病人服药后不要站立太久,因长时间站立会使腿部血管扩张,血液淤积于下肢,脑部血流量减少,导致晕厥,用药期间指导病人改变体位时动作宜缓慢,以防发生低血压。

(四)心理护理

长期紧张、焦虑、抑郁等负性情绪会使血压升高,加重病情,护士应劝慰病人保持心态平和,指导病人学会自我调节,减轻精神压力,避免情绪激动、紧张等不良刺激,教会病人使用放松技术,如音乐治疗、深呼吸等。

(五)高血压急症的护理

积极配合医生抢救病人:①让病人绝对卧床休息,抬高床头,避免一切不良刺激和不必要的活动,协助生活护理,安定病人情绪,必要时使用镇静剂;②保持呼吸道通畅,吸氧;③行心电监护,密切观察病人血压、呼吸、脉搏等;④迅速建立静脉通道,遵医嘱尽早准确给予抢救药物,一般首选硝普钠,使用过程中应避光,现配现用,并根据血压水平调整滴速,使用甘露醇时,输液速度宜快,要求250ml甘露醇30分钟内滴完,以达到快速脱水作用。

【健康教育】

(一)疾病知识指导

向病人及家属讲解高血压的病因、发病机制及并发症,以引起病人高度重视,告知病人正确治疗可预防或逆转高血压所造成的靶器官损害,推迟动脉粥样硬化的发生。

(二)休息和活动指导

劳逸结合,保证充分的睡眠,根据病情选择合适的运动,如快步行走、打太极拳、做健身操等有氧运动。

(三)饮食指导

戒烟、限酒,低盐、低脂、低胆固醇饮食,多食新鲜蔬菜、水果,避免过饱,防止便秘,

(四)心理指导

保持情绪稳定,学会自我心理调节,家属也应给病人以理解、关心和支持。

(五)用药指导

告诉病人及家属降压药的名称、剂量、用法、作用与不良反应,严格遵医嘱服药,不可随意增减药物或突然撤换药物,防止发生低血压,并坚持长期治疗。

(六)自我监测病情

教会病人或家属测量血压,以便病人自我监测病情,并定期门诊随访复查。

第七节　冠状动脉粥样硬化性心脏病患者的护理

冠状动脉粥样硬化性心脏病(Coronary atherosclerotic heart disease),简称冠心病,指由冠状动脉粥样硬化引起的管腔狭窄或阻塞,和(或)冠状动脉功能性改变(痉挛)导致心肌缺血、缺氧或坏死引起的心脏病,亦称缺血性心肌病。

冠心病的危险因素包括可改变的危险因素和不可改变的危险因素。了解并干预危险因素有助于冠心病的防治。可改变的危险因素有:高血压,血脂异常(总胆固醇过高或低密度脂蛋白胆固醇过高、甘油三酯过高、高密度脂蛋白胆固醇过低)、超重/肥胖、高血糖/糖尿病,不良生活方式包括吸烟、不合理膳食(高脂肪、高胆固醇、高热量等)、缺少体力活动、过量饮酒,以及社会心理因素。不可改变的危险因素有:性别、年龄、家族史。此外,与感染有关,如巨细胞病毒、肺炎衣原体、幽门螺杆菌等。冠心病的发作常常与季节变化、情绪激动、体力活动增加、饱食、大量吸烟和饮酒等有关。

一、心绞痛

心绞痛是由于冠状动脉供血不足,导致心肌急剧的、暂时的缺血与缺氧所产生的临床综合征。

【临床特征】

阵发性的前胸压榨性疼痛感,主要位于胸骨后,可放射于心前区和左上肢尺侧,常发生于劳力负荷增加时,持续数分钟,休息或含服硝酸甘油后消失。

【病因与发病机制】

最基本的病因是冠状动脉粥样硬化,冠状动脉的供血与心肌的需血失衡导致心绞痛。

【护理评估】

(一)健康史

询问病人有无高血压、高脂血症、吸烟、糖尿病及肥胖等危险因素。有无劳累、情绪激动、饱食、寒冷、吸烟、心动过速以及休克等诱发因素。了解病人的年龄、饮食习惯、生活方式、工作性质及性格等。

(二)身心状况

(1)部位:主要在胸骨体上段或中段之后,范围约手掌大小,界限不清常放射至左肩、左臂内侧达无名指和小指,或至颈、咽和下颌部。

(2)性质:胸痛常为压迫、发闷或紧缩性,也可有烧灼感,但不尖锐,不像针刺或刀割样痛,偶伴濒死的恐惧感,发作时病人常不自觉地停止原来的活动,直至症状缓解。

(3)诱因:常由体力劳动、情绪激动、饱食、寒冷、吸烟及心动过速等诱发。疼痛多发生于劳力或激动的当时,而不是在劳累之后。

(4)缓解方式:休息或舌下含服硝酸甘油后几分钟内缓解。

(5)体征:发作时常有心率加快、血压升高、面色苍白、冷汗,部分病人有暂时性心尖部收缩期杂音、舒张期奔马律及交替脉。

(三)心理—社会状况

紧张、焦虑、恐惧或抑郁。

(四)辅助检查

心电图(静息心电图,发作时心电图,24 小时动态心电图监测);放射性核素检查;冠状动脉造影有确诊价值。

【治疗要点】

发作时治疗立即休息;应用作用较快的硝酸酯制剂,硝酸甘油或硝酸异山梨酯。

缓解期治疗:①控制危险因素,避免诱因。②使用预防心绞痛发作的药物,如硝酸酯制剂、β 受体阻滞剂、钙通道阻滞剂及抗血小板药物等。③经皮腔内冠状动脉成形术及支架植入术。④行主动脉—冠状动脉旁路移植手术。

【护理问题】

(1)急性疼痛:胸痛与冠状动脉供血不足导致心肌缺血、缺氧有关。

(2)焦虑:与心绞痛反复发作有关。

(3)并发症:急性心肌梗死。

【护理目标】

病人能避免各种诱因,疼痛缓解。情绪稳定,焦虑感减轻或消失。

【护理措施】

(一)一般护理

疼痛发作时应立即停止正在进行的活动,不稳定型心绞痛病人,应卧床休息。必要时吸氧。给予低盐、低脂、高维生素和易消化饮食。保持排便通畅,避免用力排便。

(二)病情观察

注意观察病人胸痛的部位、性质、持续时间及缓解方式。密切监测生命体征及心电图变化。观察有无心律失常、不稳定型心绞痛、急性心肌梗死等的发生。

(三)用药护理

硝酸甘油 0.3～0.6mg 舌下含化,1～2min 起效,或硝酸异山梨酯 5～10mg 舌下含化,2～5min 起效。硝酸甘油主要有头痛、血压下降,面红及心悸等不良反应。

(四)心理护理

专人守护病人,给予心理安慰,增加安全感。指导病人采取放松技术,缓解焦虑和恐惧。

(五)健康指导

疾病知识指导教会病人及家属心绞痛发作时的缓解方法。指导病人正确用药,学会观察药物疗效和不良反应。嘱病人随身携带硝酸酯类药物以备发作时急救。警惕心肌梗死。

【生活指导】

嘱病人生活要有规律，保证充足的睡眠和休息。指导病人摄入低热量、低脂、低胆固醇、低盐饮食，戒烟。适当运动，控制体重，减轻精神压力。

二、心肌梗死

心肌梗死是在冠状动脉病变的基础上，发生冠状动脉血供急剧减少或中断，使相应的心肌严重而持久地急性缺血而导致心肌坏死。

【临床特征】

持久的胸骨后剧烈疼痛、心肌酶增高及心电图进行性改变，甚至发生心律失常、休克及心力衰竭等，是冠心病的严重类型。

【病因与发病机制】

最基本的病因是冠状动脉粥样硬化。

【护理评估】

（一）健康史

询问病人有无冠心病危险因素及心绞痛发作史。有无休克、脱水、出血、外科手术及严重心律失常等。有无重体力活动、情绪激动、血压突然升高、饱餐及用力排便等诱因。

（二）身心状况

（1）疼痛：为最早最突出的症状。持续时间较长，可达数小时或数日，休息和含服硝酸甘油多不能缓解。

（2）休克：起病后数小时至1周内发生，表现为收缩压低于80mmHg，烦躁不安、面色苍白、皮肤湿冷、脉搏细速、尿量减少、神志迟钝甚至昏厥。

（3）心力衰竭：主要为急性左心衰竭，可在起病最初几日内发生，或在疼痛、休克好转阶段发生。表现为呼吸困难、咳嗽、发绀及烦躁等，重者出现肺水肿。

（4）体征：心浊音界增大。心率增快或减慢；心尖区第一心音减弱；可闻及舒张期奔马律；部分病人出现心包摩擦音。血压下降。出现心律失常、休克及心力衰竭时有相应的体征。

（5）并发症：①乳头肌功能失调或断裂；②心脏破裂；③栓塞；④心室壁瘤；⑤心肌梗死后综合征。

【辅助检查】

心电图检查；实验室检查；超声心动图；冠状动脉造影；放射性核素检查。

【治疗要点】

（一）解除疼痛

（1）哌替啶肌内注射或吗啡皮下注射。

（2）疼痛较轻者可用可待因、罂粟碱。

（3）或再试用硝酸甘油或硝酸异山梨酯等。

（二）再灌注心肌。

（三）对症治疗

消除心律失常，控制休克，治疗心力衰竭。

（四）其他治疗

如抗凝疗法，应用β受体阻滞剂、钙通道阻滞剂、血管紧张素转换酶抑制剂，极化液疗法等。

【护理问题】

急性疼痛胸痛与心肌缺血坏死有关。活动无耐力与心肌氧的供需失调有关。恐惧与剧烈胸痛伴濒死感有关。有便秘的危险与进食少、活动少、不习惯床上排便有关。潜在并发症心律失常、心力衰竭和心源性休克。

【护理措施】

（一）一般护理

休息与活动 1～3 天绝对卧床休息，第 4 天床上行肢体活动，第 2 周坐椅子上进餐、洗漱，第 3 周病房内走动逐步增加活动。

（二）饮食护理

在最初 2～3 日应以流质为主，以后随着症状的减轻而逐渐过渡到低钠、低脂、低胆固醇清淡饮食，提倡少量多餐。

（三）吸氧

鼻导管吸氧，氧流量为 2～5L/min，以增加心肌氧的供应，减轻缺血和疼痛

（四）保持大便通畅

每日行腹部环形按摩以促进肠蠕动；遵医嘱给予缓泻剂，必要时给予甘油灌肠；嘱病人便时避免用力，以防诱发心力衰竭、肺梗死甚至心脏骤停。

（五）病情观察

安置病人于冠心病监护病房（CCU），监测心电图、血压、呼吸、意识、皮肤黏膜色泽、心率、心律及尿量等。对于严重心衰者还需监测肺毛细血管压和静脉压。备好除颤器和各种急救药品。若发现心律失常、心力衰竭和休克等早期征象应立即报告医师并协助抢救。

（六）用药护理

（1）吗啡或哌替啶：注意有无呼吸抑制、脉搏加快、血压下降等不良反应。

（2）硝酸酯类药物：随时监测血压变化，严格控制静脉输液量和滴速。

（3）溶栓药物：询问病人有无活动性出血、脑血管病等溶栓禁忌证，检查血常规、出凝血时间和血型；溶栓过程中应观察有无过敏反应如寒战、发热、皮疹，低血压和出血等，严重时应立即终止治疗；用药后监测心电图、心肌酶及出凝血时间。注意溶栓治疗是否成功：①胸痛 2h 内基本消失；②心电图 ST 段于 2h 内回降大于 50%；③2h 内出现再灌注性心律失常；④血清 CK－MB 酶峰值提前出现（14h 内）。

（七）健康指导

合理膳食，均衡营养，低饱和脂肪、低胆固醇饮食，戒烟，适当有规律的运动，避免剧烈运动。嘱病人随身携带“保健盒”。定期复查。有危急征兆时立即就诊。

第八节　病毒性心肌炎患者的护理

病毒性心肌炎（viral myocarditis）是指由嗜心肌病毒感染引起的以心肌非特异性间质性炎症为主要病变的心肌炎。本病可见于各个年龄阶段，是儿童及健康青年猝死的主要原因。临床观察1个月异常体征消失者属轻症，重症病程长达3个月，多数病人可完全恢复健康。

【病因与发病机制】

许多病毒可引起心肌炎，其中以引起肠道或上呼吸道感染的各种病毒最多见，如柯萨奇病毒A或B、埃可病毒、脊髓灰质炎病毒、流感和疱疹病毒等，其中以柯萨奇病毒B引起的心肌炎最常见。在病变早期，病毒常直接侵犯心肌，造成心肌细胞溶解、间质水肿，同时也存在免疫反应和毒素的作用；在病变后期，免疫反应则成为造成心肌受损的主要因素。典型的病变是心肌间质增生、水肿及充血，内有大量炎性细胞浸润等。

【临床表现】

病毒性心肌炎病人的病情轻重相差较大，轻者可无症状，重者可因心肌病变弥漫而发生心力衰竭、严重心律失常甚至猝死。病人发病前1～3周多有上呼吸道或肠道感染史，随后发生心悸、气短、心前区不适或心绞痛。查体心界扩大，与体温不相称的心动过速，心律失常以室性期前收缩最多见，其次是房室传导阻滞。心律失常是造成病毒性心肌炎猝死的主要原因之一。偶可闻及第三心音或杂音等体征。

【辅助检查】

（一）血液检查

可出现血沉加快、C反应蛋白阳性及血清肌钙蛋白（T或I）、心肌肌酸激酶同工酶（CK－MB）增高。发病后3周内，相隔两周的两次血清CVB（B组病毒）中和抗体滴度呈四倍或以上增高，或一次高达1∶640，特异型CVB IgM 1∶320以上。

（二）心电图检查

可见低电压、ST－T改变及各种类型心律失常。

（三）心内膜心肌活检

有助于诊断和判断预后。

【诊断要点】

病毒感染史；心肌损害的证据，如心脏扩大、心律失常、心力衰竭、血清心肌酶增高、心电图改变等；心内膜心肌活检呈阳性结果。

【治疗要点】

（1）急性期卧床休息，加强营养。

（2）改善心肌的营养和代谢：应用大剂量维生素C、三磷酸腺苷、辅酶A、肌苷、辅酶Q10等药物。

（3）对症处理：出现心力衰竭、各种心律失常的病人给予相应治疗，完全性房室传导阻滞病人可使用临时起搏器。

(4)糖皮质激素

一般不主张使用,只有在病人出现全身毒血症状、心源性休克、难治性心力衰竭和房室传导阻滞的心律失常经常规治疗无效后可短期慎用。

【护理诊断】

(1)活动无耐力:与心肌损害有关。

(2)疼痛:心前区痛与心肌炎有关。

(3)焦虑:与疾病所导致的不适症状及担心影响生活、学习有关。

(4)潜在并发症:心律失常、心力衰竭。

【护理目标】

心悸、气促逐渐减轻,活动耐力逐渐增强;病人能安心接受治疗,无心律失常和心力衰竭发生或及时发现并及时得到有效的控制。

【护理措施】

(一)一般护理

1.休息和活动

急性期休息是减轻心脏负荷最好的方法有利于心功能恢复,并可防止病情加重或转为慢性病程。无并发症者急性期应卧床休息1个月以上;症状明显、血清心肌酶增高或出现严重心律失常的病人应卧床3个月以上,待症状、体征、血清学指标、心电图恢复正常后,方可下床活动。卧床期间满足病人生活所需,保持环境安静,保证病人充分休息。待病情稳定后,与病人及家属一起制订并实施活动计划,活动时严密监测心率、心律、血压变化。若活动后出现胸闷、心悸、呼吸困难、心律失常等,应停止活动,并以此作为最大限度活动量。

2.饮食

加强营养,给予易消化、富含蛋白质和维生素的食物。多吃新鲜蔬菜、水果和粗纤维食物。禁烟、酒、浓茶和咖啡。有心力衰竭时应低盐饮食。

(二)病情观察

监测病人生命体征、心率等变化,及时发现病人是否发生心律失常、心力衰竭等严重情况。

(三)心理护理

病毒性心肌炎病人中青年占一定比例,且在疾病急性期心悸等症状明显,影响病人日常生活和工作,使病人产生焦虑、烦躁等情绪。因此应向病人讲明本病的演变过程及预后,使病人安心休养。

(四)健康指导

向病人及家属解释急性期卧床休息的重要性,指导病人配合护理措施,解释合理休息和活动,加强营养、定期复诊的重要性及对疾病康复的重要意义。强调急性病毒性心肌炎病人出院后需继续休息,避免劳累,3～6个月后方可部分或全部恢复轻体力工作或学习;指导病人摄取营养丰富、易消化富含维生素的食物，戒烟酒；注意保暖，预防感冒。有异常及时到医院就诊。

第九节 原发性心肌病患者的护理

原发性心肌病(Primary cardiomyopathy)是一组原因未明的以心肌病变为主的心脏疾病。本病分为三型：①扩张型心肌病：该型特征为左或右心室或双侧心室扩大，并伴有心肌肥厚，心室收缩功能减退，伴或不伴有充血性心力衰竭，心律失常多见，病情呈进行性加重，死亡可发生于疾病的任何阶段，此型最为常见，占70%～80%。②肥厚型心肌病：其特征为心室肌肥厚，典型者在左心室，以室间隔为甚，偶呈同心性肥厚，左心室腔容积正常或缩小，偶尔病变发生于右心室，通常为常染色体显性遗传。该型也较为常见，约占10%～20%。③限制型心肌病：本型特征为原发性心肌的浸润性或非浸润性病变，或心肌心内膜纤维化，引起心脏充盈受阻的舒张期功能障碍，较为少见。

【病因与发病机制】

1.扩张型心肌病

(1)病毒感染免疫反应学说：认为心肌病是在病毒感染后发生的免疫性心肌损害所造成，是扩张型心肌病的主要发病学说。

(2)心肌内小冠状动脉分支的病变，引起痉挛和阻塞所致。

(3)有些病例有心肌代谢过程中某些酶的缺乏也可能是其机理之一。

(4)部分病例与营养障碍有关，如食物中缺乏微量元素硒可能引起心肌改变。

2.肥厚型心肌病

目前认为该病与遗传有关。

3.限制性心肌病

病因未明。

【临床症状】

扩张型心肌病以充血性心力衰竭为主，其中以气急和浮肿最为常见。最初在劳动或劳累后气急，以后在轻度活动或休息时也有气急，或有夜间阵发性气急，并常见头晕，心前区疼痛等症状，少数患者有晕厥，各种心律失常均可见到，还可发生栓塞及猝死。

肥厚型心肌病起病多缓慢。约1/3的患者有家族史，症状大多开始于30岁以前，男女同样罹患。主要症状为：①呼吸困难，多于劳累后出现；②心前区疼痛，亦多在劳累后出现，似心绞痛，但可不典型；③乏力、头晕与昏厥，多在活动时发生；④心悸；⑤心力衰竭，多见于晚期患者，常合并有心房纤颤。

限制型心肌病较少见，多发生在南方，呈散发分布，起病比较缓慢。早期可有发热，逐渐出现乏力、头晕、气急，气急程度较扩张型心肌病为轻，以下肢水肿、腹水为突出表现。

【诊断要点】

原发性心肌病的诊断需除外其它原因的心脏病。如临床上有心脏扩大、心律失常、晕厥、充血性心力衰竭，而无常见的风心、冠心、先心、高血压性、肺原性心脏病或心包疾病等时，应考虑本病。进一步详细询问病史及体检，超声心动图、X线检查、心电图、心肌酶谱等检查有助于诊断及分型，明确诊断有时依赖于心肌活检、心血管造影。

【治疗要点】

由于本病病因未明，目前尚无特效疗法。主要针对心肌损害、心力衰竭、心律失常和血栓栓塞等治疗。由于病理改变不同，在对症治疗时也有差异。

(一)扩张型心肌病

控制心力衰竭，防治心律失常，预防栓塞。

1.一般治疗

避免过劳，注意休息，心衰者应卧床休息，有感染者应积极控制感染，以免病情恶化。

2.纠正心功能不全

(1)强心苷：地高辛0.125～0.25mg，口服，每日一次。注意本病由于心肌损害广泛，洋地黄类药易于中毒，应减量应用。

(2)非洋地黄类强心药：多巴酚丁胺每分钟以2.5μg～10μg/kg速度静点，给药后1～2分钟起效。氨力农静脉给药负荷量1.5～3mg/kg，再以每分钟10μ/kg静滴维持，口服100mg，每日3次。

(3)血管扩张剂：硝酸异山梨酯5～10mg，每日3～4次，卡托普利12.5mg～25mg，每日3次，严重病例可用硝普钠25～50μg/min静点。

(4)利尿剂：双氢克尿噻25～50mg，每日1～3次；氨苯蝶啶50～100mg，每日1～3次；水肿明显或有急性左心衰时可用呋塞米口服或静脉给药。

3.纠正心律失常

(1)房早、房颤：扩张型心肌病可用地高辛0.125mg，口服，每日1次，心室率过快时，可加服小剂量β受体阻滞剂，如阿替洛尔6.25mg，每日2～3次。

(2)频发或多源性室早或室性心动过速，可用美西律100～200mg，每日3～4次；乙胺碘呋酮0.1～0.2g，每日3次。静脉用药可选利多卡因、普鲁卡因酰胺、普罗帕酮、溴苄胺等。注意抗心律失常药物对心肌的抑制作用。药物治疗无效，危及生命或意识丧失者可考虑电击复律。

(3)缓慢性心律失常可考虑安装人工心脏起搏器。

【护理诊断/问题】

(1)活动无耐力：与心肌病导致心脏功能下降有关。

(2)气体交换受损：与心肌病变引起心力衰竭有关。

(3)胸痛：与心肌耗氧量增加、冠状动脉供血相对不足有关。

(4)焦虑：与疾病呈慢性经过、治疗效果不明显，病情日益加重有关。

(5)潜在并发症：心力衰竭、心律失常、栓塞。

【护理目标】

病人气促、心悸、胸闷症状减轻，病人及家属以良好的心态对待疾病。无心力衰竭并发症发生或及时发现及时得到控制。

【护理措施】

（一）一般护理

1. 指导休息与活动

急性期卧床休息，随病情好转指导病人实施渐进性活动。

2. 饮食护理

低热量、低动物脂肪、低胆固醇、适量蛋白质、丰富维生素食物，少食多餐，避免饱餐及刺激性食物，戒烟戒酒；有心力衰竭时应给低盐饮食。

（二）疼痛护理

（1）嘱病人避免劳累、情绪激动、饱餐等，以免诱发胸痛。

（2）疼痛发作时，应立即停止活动，并给予持续吸氧，一般为 2～4 L/min。

（3）遵医嘱给予梗阻型心肌病病人 β 受体阻滞剂或钙离子拮抗剂，不能使用硝酸酯类药物，以免加重病情。

（三）病情观察

（1）密切观察心率、心律、呼吸和血压，注意有无心力衰竭、疼痛等病情的变化，注意有无心排出量减少导致的心、脑供血不足的表现。

（2）观察有无脑栓塞现象，如偏瘫、失语等。

（四）用药护理

（1）心肌病病人对洋地黄敏感，故用药期间需密切观察有无洋地黄中毒的反应。

（2）应用 β 受体阻滞剂或钙离子拮抗剂时，应注意有无心动过缓等不良反应。

（五）心理护理

多与病人交谈，进行劝慰，促进身心休息，延缓心力衰竭发生。

（六）健康指导

扩张型心肌病预后不良，死亡原因主要是顽固性心力衰竭。尚未发生心力衰竭的病人要避免劳累，注意预防呼吸道感染，戒烟、酒，女性病人不宜妊娠。一旦发生心力衰竭应注意充分休息，营养充足，坚持服药，延缓病情恶化。肥厚型心肌病进展缓慢，但如病情进展迅速或心室舒张末期压过高则预后不良。病人除严格、持续合理安排活动量、坚持治疗外，还应注意避免剧烈运动、持重、屏气动作，以减少猝死的发生。直系亲属进行超声心动图检查可及早发现病情。

第十节　感染性心内膜炎患者的护理

感染性心内膜炎（Infective endocarditis）是指由细菌、真菌和其他微生物（如病毒、立克次体、衣原体、螺旋体等)直接感染而产生心瓣膜或心室壁内膜的炎症,有别于由于风湿热、类风湿、系统性红斑狼疮等所致的非感染性心内膜炎。瓣膜为最常受累部位,但感染可发生在室间隔缺损部位、腱索和心壁内膜。而动静脉瘘、动脉瘘(如动脉导管未闭)或主动脉狭窄处的感染虽属于动脉内膜炎,但临床与病理均类似于感染性心内膜炎。

【病因与发病机制】

(1)病原体侵入血流引起菌血症、败血症或脓毒血症,并侵袭心内膜。

(2)心瓣膜异常有利于病原微生物的寄居繁殖。

(3)防御机制的抑制:肿瘤患者使用细胞毒性药物和器官移植患者用免疫抑制剂。

临床经过与病原微生物有关,病原微生物包括各种细菌、真菌等。传统分为急性和亚急性两类,其临床经过及病理变化均有所不同。急性感染性心内膜炎是由于被累心内膜常有溃疡形成,故又称为溃疡性心内膜炎。此类心内膜炎起病急剧,多由毒力较强的化脓菌引起,其中大多为金黄色葡萄球菌,其次为化脓链球菌。通常病原菌先在机体某局部引起化脓性炎症(如化脓性骨髓炎、痈、产褥热等),当机体抵抗力降低时(如肿瘤、心脏手术、免疫抑制等)病原菌则侵入血流,引起败血症并侵犯心内膜。此型心内膜炎多发生在本来正常的心内膜上,多单独侵犯主动脉瓣,或侵犯二尖瓣。亚急性者主要发生于器质性心脏病,首先为心脏瓣膜病,其次为先天性血管病。

【临床表现】

(一)症状

1.发热

为最常见的症状。亚急性感染性心内膜炎可表现为低热,热型和热度多变。发热可能不是首发症状,但一般起病 24～48 小时,体温即升高。急性感染性心内膜炎可伴寒战和盗汗。

2.其他与感染有关的症状

如全身不适、乏力、食欲不振、体重减轻、头痛、背痛、肌肉关节痛等。

(二)体征

1.心脏杂音

90%的患者有病理性杂音,主要由于基础心脏病和心内膜炎致瓣膜损害所致。急性者较亚急性者更易出现杂音强度和性质的变化及产生新的杂音。

2.周围体征

由于感染毒素作用于毛细血管,使其脆性增加,破裂、出血或形成微血栓所致。可表现为:①淤点,可出现于任何部位,以锁骨以上皮肤、口腔黏膜和眼结合膜更多见;②指(趾)甲下线状出血;③Roth 斑,为视网膜的卵圆形出血斑,多见于亚急性患者;④Osler 结节,分布于手指或足趾末端的掌面、足底或大小鱼际处,如豌豆大的红色或紫色痛性结节,以亚急性者多见;⑤Janeway 损害,为手掌和足底处直径 1～4mm 出血红斑,主要见于急性患者。

3.感染的非特异症状

如脾大、贫血等，部分患者可见杵状指(趾)。

(三)并发症

1.心脏并发症

心力衰竭为最常见并发症，主要由于瓣膜关闭不全所致，常见于主动脉瓣和二尖瓣；其他并发症有：急性心肌梗死、心肌脓肿、心肌炎、心包炎等。

2.细菌性动脉瘤

多见于亚急性者，受累动脉依次为近端主动脉、脑、内脏和四肢。

3.转移性脓肿

多见于急性患者，可发生于肝、脾、骨骼和神经系统。

4.神经系统：

约 1/3 的患者有神经系统受累的表现，如脑栓塞、脑细菌性动脉瘤、脑出血、中毒性脑病、脑脓肿、化脓性脑膜炎等。

5.肾脏

大多数患者有肾损害，如肾动脉栓塞及梗死、肾小球肾炎。

【辅助检查】

(一)血培养

是确诊的重要方法。血培养加药敏试验可为治疗提供依据。在近期未接受过抗生素治疗的患者血培养阳性率可高达 95%以上。

(二)血液检验

呈进行性贫血，多为正常色素型正常细胞性贫血。白细胞计数正常或轻度升高，常有核左移。90%以上患者血沉增快。

(三)常规检查

如尿常规、心电图、X 线等。

(四)超声心动图检查

50%以上患者能检出赘生物，并可了解心腔大小及瓣膜情况。

(五)免疫学检查

25%患者有高丙种球蛋白血症。80%的患者出现循环中免疫复合物。病程 6 周以上的亚急性患者中 50%类风湿因子试验阳性。

【治疗要点】

(一)抗生素治疗

为最重要的治疗措施。一般原则为：①早期应用，血培养后应尽早使用杀菌性抗生素；②充分用药，大剂量、长疗程，常用青霉素 1000 万～2000 万 U/d，分次静脉滴注；③静脉用药为主，保持高而稳定的血药浓度；④联合用药，根据血培养和药敏试验选择抗生素，如青霉素加氨基糖苷类抗生素。

(二)药物选择

本病大多数致病菌对青霉素敏感，可作为首选药物。联合用药以增强杀菌能力，如青霉素、萘夫西林、氨苄西林、万古霉素、庆大霉素或阿米卡星等，真菌感染者选两性霉素 B。

（三）外科治疗

手术治疗可改善预后。药物治疗效果不佳、反复出现栓塞及心衰的患者，抗生素治疗过程中出现主动脉瓣关闭不全或二尖瓣组织结构断裂征象的患者，应及早进行人工瓣膜置换术。

【常见护理诊断与医护合作性问题】

（1）体温过高：与感染有关。

（2）营养失调：低于机体需要量，与感染所致的机体代谢率增高和食欲下降有关。

（3）潜在并发症：栓塞、心力衰竭。

（4）知识缺乏：与病情变化大，得不到及时指导及知识水平有限、缺乏相关信息有关。

【护理措施】

（一）一般护理

采取高枕卧位或半卧减轻心脏前负荷，在急性期限制病人活动，降低氧耗。保持病房温度适宜，温度 20～22℃，相对湿度为 50%～60%，房内空气清新，利于呼吸，同时要注意保暖。鼓励病人进食，饮食上给予高蛋白、高热量、高维生素、低胆固醇、易消化的流质或软食，加强营养，注意变换烹调风味。严格控制病人摄钠量，以减少钠潴留。补充水分，鼓励病人多喝温热饮料。做好口腔护理，以增进食欲。

（二）病情观察

观察病人的生命体征、精神状态、面色、皮肤有无瘀点、指和趾甲床有无出血、Osler 结和 Janeways 结及发作先兆表现。观察有无栓塞症状，如有意识改变、肢端疼痛、尿量减少等症状应及时报告医师并协助处理。每 4 小时监测体温一次，准确绘制体温表。记录出入水量。

（三）对症护理

1. 发热的护理

高热病人应卧床休息，遵医嘱准确、按时给予抗生素。给予物理降温，如冰敷或温水擦浴，必要时使用退热剂，及时记录降温后体温的变化。出汗多时可在衣服与皮肤之间衬以柔软毛巾，便于潮湿后及时更换，增加舒适感，并防止病人因频繁更衣而受凉。

2. 正确采集血培养标本

采血应在抗菌药物应用前，如已用者应在停用抗菌药 3 天后采血；采血时间应选在寒战或体温正在升高时；一般在 24～48 小时内采血 3～5 次，每次采血 10ml 左右。

（四）用药护理

遵医嘱给予扩血管、强心、利尿、抗凝药物及抗生素治疗，观察用药效果。需早期、充分、静脉应用抗生素治疗，严格遵医嘱按时用药，以确保维持有效的血药浓度。注意药物可能产生的不良反应，并及时报告医师。注意保护静脉，可使用静脉留置针，避免多次穿刺增加病人痛苦。

（五）心理护理

为病人提供疾病的阅读资料并讲解，尤其是心脏瓣膜的解剖生理知识以及菌血症的病因和防治。与病人讨论长期用药的必要性和方法。宣传如何预防感染，如保暖、口腔卫生、进行口腔科治疗或外科治疗前后预防性应用抗生素等。如需外科瓣膜置换术，应作好知识宣教。由于发热、感染不易控制、疗程长，甚至出现并发症，病人常出现情绪低落、恐惧心理，应加强与病人沟通，耐心解释，安慰鼓励病人，使其积极配合治疗。

【健康教育】

告诉病人及家属有关疾病的病因与发病机制，坚持足够疗程抗生素治疗的重要意义。告诉病人就医时应说明自己有心内膜炎病史，在施行口腔手术如拔牙、扁桃体摘除术或侵入性检查及其他外科手术治疗前应预防性使用抗生素。嘱病人平时注意保暖防寒、保持口腔和皮肤清洁，减少病原体入侵的机会。教会病人学会自我监测体温变化、有无栓塞表现，定期门诊随访。教育家属应在生活上照顾病人，精神上支持病人，经济上尽最大努力给病人治疗。

第十一节　心包炎患者的护理

心包炎(pericarditis)是指心包因细菌、病毒、自身免疫、物理、化学等因素而发生急性炎性反应和渗液，以及心包粘连、增厚、缩窄、钙化等慢性病变。临床上主要有急性心包炎和慢性缩窄性心包炎。患者有发热、盗汗、咳嗽、咽痛或呕吐、腹泻等症状。心包渗出大量积液可发生急性心包压塞症状。患者胸痛、呼吸困难、发绀、面色苍白，甚至休克。还可有腹水、肝大等症状。

【病因】

心包炎可由多种致病因子所引起，常是全身性疾患的组成部分，或由邻近组织的炎症蔓延而成。心包炎常见的病因有以下几种：

(1)感染：病原体有细菌(包括结核杆菌)、病毒、真菌、寄生虫、立克次体等。

(2)肿瘤：原发性及继发性肿瘤。

(3)自身免疫：风湿热及其他胶原组织疾病，如系统性红斑狼疮、结节性多动脉炎、类风湿性关节炎；心脏损伤后，如心包切开后综合征等。

(4)内分泌、代谢障碍：尿毒症、黏液性水肿、胆固醇性心包炎。

(5)物理因素：外伤、放射性治疗。

(6)化学因素：肼苯哒嗪、普鲁卡因酰胺等。

(7)邻近器官疾病。

【临床表现】

患者有发热、盗汗、咳嗽、咽痛或呕吐、腹泻等症状。心包渗出大量积液可发生急性心包填塞症状。患者胸痛、呼吸困难、发绀、面色苍白，甚至休克。还可有腹水、肝大等症状。

(一)急性心包炎

由原发疾病引起,如结核可有午后潮热、盗汗。化脓性心包炎可有寒战、高热、大汗等。心包本身炎症可见胸骨后疼痛、呼吸困难、咳嗽、声音嘶哑、吞咽困难等。急性心包炎早期和心包积液吸收后期在心前区可听到心包摩擦音,可持续数小时至数天。心包积液量超过300ml心尖搏动可消失。心脏排血量显著减少可发生休克。心脏舒张受限,使静脉压增高可产生颈静脉怒张、肝大、腹水、下肢水肿、奇脉等。

(二)慢性缩窄性心包炎

多数是结核性,其次是化脓性。急性心包炎后经过2～8个月可有明显心包缩窄征象。急性心包炎后一年内出现为急性缩窄性心包炎,一年以上为慢性缩窄性心包炎。主要表现有呼吸困难、心尖搏动减弱或消失,颈静脉怒张、肝大、大量腹水和下肢水肿、奇脉等。

【辅助检查】

(一)X线检查

积液量超过300ml时心影向两侧增大,心隔角变成锐角。超过1000ml时心影呈烧瓶状,并随体位而异。心脏搏动减弱或消失。

(二)心电图

干性心包炎时,各导联(aVR除外),ST段抬高,数日后回至等电位线上,T波平坦或倒置。心包有渗液时QRS波群呈低电压。

(三)超声心动图

显示心包腔内有液化暗区,为一准确、安全、简便的诊断方法。

【诊断要点】

根据病因、临床表现及实验室检查即可做出诊断。

【治疗要点】

治疗原则为:治疗原发病改善症状,解除循环障碍。目前关于本病的治疗仍以对原发病的治疗为主。必要时可采取对症治疗措施,如胸痛者可给予止痛药等。若心包积液量大者可行心包穿刺术等。

【护理诊断】

(1)疼痛(胸痛):与急性心包炎有关。

(2)气体交换受损:与肺淤血、肺或支气管受压有关。

(3)活动无耐力:与缩窄性心包炎导致心力衰竭有关。

(4)焦虑:与住院影响工作生活及病情重有关。

【护理目标】

胸痛、呼吸困难症状减轻;活动耐力增强;情绪稳定。

【护理措施】

(一)一般护理

(1)急性心包炎病人应卧床休息,病室安静舒适,温度、湿度适宜;保持情绪稳定,以免因增加心肌耗氧量而加重病情；休息可采取半坐位以减轻呼吸困难症状；出现心包压塞的病人往往取强迫前倾坐位，应给病人提供床上置小桌以防止摔伤。缩窄性心包炎病人症状明显者卧床休息，待症状减轻后逐渐增加活动量。

(2)饮食：给予高热量、高蛋白、高维生素、易消化的半流质食或软食，少食多餐，限制钠盐摄入，避免饱餐及刺激性食物，戒烟戒酒。

(二)对症护理

1. 疼痛的护理

遵医嘱给予适当镇痛剂以减轻疼痛，指导病人掌握缓解疼痛的方法。

2. 给氧

根据病人缺氧的情况，呼吸困难的程度合理给氧，并观察疗效。

(三)病情观察

监测生命体征，评估病人心前区疼痛、心包压塞的症状，如呼吸困难、发绀、颈静脉充盈、肝脏大小及水肿情况等，了解心包摩擦音、心包积液的变化情况。

(四)心理护理

向病人介绍病情，鼓励病人说出内心感受，给予心理安慰，帮助病人树立战胜疾病信心。对行心包穿刺抽液的病人，应事先做好解释工作，以减轻病人的不安，更好地配合操作，并加强术后护理。

(五)健康指导

大部分急性心包炎病人经治疗后均能痊愈，若治疗不彻底可发展为缩窄性心包炎。心包炎病人机体抵抗力较弱，应注意充分休息，加强营养。防寒保暖，防止呼吸道感染。缩窄性心包炎如及早施行手术，可使疾病痊愈或改善，若手术不及时则预后较差，病情逐渐恶化。故应向病人讲明手术治疗的重要性，使病人早日接受手术治疗。行抗结核治疗，告诉病人必须坚持足够疗程，勿擅自停药，注意不良反应，定期随访。

第十二节　循环系统常用诊疗技术及护理

一、人工心脏起搏术的护理

心脏起搏技术是心律失常介入治疗的重要方法之一，并可用于临床心脏电生理研究及射频消融治疗。心脏起搏器是一种医用电子仪器，它通过发送一定形式的电脉冲，刺激心脏，使之激动和收缩，即模拟正常心脏的冲动形成和传导，以治疗由于某些心律失常所致的心脏功能障碍。

【操作目的】

起搏治疗的主要目的就是通过不同的起搏方式纠正心率和心律的异常，来提高病人的生存质量，减少病死率。

【操作评估】

询问病人的既往史和现病史，有无不适感觉，监测病人心率、心律的变化，了解心律失常的类型、发作频率、持续时间、治疗效果及对病人日常生活的影响，评估病人心律失常发作的临床表现如心悸、乏力、头晕等，病人的意识状态及循环变化。评估严重房室传导阻滞病人生活自理的程度，病人对手术及自我护理认识如何，有无情绪低落、信心不足。

【操作前护理】

1.环境准备

术前半小时用紫外线消毒房间。

2.病人准备

(1)生命体征监测：术前监测，需要安装起搏器的病人大多有严重的心脏病，有发生心跳停止及各类心律失常的危险，因此需要观察病人生命体征，给予持续心电监护。常规描记12导联心电图，核对起搏器外包装上标明的有效消毒日期。

(2)皮肤准备：手术部位常规备皮。保持术区的清洁干净，选择柔软衣服，避免搔抓，防止皮肤感染。一般放置临时起搏器备皮范围为双侧腹股沟及会阴部。埋藏式起搏器备皮范围是左上胸部(包括颈部和腋下)。备皮时动作应轻柔，勿损伤皮肤，注意保护病人隐私，备皮完毕，协助病人清洗干净。

(3)心理准备：向病人介绍安置起搏器的目的及手术过程，说明病人的配合对手术成功的重要性，使病人做好充分的思想准备，保持稳定的情绪，消除疑虑心理，保证充足的睡眠。吸烟劝其戒烟，避免饮酒、喝浓茶、咖啡等，并与病人训练床上排尿。

(4)建立静脉通路，以保证术中出现意外时可及时用药处理。

(5)术前停用抗凝剂；术前一天晚8点钟给病人地西泮(安定)2片口服，保证充足的睡眠；遵医嘱做青霉素皮试，术前2小时内应用抗生素；术前半小时给予地西泮针肌注，防止精神紧张及血管痉挛。

3.用物准备

(1)起搏系统的消毒：导管、电极、指引钢丝、穿刺针、扩张器、1～2副过桥线等均用75%乙醇浸泡。

(2)床边备齐一切抢救设备(如体外同步直流电击除颤仪等)、12导联心电图机、氧气瓶、插座、血压计、输液架、脚踏灯、照明灯及各类抢救物品如抢救车、注射器及心内注射器等。

4.用药准备

2%普鲁卡因或2%利多卡因，5%葡萄糖和0.9%生理盐水，床边备齐一切急救药品，如肾上腺素、去甲肾上腺素、盐酸异丙肾上腺素、多巴胺、间羟胺、洛贝林、尼可刹米、0.5%托溴铵、2%利多卡因和地塞米松。

【操作中护理】

1.埋藏式起搏

最常选用锁骨下静脉和颈静脉穿刺，用2%利多卡因局部麻醉，固定电极，进行起搏参数测定，将起搏器埋藏植入切口同侧的前上胸壁。

2.临时起搏

最常选择股穿刺，用2%利多卡因局部麻醉，固定电极，进行起搏参数测定，连接临时起搏器。

【操作后护理】

1.心电监护

遵医嘱对病人进行2～3天持续的心电监护，密切观察记录心率、心律变化，以了解起搏器的工作情况。同时注意观察有无电极移位的发生。

2.卧床休息

因术后48小时内电极导管易移位，故术后当日取半卧位，限制手术侧肢体活动，次日至术后5小时取半卧位，拆线后可床边活动。

3.伤口护理

起搏器局部伤口包扎后，静脉穿刺点在术后应以砂袋压迫6～8小时，以防止出血及导管移位。起搏器囊袋处避免外力压迫、冲击。切口敷料每日更换1次，行床头交班，观察皮肤血运情况，有无渗血、渗出，如有异常及时通知医生，做出相应处理。

4.皮肤护理

术后需要卧床休息3～5天，限制活动。指导病人床上解便，便后清洗皮肤，对骶尾部、背部等受压时间长的部位给予按摩，防止压疮发生。定时帮助病人活动下肢，防止深静脉血栓形成。

5.预防感染

术后给予抗生素3～5天，防止伤口感染，注意观察体温变化。

6.出院指导

(1)复查各项起搏参数均正常便可出院，出院前填好卡片以随身携带。

(2)术后1个月内避免大幅度转动，避免剧烈咳嗽、深呼吸，上臂不能做用力上举动作。

(3)嘱患者远离强磁场、高压线、电视台发射站等场所，不能做核磁共振等检查，对于有些理疗，如微波治疗、超短波治疗、磁疗等，也要特别小心。

(4)教会病人自测脉搏心率，每日2次。发现心律减慢或是增快，应立即到医院，定期复查。

(5)食用营养丰富的水果、蔬菜，防止便秘。洗澡时勿用力揉擦埋藏起搏器及导管处的皮肤。

(6)量力而行锻炼身体，在永久起搏器寿命的后期，应每日或每周随访1次。

二、心导管检查术的护理

心导管检查术(简称心导管术)是将特制的导管经外周动、静脉送入左、右心腔进行检查的技术。通过导管可直接自各心腔和大血管内取得压力数据和波形，还可通过血液标本做血氧含量测定；并可选择性地在各心腔和血管内注入造影剂做连续摄片和电影摄影，从而清楚了解各种先天性、后天性心血管疾病的血流动力学改变和病理解剖形态。心导管检查术包括右心导管检查与选择性右心造影、左心导管检查与选择性左心造影。

【操作目的】

其目的是明确诊断心脏和大血管病变的部位与性质、病变是否引起了血流动力学改变及其程度，为采用介入治疗和外科手术提供依据。

【操作评估】

询问病人有无心脏病病史及其他疾病史，发作前有无诱发因素。检查病人有无心血管疾病的血流动力学改变和病理解剖形态。监测生命体征、肝肾功能、心电图及超声心动图的变化，观察病人有无心律和心率的变化，有无出血的倾向，有无呼吸困难、咳嗽、心悸、水肿、胸痛等临床表现。

【操作前护理】

1. 环境准备

保持导管室清洁无尘，并用紫外线消毒房间。

2. 病人准备

(1)完善检查：检查前应对病人作必要的说明，以便取得配合。指导并协助病人完成必要的实验室检查，如出凝血时间、肝肾功能、胸片、超声心电图等。在征得家属同意后填送手术通知单及 X 线检查申请单。

(2)心理准备：术前向病人及家属介绍心导管检查的目的、方法和手术的安全性，以解除病人的思想顾虑和缓解病人的精神紧张，必要时术前晚可适当服用安眠镇静药，如地西泮 5mg，以便充分休息。

(3)皮肤准备：会阴部及两侧腹股沟进行常规备皮。测身长体重，为配合摄片，病人应空全棉上衣。

(4)饮食护理：成人术前 4 小时禁食、禁水。小儿全麻术前 6 小时禁食，4 小时禁水。体弱者给予适当的静脉补液。术前排空大小便。

(5)动脉观察：穿刺动脉者应检查病人两侧足背动脉搏动情况并标记，以便与术中、术后对照观察。

(6)配合训练：在医护人员的指导下，进行必要的术前配合训练，如吸气和屏气、咳嗽训练和床上排尿、排便训练等。

3. 用物准备

(1)静脉切开包，无菌心导管，穿刺针、导引钢丝、扩张管及其外鞘，测压管或压力检测及描记器，消毒巾，无菌敷料、弹力绷带、血氧分析器材及药品(如肝素、麻醉药、抗生素、葡萄糖液、生理盐水等)，心血管造影剂，监护仪，急救器材如氧气筒、除颤器、人工心脏起搏器、急救药物等。

(2)用药准备：根据病情及预防感染的需要，遵医嘱进行药物(如青霉素、普鲁卡因及碘)过敏试验，并作好记录。成人局部麻醉，12 岁以下全身麻醉，并于术前 0.5～2 小时给予病人应用合适的抗生素。

【操作中护理】

一般采用 Seldingers 经皮穿刺法，局麻后自股静脉、上肢贵要静脉或锁骨下静脉（右心导管术）或股动脉、肱动脉（左心导管术）插入导管到达相应部位。整个检查均在 X 线透视下进行，并作连续的心电和压力监测。动脉穿刺成功后应注入肝素 3000U，随后操作每延长 1 小时追加肝素 1000U。

【操作后护理】

1. 观察生命体征

注意病人的体温、脉搏、血压、呼吸、疼痛和神志变化，如发现血压低或伴有恶心、呕吐和大汗者，立即通知医师，采取相应的治疗措施。术后立即以基础代谢机或氧消耗量测定仪测定每分钟氧消耗量。

2. 观察穿刺局部

术后平卧，静脉穿刺者局部沙袋压迫 4 小时，术侧肢体制动 4～6 小时，卧床 12 小时；动脉穿刺者以左手示、中二指压迫止血 15～20 分钟，压迫点在穿刺点近心侧 1～2cm 处，以确保压迫穿刺针进入动脉处，确认无出血后，以弹力绷带加压包扎，用 1kg 左右沙袋压迫 6 小时，穿刺侧肢体制动 12 小时，卧床 24 小时。术侧肢体伸直，注意观察敷料有无渗血。术侧足背动脉搏动及皮肤颜色、温度，及时了解有无栓塞发生。卧床期间做好生活护理。

3. 常规予抗生素预防感染

一般用青霉素 640 万 U 静滴，6～12 小时一次，连续 3 天。

4. 生活护理

全麻术后病人，应去枕平卧，头偏向一侧，注意观察呼吸，防止分泌物过多阻塞气道，待病人苏醒后，方可进食水。指导病人适当多饮水，促进造影剂排泄。排尿困难者进行诱导，无效时可导尿。

三、冠状动脉造影术的护理

冠状动脉造影术是通过影像学方法确定冠状动脉有无病变，以及为冠心病的诊治和研究提供可靠依据的介入性诊断技术。

【操作目的】

经外周动脉穿刺、插管送导管前端至左、右冠状动脉开口处，通过造影准确地了解冠状动脉病变的部位、狭窄程度和远端的冠状动脉血流通畅情况，并测定左心室功能。

【操作评估】

询问病人有无心脏病及其他疾病史，是否存在冠心病的危险因素及诱因，如有无高脂血症、高血压、糖尿病、吸烟、肥胖及家族史等危险因素。临床表现中是否有胸痛发作，并注意观察疼痛的特征，如疼痛的激烈程度、持续时间，观察心律、心率的变化，是否伴有心律失常、休克、心力衰竭等症状。询问病人有无药物过敏史。严密监测病人心电图的动态变化，监测血清电解质、血糖、血脂、肝肾功能的变化。评估治疗环境和操作过程对病人的情绪有无影响及影响程度，对家庭功能是否有影响。

【操作前护理】

1.环境准备

保持造影室清洁无尘，并用紫外线消毒房间。

2.病人准备

(1)完善检查：首先要完善化验，如血、尿、粪常规；出、凝血时间，凝血酶原时间和活动度；血胆固醇、三酰甘油、血尿素氮、谷丙转氨酶、乙型肝炎表面抗原等。必须需了解肝肾功能、乙肝系列、丙肝、梅毒、艾滋病等化验结果，严重的肾功能不全和无尿，不宜进行造影，除非已准备透析治疗清除造影剂和体内过多液体。此外还应作心电图、X线心脏摄影、二阶梯、踏车或平板运动试验及超声心动图。

(2)皮肤准备：术前1天常规备皮(同心导管检查术)。

(3)饮食准备：造影前4小时应禁食、禁水，以免术中恶心、呕吐，引起窒息。术前嘱排空小便。

(4)心理准备：对病人介绍冠状动脉造影的目的、方法和可能出现的危险。家属同意后签字。向病人介绍冠状动脉造影的大致过程及需要配合的内容，如注射造影剂需屏气拍片，然后咳嗽，加速造影剂迅速从冠状动脉内排出，使之解除紧张情绪，作好配合，嘱病人在造影过程中如有不适，尤其心绞痛发作时立即告诉医生处理。

3.用物准备

(1)股动脉穿刺针、弹性指引钢丝、Fudking左右冠状动脉导管、多导心电生理记录仪、压力记录装置、抢救物品(如除颤机、临时起搏器)、氧气、气管插管及开胸心脏按摩的手术器械等。

(2)药物准备：做碘过敏试验，碘过敏阳性的病人，术前用药可减少过敏反应的发生，且术中尽量减少造影剂的应用，以保证病人的安全。术前1天晚给病人服镇静剂，如地西泮(安定)5～10mg，以保证睡眠，术前半小时或10分钟肌注地西泮5～10mg或异丙嗪25mg，必要时酌情用抗生素。准备好抢救药品[如肾上腺素、去甲肾上腺素、异丙肾上腺素、多巴胺、间羟胺、山梗茶碱、尼可刹米、2%利多卡因、0.5%托溴铵、毛花苷C、地塞米松、普罗帕酮、维拉帕米等]；麻醉药(如1%利多卡因、2%普鲁卡因)；抗凝药(如肝素)；造影剂；0.9%氯化钠；5%葡萄糖。

【操作中护理】

1.调节导管室温度，协助病人平卧，下肢外展30°，局部常规消毒，铺巾。

2.建立静脉通道，连接三通管，以保证急救药品的及时给予。

3.给予充分的生理盐水冲洗导管内外腔，配制25mg/500ml肝素注射液备手术台上使用。

4.术中持续心电监护和压力监测，发现心律失常、ST段和T波改变立即报告医生并配合处理。

5.严密观察病人术中变化，如有呕吐及时清除；若冠状动脉痉挛，病人主诉胸痛时应立即冠脉内注射硝酸甘油 0.2～0.4mg，或静脉滴注硝酸甘油 5～10mg，或舌下含服硝酸甘油、硝酸异山梨酯等；同时注意观察术中有无造影剂过敏现象和其他不适。

6.病人在局麻下接受造影检查，术中始终处于神志清醒状态，因此要不断地安慰和鼓励病人，消除其紧张心理而使之积极配合检查。

7.造影完毕鞘管拔出后，局部指压止血 15～30 分钟，加压包扎局部压沙袋 4～6 小时，平板车送病人回房。

【操作后护理】

1.术后卧床休息 12～24 小时，手术侧肢体严格制动。鼓励病人饮水，不能饮水者，静脉补液，以促进造影剂的排出。

2.术后持续心电监护 24 小时，监测心率、心律、呼吸、血压和尿量。密切病情观察，伤口有无渗血及穿刺侧肢体的温度、颜色、感觉和足背动脉搏动情况。

3.遵医嘱使用抗生素 1～3 天。

4.术后第 2 天作十二导联心电图检查，以了解术后心电情况。

四、心包穿刺术的护理

心包穿刺术主要用于对心包积液性质的判断与协助病因的诊断，同时通过穿刺抽液可以减轻病人的临床症状。对于某些心包积液，如化脓性心包炎，经过穿刺排脓、冲洗和注药尚可达到一定的治疗作用。

【操作目的】

1.明确心包积液的病因。

2.抽取心包积液，以解除填塞症状。

3.心包腔内注入药物。

【操作评估】

询问病人有无心脏病及其他疾病史，目前心率、心律、血压、呼吸等表现对日常生活的影响。有无诱发因素，病人是否具有心前区疼痛、呼吸困难、咳嗽、声音嘶哑、吞咽困难、发热、出汗、乏力、烦躁等表现。身体评估心尖波动有无减弱或消失，心浊音界有无向两侧扩大、心音低而遥远，有无颈静脉怒张、肝大、水肿及腹水。了解病人 X 线、心电图及超声心动图的结果及血液检查结果，判断病人的治疗与预后。评估病人发病后的心理状态。

【操作前护理】

1.病人准备

操作前应了解病人的基本情况，向病人或家属解释心包腔穿刺术的目的和必要性，取得充分理解与合作，征得病人及其家属的同意，并在手术同意书上签字。嘱病人在穿刺过程中切勿咳嗽或深呼吸，精神紧张者可于术前半小时服地西泮 10mg 或可待因 0.03g。行肢导联心电监护。

2.用物准备

常规消毒治疗盘;无菌心包腔穿刺包,内有心包穿刺针(针座接胶管),5ml 和 50ml 注射器,7 号针头,血管钳,洞巾,纱布;无菌橡皮手套、无菌纱布和胶布、消毒棉签、2%利多卡因注射液或 1%普鲁卡因(需做皮试)、2%碘酒或碘附、75%乙醇、治疗盘、龙胆紫、无菌收集瓶等;备用心电图机,抢救药品,心脏除颤器和人工呼吸器。

【操作中护理】

1.病人取坐位或半卧位,以手术巾盖住面部,仔细叩出心浊音界,超声检查定位,选好穿刺点。常选心尖部穿刺点,据膈位置高低而定,一般在左侧第 5 肋间或第 6 肋间心浊音界内 2.0cm 左右;也可在剑突与左肋弓缘夹角处进针。穿刺点可用蘸龙胆紫的棉签在皮肤上作标记。

2.自内向外常规消毒皮肤,术者及助手均戴口罩及无菌手套,覆盖无菌洞巾,用胶布固定。

3.用 2%利多卡因在穿刺部位自皮肤至心包壁层作局部麻醉。

4.术者持针穿刺,助手以血管钳夹持与其连接之导液橡皮管。在心尖部穿刺点进针时,应使针自下而上,向脊柱方向缓慢刺入;剑突下进针时,应使针体与腹壁成 30°～40°角,向上、向后并稍向左刺入心包腔后下部。待针锋抵抗感突然消失时,使针已穿过心包壁层,同时可感到心脏搏动,此时应稍退针少许,以免划伤心脏。助手立即用血管钳夹住针体并固定其深度,术者将注射器接于橡皮管上,而后放松橡皮管上止血钳,缓慢抽吸。记录液量,留标本送检。

【操作后护理】

术毕夹闭橡皮管后拔出穿刺针,盖无菌纱布,压迫数分钟,用胶布固定后嘱病人静卧休息,整理用物。心包引流者需做好引流管的护理。

五、PTCA 及 PCI 的护理

经皮腔内冠状动脉成形术(PTCA)是用以扩张冠状动脉内径、解除其狭窄,使相应心肌供血增加,缓解症状、改善心功能的一种非外科手术方法,是冠状动脉介入治疗的最基本手段。冠状动脉内支架置入术(PCI)是在 PTCA 基础上发展而来的,目的是防止和减少 PT-CA 后急性冠状动脉闭塞和后期再狭窄,以保持血流通畅。

【操作目的】

采用特制的球囊导管扩张狭窄的冠状动脉,解除其狭窄,使相应的心肌供血增加,以缓解症状,改善心功能。

【操作评估】

询问病人有无心脏病及其他疾病史,是否存在冠心病的危险因素及诱因。临床表现中是否有胸痛发作,并注意观察疼痛的特征如疼痛的激烈程度、持续时间,观察心律、心率的变化,是否伴有心律失常、休克、心力衰竭等症状。观察动脉狭窄程度、血管有无畸形及有无出血倾向,询问病人有无药物过敏史。严密监测病人心电图的动态变化,监测血清电解质、血糖、血脂、血小板、出凝血时间、肝肾功能的变化。评估治疗环境及操作过程对病人的情绪有无影响及影响程度，对家庭功能是否有影响。

【操作前护理】

基本与冠状动脉造影相同。但作 PTCA 及支架置入术前必须口服抗血小板聚集药物如阿司匹林、波立维等，停用抗凝剂如低分子肝素。

【操作中护理】

先作冠状动脉造影，再用指引导管将带球囊导管置入，通过细钢丝引至狭窄病变处，以 1∶1 稀释的造影剂注入球囊，加压，使之扩张膨胀，待血管已经扩张后逐渐减压，回抽造影剂，将抽成负压状态撤出。PCI 即在 PTCA 术后将金属支架置入病变的冠状动脉内，支撑其管壁。支架的大小依血管直径来选择，以 1∶1 为宜。

【操作后护理】

1. 病情监测

持续心电监护 24 小时，严密观察有无心律失常、心肌缺血、心肌梗死等急性期并发症。定期监测血小板、出凝血时间的变化。

2. 一般护理

(1)术后即可进易消化清淡饮食，但避免过饱；鼓励病人多饮水，以加速造影剂的排泄。

(2)PTCA 术后绝对卧床 36 小时，PCI 术后卧床 48 小时。加强生活护理，将呼叫器及常用物品放在易取处，以保证病人日常生活需要。

(3)24 小时后指导病人逐渐增加活动量，起床、下蹲时动作应缓慢，不要突然用力，术后一周内避免抬重物，防止穿刺部位再出血。一周后有可能恢复日常生活与轻体力工作。

3. 预防感染

常规应用抗生素 3～5 天，预防感染。

4. 防止出血

一般于术后 4 小时拔出动脉鞘管，按压穿刺部位 15～20 分钟使彻底止血，以弹力绷带加压包扎，沙袋压迫 6 小时，右下肢制动 24 小时，防止出血。如病情严重，一般于拔管后 1 小时根据出凝血时间决定使用肝素进行抗凝血治疗，为了保证剂量准确，需用输液泵控制滴速。并注意观察有无出血倾向，如穿刺点渗血、牙龈出血、血尿、便血等。指导病人不要用硬、尖物剔牙，挖鼻孔或耳道。

5. 术后负性效应的观察和护理

(1)腰酸、腹胀：多数由于术后平卧、术侧下肢伸直 24 小时的体位所致。应告诉病人起床活动后自然消失，可适当活动另一侧肢体，严重者可适当按摩腰背部以减轻症状。

(2)穿刺局部出血或血肿：嘱病人术侧下肢保持伸直位，须在拔管后 24 小时后方可活动；病人咳嗽及需用力小便时压紧穿刺点；术后严密观察伤口情况，如有出血应重新包扎；对于局部血肿及淤血者，可用 50%的硫酸镁湿热敷或理疗。

(3)栓塞：栓子可来源于导管或导丝表面的血栓，或因操作不当致粥样硬化斑块脱落等。因此，术后应注意观察双下肢足背动脉搏动情况、皮肤颜色、湿度、感觉改变，下床活动后肢体无疼痛或跛行等，发现异常及时通知医师。

(4)尿潴留：系因病人不习惯床上解小便而引起。护理人员应训练病人床上排便；做好心理疏导，解除床上排便时的紧张心理；诱导排尿如用温水冲洗会阴部、听流水声、热敷等，或按摩膀胱并适当加压。以上措施均无效时可行导尿。

(5)低血压：为伤口局部加压引发血管迷走反射所致，少数为硝酸甘油滴速过快引起。应密切观察血压变化；学会判断迷走反射性低血压，常表现为血压下降伴心率减慢、恶心、呕吐、出冷汗，严重时心跳停止。一旦发生则立即报告医师，给予托溴铵 1mg 静注；静滴硝酸甘油时要严格控制滴速，并监测血压。

(6)造影剂反应：极少数病人注入造影剂后出现皮疹或寒战感觉，经使用地塞米松后可缓解。肾功能损害及严重过敏反应罕见。

(7)心肌梗死：由于病变处血栓形成导致急性闭塞所致。故术后要经常了解病人有无胸闷、胸痛症状，并注意有无心肌缺血的心电图表现。

6. 用药指导

继续按医嘱服用硝酸酯类、钙通道阻滞剂、ACEI 类药物，继续口服抗血小板聚集药物，如阿司匹林、波立维、噻氯匹定等。

7. 定期随访

PTCA 术后 3～6 个月约有 30％的病人发生再狭窄，故应定期门诊随访。

六、心导管射频消融术的护理

心导管射频消融术是一种非外科手术消除导致心律失常异常电通路的方法。通过心导管将射频电流引入心脏内，以消蚀特定部位的心肌细胞、消除病灶。射频电流是一种 300～1000kHz 的高频电磁波，射频电流通过组织时能产生阻抗热，作用与局部心肌组织时可导致凝固性坏死。其创伤范围小，因而并发症少，安全有效。

【操作目的】

利用射频电波，消蚀房室旁路，根治房室折返性心动过速，使病人感到舒适和安全，协助医生获得和处理供临床决策的必要资料。

【操作评估】

询问病人的既往史和现病史，有无不适感觉，引起不适的原因及诱因，症状发生的时间、次数、发作时的感受、发作开始和停止的情况、采取过何种措施，以及药物、饮食(烟酒、咖啡等)的影响，监测病人的生命体征、出凝血时间、肝肾功能及心电图、超声心动图的变化，评估有无心律失常、心脏杂音及伴随症状。如有发作频繁和(或)药物治疗无效的房室折返性或房室结折返性心动过速，伴有心房颤动且心室率快速的预激综合征；持续性心房扑动；药物治疗不能满意控制心室率的心房颤动；持续性单形性室速时，考虑行心导管射频消融术。

【操作前护理】

1. 病人准备

(1)向病人和家属讲解手术的目的、益处和可能的危险。

(2)常规行出凝血时间、肝肾功能及超声心动图等检查。

(3)停用所有抗心律失常药物至少 5 个半衰期。

(4)常规颈部、腋下和双侧腹股沟行清洁备皮。

(5)术前最后一餐进食少量易消化食物,术前 6 小时禁食水。

(6)备好便器,练习床上排尿,去导管室前排空尿液。

(7)去导管室前为病人建立静脉留置通路,以便术中维持静脉通路和随时注射药物。

2. 用物准备

多导生理记录仪和 C 臂电视透视 X 线机,多功能程控刺激仪。各种多极电生理标测导管和大头消融导管电极。动静脉穿刺附件。心脏起搏除颤仪、中单、利多卡因、肝素、麻醉药及各种急救用品。

【操作中护理】

经皮穿刺下肢(股静脉、股动脉)、颈部(颈内静脉)和(或)胸部(锁骨下静脉)血管的方法将电极导管放置于心腔内行电生理检查,以明确诊断和所需消融的部位。选用大头导管引入射频电流。消融左侧房室旁路时,大头导管经鼓动脉逆行置入;消融右侧房室旁路或改良房室结时,大头导管经股静脉置入。病人到达导管室时,护士除常规配合连接仪器,递导管之外应立即测血压、心率、心律和呼吸频率等生理参数,获得既往发作心动过速时的心电图记录、身高和体重等资料,帮助医生决定用药剂量。向病人说明使用某些药物后可能出现的症状(如三磷酸腺苷可引起颜面潮红或焦虑,托溴铵、异丙肾上腺素可致心悸或口渴等),应与病人不断轻声交谈并安抚之,还应介绍手术的每一步骤及其可能出现的不适,以解除其焦虑。术中应监测生命体征,了解用药效果及不良反应。对于全身麻醉的病人要注意吸痰,保持呼吸道通畅。随时注意麻醉情况,如发现病人肢体移动现象,应立即报告麻醉师,以及时用药,防止病人因躁动而引起导管移位,使手术不能正常进行。对于动脉置管者,应注意肝素使用时间,并记录肝素用量和时间及术中其他用药。术中应观察病人有无心包填塞的症状,如低血压、奇脉、脉压差减小、心音低钝、颈静脉怒张和心率加快等。必要时需协助做心包穿刺引流。对消融时间较长者,要静脉补充适量的生理盐水。导管室内必须严格遵守无菌技术,以保护病人和医务人员。

【操作后护理】

1. 一般护理

术后恢复期穿刺静脉者局部仅需压迫 3～5 分钟止血后用无菌纱布包扎,平卧 3～4 小时,卧床 4～6 小时;穿刺动脉者局部用手压迫 10～20 分钟,止血后用弹力绷带包扎、沙袋压迫,平卧 8～12 小时,卧床 12～24 小时。卧床期间保持大腿伸直、切勿屈腿,为减轻局部僵硬、麻木感,病人可活动脚趾关节。避免长时间卧床,避免发生深静脉血栓。协助病人饮食及床上大小便,选择低脂、易消化、清淡饮食。

2. 病情监测

术后 3～5 天内每天复查心电图,做超声心动图观察有无心房内血栓形成,遵医嘱口服抗血小板聚集药物(如阿司匹林),注意有无局部出血、血肿。观察病人有心慌、气急、恶心、胸痛等症状并及时通知医师,以便早期发现血气胸、血栓栓塞、房室传导阻滞、心脏压塞等并发症。

3.出院指导

术后2～3天可出院,但不要负重或剧烈运动。1～2周即可进行相对正常生活和工作。1～2个月可恢复完全正常的生活和工作。

第四章　消化系统疾病患者的护理

第一节　消化系统的解剖结构和生理功能

一、食管

是连接口腔、咽腔和胃的通道。其功能是把食物和唾液等运到胃内。食管在起始部、与左主支气管交叉处和穿越横膈处有3个生理狭窄，是异物嵌顿和肿瘤好发部位，行食管插管时应注意这些狭窄；食管壁由黏膜、黏膜下层和肌层组成，无浆膜层，门静脉高压症时食管下段静脉曲张，破裂时可引起大出血。

二、胃

胃分为贲门部、胃底、胃体和幽门部4个部分，上端与食管相接处为贲门，下端与十二指肠相接处为幽门。通过胃蠕动和胃液分泌对食物进行机械性和化学性消化。胃壁分为4层，即黏膜、黏膜下层、肌层和浆膜层（为腹壁脏层）。黏膜层含有丰富的腺体，有贲门腺、胃腺、幽门腺，由3种主要细胞组成。

（一）壁细胞

分泌盐酸和内因子。盐酸能激活胃蛋白酶原使其成为具有活性的胃蛋白酶，提供该酶生物活动所需要的酸性环境，使蛋白质变性而易于水解；盐酸还可杀灭随食物进入胃内的细菌。盐酸分泌过多会侵袭胃十二指肠黏膜，是消化性溃疡发病的主要因素之一。内因子与食物中的维生素B12结合，使其被回肠末端黏膜吸收。如内因子缺乏，则可引起巨幼红细胞性贫血。

（二）主细胞

分泌胃蛋白酶原，胃蛋白酶原在盐酸或已活化的胃蛋白酶作用下转变为具有活性的胃蛋白酶，参与蛋白质的消化。

（三）黏液细胞

分泌碱性黏液，中和胃酸保护胃黏膜，防止胃酸和胃蛋白酶对胃黏膜侵蚀。胃的主要功能是暂时贮存食物，通过胃蠕动将食物与胃液充分混合，形成食糜，并促使胃内容物排入十二指肠。胃完全排空一餐混合性食物一般需4～6小时。

三、小肠

包括十二指肠、空肠和回肠。十二指肠分为4段，依次为十二指肠球部、降部、横部、升部。其中球部为消化性溃疡的好发部位。胆总管与胰管汇合或分别开口于降部内后侧壁十二指肠乳头的顶部，胆汁和胰液由此进入十二指肠。升部与空肠相连，构成十二指肠空肠曲而移行于空肠。空肠与回肠之间无明显界限。小肠主要功能是消化和吸收。

四、大肠

分为盲肠及阑尾、结肠和直肠 3 部分。大肠的主要功能是吸收水分和电解质。同时为消化后的食物残渣提供暂时的储存场所。

五、肝胆

肝脏是人体内最大的消化腺，是机体代谢的枢纽，人体内许多物质代谢都在肝内进行。其主要功能有：①分泌胆汁；②肝脏是碳水化合物、蛋白质、脂肪和维生素合成代谢的最主要场所；③机体的主要解毒器官；④代谢胆红素，肝脏担负胆红素的摄取、结合、运转和分泌的功能，当肝脏受到各种因素损害超出其代偿能力时，将导致机体一系列的代谢障碍并出现相应的症状与体征。严重者导致肝功能衰竭而危及生命。胆道系统开始于肝细胞间的毛细胆管，毛细胆管集合成小叶间胆管，并汇合成左右肝管出肝。左右肝管出肝后汇合成肝总管，并与胆囊管会合成胆总管，开口于十二指肠降部。胆管的作用是运输和排泄胆汁，胆囊的作用是浓缩胆汁和调节胆流。

六、胰腺

胰是腹膜后器官，分为头、体、尾 3 部分。胰腺具有外分泌和内分泌 2 种功能。外分泌物主要是胰液，其无机成分作用是中和胃酸以保护肠黏膜；有机成分主要是胰淀粉酶、胰脂肪酶、胰蛋白酶和糜蛋白酶。分别为水解淀粉、脂肪和蛋白质这 3 种食物成分的消化酶。如各种原因使胰液分泌不畅或分泌过多，溢出胰管的消化酶被激活，则会产生胰腺组织自身消化的化学性炎症。

七、胃肠的神经内分泌调节

中枢神经系统可直接或间接影响消化系统的运动、分泌功能，并受自主神经肠神经系统支配。精神因素可以通过影响脑一肠轴引起胃肠功能障碍。

第二节　消化系统常见症状体征的护理

一、恶心、呕吐

恶心、呕吐是消化系统疾病的常见症状。恶心常为呕吐的前驱症状，但两者也可单独发生。

【护理评估】

(一)病史

应了解患者恶心、呕吐的原因，发生的时间、频率，呕吐的方式，与进食、药物、运动、情绪的关系，呕吐物的性状、量、颜色和气味以及呕吐后症状改善情况，是否伴有腹痛、腹泻、发热等。有无水、电解质及酸碱平衡紊乱等营养与代谢型态的改变。

(二)身心状况

生命体征、神志、营养状况；是否伴有面色苍白、呼吸急促、脉搏增快或减慢、出冷汗等体液不足的表现;有无因食欲不振所致的营养不良、体重减轻的表现;患者的精神状态,有无焦虑、抑郁、恐惧、不安等情绪变化。

(三)辅助检查

可做X线钡餐、胃镜、腹部B超、血糖、血尿素氮、呕吐物毒物分析或细菌培养,水、电解质等检查。

【护理诊断】

(1)体液不足:与大量呕吐导致体液丢失过多有关。

(2)营养失调:低于机体需要量。与频繁呕吐、食物摄入量不足有关。

(3)活动无耐力:与长期呕吐导致水、电解质丢失有关。

(4)焦虑:与频繁呕吐、不能进食有关。

(5)潜在并发症:窒息、肺部感染。

【护理目标】

(1)患者生命体征正常,无失水、电解质紊乱和酸碱平衡。

(2)患者呕吐减轻,无体液不足发生。

(3)患者活动耐力恢复或有所改善。

(4)患者焦虑程度减轻。

(5)患者无窒息、肺部感染等并发症的发生。

【护理措施】

(1)定时测量和记录生命体征。

(2)保持环境的清洁安静,及时清理呕吐物。

(3)呕吐时协助患者坐起或侧卧位,使其头部偏向一侧,取容器接呕吐物;呕吐停止后及时给患者漱口。

(4)鼓励患者进食易消化的食物,少量多餐。

(5)对呕吐持续时间较长的患者,应严密观察并准确记录入水量、进食量、尿量、排便量、呕吐的量及出汗情况,以供输液参考。

(6)遵医嘱静脉输液补充水分及营养物质。

(7)关心、体贴患者,耐心解答患者及其亲属提出的问题,消除其紧张情绪。指导患者深呼吸、听音乐等方法转移患者注意力,减少呕吐的发生。

【护理评价】

(1)患者生命体征是否在正常范围内,有无口渴、尿少、皮肤干燥、弹性减退等失水表现,血生化指标是否正常。

(2)患者呕吐症状是否减轻或消失,能否逐渐耐受并增加食量。

(3)患者活动耐力是否增加,活动后有无头晕、心悸、气促或直立性低血压出现。

(4)患者能否调整自己的焦虑情绪,保持良好的身心状况。

二、腹痛

多因消化器官膨胀、肌肉痉挛、腹膜刺激、血供不足等因素牵拉腹膜，或压迫神经所致，表现为不同性质的疼痛和腹部不适感。

【护理评估】

（一）病史

了解患者腹痛发生的原因或诱因，起病急骤或缓慢、疼痛的部位、性质和程度、疼痛持续时间、发作时与体位、进食、活动的关系，有无放射和转移性痛，有无伴随症状，有无恶心、呕吐、腹泻、呕血、便血、血尿、发热等；有无精神紧张、焦虑不安等反应。既往有无类似发作，慢性腹痛患者有无规律性发作。

（二）身心状况

注意患者的生命体征、神志、神态、体位，以评估患者腹痛的程度；腹部检查应注意腹部的外形、腹壁静脉、有无肠型及胃肠蠕动波，有无压痛、反跳痛、肌紧张，有无包块及包块的性质；叩诊有无移动性浊音；听诊肠鸣音有无改变；有无精神紧张、焦虑不安等心理反应。

（三）辅助检查

可做大便隐血试验，血、尿淀粉酶测定，必要时需做X线检查、消化道内镜检查等。

【护理诊断】

（1）疼痛：腹痛，与腹腔脏器或腹外脏器的炎症、缺血、梗阻、溃疡、肿瘤或功能性疾病有关。

（2）焦虑：与剧烈腹痛、反复或持续腹痛不易缓解有关。

【护理目标】

（1）患者腹痛减轻或消失，能采取预防疼痛和缓解疼痛的方法。

（2）患者焦虑程度减轻。

【护理措施】

（1）严密观察并记录患者腹痛的部位、程度及性质，发作的时间、频率，持续时间，以及相关疾病的其他临床表现。

（2）急性剧烈腹痛患者应卧床休息，要加强巡视，随时了解和满足患者所需，做好生活护理。

（3）协助患者采取适当的体位以减轻疼痛并有利于休息，烦躁不安者采取防护措施，防止患者坠床。根据具体情况选择缓解疼痛的方法，如指导式想象（利用一个人对某特定事物的想象而达到特定的正向效果，如回忆一些有趣的往事可转移对疼痛的注意）、分散注意力、音乐疗法、局部热敷（急腹症除外）、针灸等。

（4）遵医嘱合理应用药物止痛，但注意急性剧烈腹痛诊断未明时，不可随意使用镇痛药物，以免掩盖症状，延误病情。

（5）对患者和亲属进行细致全面的心理评估，取得亲属的配合，有针对性地对患者进行心理疏导，以减轻紧张、恐惧心理，稳定情绪，从而增强患者对疼痛的耐受力。

【护理评价】

患者的疼痛是否减轻，能否应用适当的技术减轻疼痛和焦虑。

三、腹泻

腹泻是指排便次数增多，粪质稀薄，常伴有腹痛、大便紧迫感或肛周不适感。

【护理评估】

(一)病史

注意了解腹泻起病的急缓与病程，腹泻的次数与粪便的性状，腹泻与腹痛的关系及有无其他伴随症状如发热、里急后重、营养不良等。有无诱发因素，如不洁食物、聚餐等病史及精神因素，如紧张、焦虑等，评估腹泻加重、缓解的因素等。

(二)身心状况

注意患者的营养状况，体重的变化，皮肤弹性，生命体征，腹部有无压痛，肠鸣音的情况等。

(三)辅助检查

正确采集新鲜粪便标本作显微镜检查，必要时作细菌学检查。急性腹泻者检测血清电解质、酸碱平衡情况。

【护理诊断】

(1)腹泻：与疾病所致肠道功能紊乱有关。

(2)有体液不足的危险：与大量腹泻引起失水有关。

(3)营养失调——低于机体需要量：与长期慢性腹泻有关。

(4)有皮肤完整性受损的危险：与排便次数增多及排泄物对肛周皮肤的刺激有关。

【护理目标】

(1)患者恢复正常的排便状态，腹痛减轻。

(2)患者生命体征、尿量、血生化指标在正常范围，保持体液和电解质平衡。

(3)患者未发生皮肤破损或发生时能及时发现并处理。

【护理措施】

(1)严密观察病情变化，准确记录患者排便次数、量及性状以及每日输入液量，观察有无伴随症状及患者的全身情况。

(2)给予少渣、易消化、低脂、低纤维素饮食，避免生冷、刺激性食物；根据病情给予禁食、流质、半流质或软食。

(3)指导患者注意腹部保暖，可给予热水袋热敷以减少排便次数及减轻腹泻伴随的腹痛症状。

(4)指导患者做好肛周皮肤护理。排便后用温水清洗肛周，保持清洁干燥，必要时涂布无菌凡士林油以保护肛周皮肤。

(5)遵医嘱给予病因治疗及止泻药物，注意观察药物的作用及不良反应。

(6)做好心理护理，消除患者的焦虑、紧张情绪。

【护理评价】

(1)患者腹泻及其伴随症状是否减轻或消失。

(2)患者机体是否获得足够的热量、水、电解质和各种营养物质,营养状态是否改善。

(3)患者生命体征是否正常,有无失水、电解质紊乱的表现。

第三节　胃炎患者的护理

胃炎(gastritis)是各种原因引起的胃黏膜炎症,为最常见的消化系统疾病之一。按临床发病的缓急,一般可分为急性和慢性胃炎两大类型。

一、急性胃炎患者护理

急性胃炎(acute gastritis)是指由多种病因引起的急性胃黏膜炎症。临床上急性发病,常表现为上腹部症状。其主要病理改变为胃黏膜充血、水肿、糜烂和出血,病变可局限于胃窦、胃体或弥漫分布于全胃。

【病因与发病机制】

(一)理化因素

以药物造成的胃黏膜炎症常见,最常引起胃炎的药物是非甾体抗炎药如阿司匹林、吲哚美辛等。机制可能是抑制环氧化酶活性,阻碍前列腺素的合成,削弱后者对胃黏膜的保护作用;其他如乙醇、铁剂、氯化钾口服液、抗肿瘤药等均引起黏膜浅表损伤。胆汁反流性胃炎是内源性化学性炎症,胆汁和胰液中的胆盐和磷脂酶 A 及其他胰酶可破坏残胃黏膜,产生多发性糜烂。

(二)急性应激

可由严重的脏器疾病、大手术、大面积烧伤、脑出血、休克等引起。其确切机制尚未明确,但多数认为在应激状态下胃黏膜缺血、缺氧导致胃黏膜黏液和碳酸氢盐分泌不足、局部前列腺素合成不足、上皮细胞再生能力减弱等改变,胃黏膜屏障破坏和 H^+ 反弥散进入黏膜是主要的发病因素。

【临床表现】

不同原因所致者引起的临床表现不尽一致。轻者多无明显症状,少数有上腹部不适、腹胀等消化不良的表现。急性糜烂出血性胃炎患者多以突然发生的呕血和黑便的上消化道出血症状而就诊。严重者伴头昏、乏力、晕厥等。体检:轻者上腹部可有压痛;重者面色苍白、血压下降和脉搏细速等。

【实验室及其他检查】

(1)粪便检查:大便隐血试验阳性或阴性。

(2)纤维胃镜检查:一般应在急性大出血后 24～48 小时内进行。镜下可见胃黏膜多发性糜烂、出血灶和水肿为特征的急性胃黏膜损害。

【诊断要点】

有服用非甾体抗炎药史、应激史、饮酒史;病人有呕血及黑便应考虑本病,但确诊依据是纤维胃镜检查。

【治疗要点】

主要针对原发病和病因采取防治措施。对于有严重的原发病而又高度疑有急性胃黏膜损害者,可预服抑制胃酸分泌药物。药物引起者应立即停药,并用制酸剂和胃黏膜保护剂治疗。

【护理评估】

(1)健康史:询问病人有无服用非甾体抗炎药、抗肿瘤药史,以及有无各种应激状况。病人呕血及黑便的情况如何。

(2)身体评估:评估病人的生命体征;上腹部疼痛的情况,即压痛的部位、程度,有无反跳痛。

(3)实验室及其他检查:大便潜血是否阳性,纤维胃镜检查结果如何。

(4)心理及社会评估:病人因疼痛、病情突然发作尤其是应激造成者,易出现担心、抑郁等不良的心理反应。并评估家属对疾病认识及对病人的态度。

【护理诊断】

(1)知识缺乏:缺乏疾病病因及防治知识。

(2)疼痛:与胃黏膜急性炎症有关。

(3)焦虑:与病情反复、应激状况出血有关。

(4)潜在并发症:上消化道大量出血。

【护理目标】

掌握疾病有关知识并正确服用药物;疼痛减轻或缓解;焦虑程度减轻;无并发症出现或出现并发症可得到及时发现并配合治疗。

【护理措施】

(1)病情观察:观察病人疼痛的部位、程度,是否有呕血、黑便;有无诱因及病因,并是否已清除致病的病因及诱因。

(2)生活护理:嘱病人注意休息减少活动,对急性应激造成者应卧床休息;指导病人合理进食,一般进少渣、温热半流质饮食。如少量出血可给牛奶、米汤等以中和胃酸,有利于黏膜的修复。

(3)用药护理:避免使用对胃黏膜有损害的药物如阿司匹林、吲哚美辛等,指导病人正确服用有关药物,如制酸剂、胃黏膜保护剂。

(4)对症护理:病人出现疼痛时,遵医嘱给药,给病人提供舒适的体位,并指导病人使用放松术。若有出血,按上消化道出血护理。

(5)心理护理:由于严重疾病引起的急性应激导致出血的病人,情绪往往紧张、恐惧。护理人员应耐心向病人解释病情,做好心理疏导,解除其恐惧心理,保证病人心身得到休息。

【健康教育】

(1)帮助病人了解急性胃炎的病因,针对具体情况进行指导。如避免使用对胃黏膜有刺激的药物，若必须使用可同时服用制酸剂或胃黏膜保护剂。

(2)饮食有规律，避免过热、过冷、辛辣等刺激性食物；嗜酒者须戒酒，避免乙醇对胃黏膜造成损害。

二、慢性胃炎患者护理

慢性胃炎(chronic gastritis)是指多种病因所致的胃黏膜慢性炎症，主要组织病理学特征是炎症、萎缩和肠化生。根据病理组织学改变和病变在胃的分布部位，结合可能病因，将慢性胃炎分为浅表性(又称非萎缩性)、萎缩性和特殊类型3大类。

【病因与发病机制】

慢性胃炎的病因和发病机制尚未完全阐明，可能与下列因素有关。

(1)幽门螺杆菌感染：目前认为幽门螺杆菌感染是慢性浅表性胃炎最主要的病因。其机制是：幽门螺杆菌具有鞭毛结构，可在胃内黏液层中自由活动，并依靠其黏附素与胃黏膜上皮细胞紧密接触；幽门螺杆菌分泌高活性的尿素酶，可分解尿素产生NH3，而中和胃酸，即形成了有利于幽门螺杆菌定居和繁殖的中性环境，又损伤了上皮细胞膜；幽门螺杆菌分泌的空泡毒素蛋白可使上皮细胞受损，细胞毒素相关基因蛋白能引起强烈的炎症反应；幽门螺杆菌菌体胞壁可作为抗原产生免疫反应。这些因素的长期存在导致胃黏膜的慢性炎症。

(2)刺激性食物和药物：长期服用对胃黏膜有强烈刺激的饮食及药物，如浓茶、烈酒、辛辣或水杨酸盐类药物，或食时不充分咀嚼，粗糙食物反复损伤胃黏膜，或过度吸烟所致。

(3)十二指肠液的反流：研究发现慢性胃炎患者因幽门括约肌功能失调，常引起胆汁反流，可能是一个重要的致病因素。

(4)免疫因素：免疫功能的改变在慢性胃炎的发病上已普遍受到重视，萎缩性胃炎，特别是胃体胃炎病人的血液、胃液或在萎缩黏膜内可找到壁细胞抗体；胃萎缩伴恶性贫血病人血液中发现有内因子抗体，说明自身免疫反应可能是某些慢性胃炎的有关病因。

【临床表现】

慢性胃炎缺乏特异性症状，症状的轻重与胃黏膜的病变程度并非一致。大多数病人常无症状或有程度不同的消化不良症状如上腹隐痛、食欲减退、餐后饱胀、反酸等。慢性萎缩性胃炎患者可有贫血、消瘦、舌炎、腹泻等，个别病人伴黏膜糜烂者上腹痛较明显，并可有出血，如呕血、黑便。症状常常反复发作，无规律性腹痛，疼痛经常出现于进食过程中或餐后，多数位于上腹部、脐周、部分患者部位不固定，轻者间歇性隐痛或钝痛、严重者为剧烈绞痛。

【辅助检查】

(1)纤维胃镜及胃黏膜活组织检查：是最可靠的诊断方法。通过胃镜在直视下观察黏膜病损，在充分活组织检查基础上以组织病理学诊断明确病变类型，并可检测幽门螺杆菌。

(2)幽门螺杆菌检测：可采用胃黏膜培养、活检标本切片染色、尿激酶试验，后两者是简单、较准确的方法。

(3)血清学检查：A型胃炎时，抗壁细胞抗体和抗内因子抗体可呈阳性，血清促胃泌素水平明显升高。B型胃炎血清促胃泌素水平正常或偏低。

【诊断要点】

出现反复上腹胀痛及不适表现，病程较长且无规律者应考虑该病。确诊主要依靠胃镜及胃黏膜活检。

【治疗要点】

(1)消除病因：祛除各种可能致病的因素，如避免进食对胃黏膜有强刺激的饮食及药品，戒烟忌酒。注意饮食卫生，防止暴饮暴食。积极治疗口、鼻、咽部的慢性疾患。加强锻炼提高身体素质。

(2)药物治疗：疼痛发作时可用托溴铵、普鲁本辛、颠茄合剂等。胃酸增高可用 PPI 质子泵抑制剂如雷贝拉唑、兰索拉唑、奥美拉唑等，症状较轻者可用 H2 受体阻滞剂如西咪替丁、雷尼替丁、氢氧化铝胺等。胃酸缺乏或无酸者可给予 1%稀盐酸或胃蛋白酶合剂，伴有消化不良者可加用胰酶片、多酶片等助消化药。胃黏膜活检发现幽门螺杆菌者加服抗生素治疗。

【护理诊断】

(1)知识缺乏：缺乏对慢性胃炎病因和预防知识的了解。

(2)疼痛：与胃黏膜慢性炎症有关。

(3)营养失调：低于机体需要量 与食欲减退、呕吐、消化吸收不良有关。

(4)焦虑：与病情迁延，担心癌变有关。

【护理措施】

(一)一般护理

(1)休息：急性发作期应卧床休息，缓解期进行适当的锻炼，以增强机体抵抗力。

(2)提供安静舒适的环境，避免不良刺激，以利于患者的休息和进食。

(3)饮食护理：帮助患者改变、修正不利于疾病的生活方式和饮食习惯，重建有利于疾病康复的饮食计划，鼓励进食易消化，富含蛋白质、维生素，高热量的饮食，避免辛辣或粗糙的食物，并且少量多餐。

(4)药物护理：按医嘱给药，注意观察药物疗效及不良反应，如出现食欲不振、恶心、呕吐等，应通知医生进行处理。

(二)心理护理

多与患者沟通，指导患者通过转移注意力、做深呼吸等方法缓解紧张情绪，详细讲解消除诱因，配合正规治疗的重要性，告知患者本病是可逆的，使其树立治疗信心，消除忧虑、恐惧心理。

(三)健康教育

指导患者消除忧虑、保持良好心态；加强营养、避免生冷、油煎、辛辣等刺激性食物和对胃黏膜有刺激的药物，戒除烟酒；注意劳逸结合，教会患者认识与自身有关的疾病诱发因素；对有肠上皮化生和中度非典型增生患者，应强调定期作胃镜检查和病理检查。

第四节　消化性溃疡患者的护理

消化性溃疡(peptic ulcer)主要指发生于胃和十二指肠黏膜的慢性溃疡,即胃溃疡(gastric ulcer,GU)和十二指肠溃疡(duodenal ulcer,DU),由于溃疡的形成与胃酸及胃蛋白酶的消化作用有关,故称为消化性溃疡。临床上 DU 较 GU 常见,两者之比为 2:1～3:1,但有地区差异,在胃癌高发区 GU 所占比例有所增加。秋冬和冬春之交是本病的好发季节。

【病因与发病机制】

近年来的实验与临床研究表明,胃酸分泌过多、幽门螺杆菌感染和胃黏膜保护作用减弱等因素是引起消化性溃疡的主要环节。胃排空延缓和胆汁反流、胃肠肽的作用、遗传因素、药物因素、环境因素和精神因素等,都和消化性溃疡的发生有关。

【临床表现】

上腹痛是消化性溃疡的主要症状,但少数病人可无症状或症状较轻以致不为病人所注意,而以出血、穿孔等并发症为首发症状。典型的消化性溃疡有如下临床特点:

(1)慢性过程,病史可达数年至数十年。

(2)周期性发作与自发缓解相交替,发作期可为数周或数月,缓解期亦长短不一,短者数周,长者数年,发作常有季节性,多在秋冬或冬春之交发病,可因精神情绪不良或过度疲劳而诱发。

(3)发作时上腹疼痛呈节律性,腹痛多可被进食或服用抗酸药所缓解。

【辅助检查】

(1)纤维胃镜和胃黏膜活组织检查:是确诊消化性溃疡的首选检查方法。胃镜检查可直接观察溃疡部位、病变大小、性质,并可在直视下取活组织作组织病理学检查和幽门螺杆菌检测。

(2)X 线钡餐检查:溃疡的 X 线直接征象是龛影,是诊断溃疡的重要依据,适用于对胃镜检查有禁忌或不愿接受胃镜检查者。

(3)幽门螺杆菌检测:可通过侵入性(如快速尿素酶测定、组织学检查和幽门螺杆菌培养等)和非侵入性(如 14C 尿素呼气试验、粪便幽门螺杆菌抗原检测和血清学检测等)方法检测出幽门螺杆菌。

(4)大便隐血试验:隐血试验阳性提示溃疡有活动,如 GU 病人持续阳性,应怀疑有癌变的可能。

【治疗要点】

(一)药物治疗

(1)根除幽门螺杆菌治疗:根除 Hp 的方案目前推荐以质子泵抑制药(PPI)或胶体铋剂为基础加两种抗生素(克拉霉素、阿莫西林、甲硝唑、替硝唑、四环素、左氧氟沙星等)的三联治疗方案较为适宜。其中 PPI 加克拉霉素再加阿莫西林或甲硝唑的方案根除率最高。

(2)抑制胃酸药物:①H2 受体拮抗剂:可抑制基础及刺激的胃酸分泌。常用药物有西咪替丁、雷尼替丁、法莫替丁等。②质子泵抑制药:是已知的作用最强的胃酸分泌抑制药,能有效地减少胃酸分泌,且作用持久。常用药物有奥美拉唑、兰索拉唑、泮托拉唑和拉贝拉唑等。

(3)胃黏膜保护药物:胃黏膜保护剂主要有 3 种,即枸橼酸铋钾、硫糖铝及前列腺素类药物。

(二)手术治疗

适用于大量出血经内科紧急处理无效时;急性穿孔;瘢痕性幽门梗阻;内科治疗无效的顽固性溃疡;胃溃疡疑有癌变时。

【护理评估】

询问与疾病有关的诱因和病因,有无慢性胃炎、十二指肠炎病史;发病是否与天气变化、饮食不当或情绪激动有关;有无暴饮暴食、喜食辛辣等刺激性食物的习惯;有无家族史及长期服药史;有无应激和心理因素,如身体严重创伤、休克、家庭变故、自我期望值过高、生活、工作压力过大等。注意观察有无痛苦表情;生命体征是否正常;腹部有无固定压痛点,有无压痛、反跳痛、肌紧张;有无胃型、肠型及蠕动波,肠鸣音是否存在等。询问患者有关临床表现,如首次发作时间,疼痛的部位、性质;疼痛与进食的关系;有无伴随症状,如恶心、呕吐、反酸、嗳气等;有无呕血、黑粪;呕吐物量、有无酸臭味、是否频繁;曾经做过何种检查和治疗。

【护理诊断】

(1)疼痛:腹痛。与消化性溃疡有关。

(2)营养失调:低于机体需要量。与疼痛致摄入量减少及消化吸收障碍有关。

(3)知识缺乏:缺乏消化性溃疡的病因及预防知识。

(4)焦虑:与溃疡反复发作或出现并发症有关。

(5)潜在并发症:上消化出血、穿孔、幽门梗阻、癌变。

【护理目标】

患者对疾病有正确认识,能够正确进食和用药;能描述引起疼痛的因素并应用使疼痛缓解或消失的技巧;焦虑减轻或消除;无并发症出现。

【护理措施】

(一)一般护理

(1)休息:病情轻者要注意劳逸结合,生活有规律;较重者应卧床休息。

(2)饮食:定时进食,均衡营养。宜选择营养丰富、清淡、易消化的食物。出血量少又无呕吐者,可进食少量流质饮食;溃疡大出血或剧烈呕吐时,应禁食 24～48 小时。

(3)疼痛:观察及详细了解患者疼痛的部位、性质、规律,密切注意是否有并发症的发生。

(二)用药护理

遵医嘱给予药物治疗,并注意观察疗效及不良反应。

(三)疼痛的护理

向患者及亲属讲解引起疼痛的原因,并帮助患者预防或去除加重或诱发疼痛的因素,如避免食用刺激性食物;戒除烟酒;停服非甾体抗炎药等。观察疼痛的部位、性质、持续时间以及疼痛与进食的关系,若疼痛加剧或疼痛的节律性发生了改变,应考虑有并发症的发生,配合医生给予相应处理。慢性疼痛者,采用分散注意力、放松、音乐疗法、生物反馈等手段缓解。疼痛较重时嘱患者卧床休息以达到缓解疼痛的目的。

(四)心理支持

加强与患者沟通,向患者说明疾病的规律、治疗计划和效果以及负性情绪与本病的关系,指导患者保持乐观情绪,帮助其学会放松。

(五)健康教育

(1)向患者及亲属讲解引起溃疡病的主要病因,以及加重和诱发溃疡病的相关因素。

(2)指导患者生活要有规律,保证充足睡眠,保持乐观情绪。

(3)饮食应少食多餐,戒烟酒,以清淡、无刺激性、易消化食物为宜。

(4)严格按医嘱服药,掌握药效与不良反应,以减少复发。

(5)定期复诊,如上腹疼痛节律发生变化或出现呕血、黑粪时应立即就诊。

第五节　肠结核患者的护理

肠结核(intestinal tuberculosis)是结核分枝杆菌侵犯肠道引起的慢性特异性感染,多继发于肠外结核。本病多见于青壮年,女性略高于男性。

【病因与发病机制】

肠结核主要由人型结核分枝杆菌引起,少数地区因饮用未经消毒的带菌牛奶或乳制品而发生牛型结核杆菌感染。结核分枝杆菌侵犯肠道的途径有:①经口感染;②血行播散;③直接蔓延。结核病的发生是人体与结核分枝杆菌相互作用的结果,当入侵细菌数量多、毒力大,且机体免疫功能低下或肠功能紊乱致局部抵抗力削弱时,才会发病。

【临床表现】

(1)腹痛:多位于右下腹,可有右下腹压痛,上腹或脐周疼痛系回盲部病变引起的牵涉痛。

(2)腹泻与便秘:溃疡型肠结核的主要症状之一是腹泻,增生型肠结核多以便秘为主要表现。

(3)腹部肿块:肿块位于右下腹,质地中等,比较固定,伴有轻度或中度压痛。

(4)结核毒血症及肠外结核表现:多见于溃疡型肠结核,表现为长期发热、盗汗,并伴有倦怠、消瘦、贫血等表现。

【辅助检查】

(1)常规检查:结核菌素试验强阳性有助于本病诊断。白细胞一般正常,红细胞沉降率多明显增快,粪便常规检查可见少量脓细胞和红细胞。

(2)X线检查:胃肠钡餐检查或钡剂灌肠检查对肠结核有重要诊断价值。

(3)纤维结肠镜检查:可观察病变的性质及范围,并可作活检,为本病诊断的可靠依据。

【治疗要点】

活动期需卧床休息,加强营养,给予高蛋白、高热量饮食,适量补充维生素A、D,必要时给予静脉高营养治疗。抗结核药物治疗是本病治疗的关键。腹痛可用托溴铵或其他抗胆碱药物;摄入不足或腹泻严重者应注意预防和纠正水、电解质和酸碱平衡紊乱。

【护理诊断】

(1)疼痛—腹痛:与结核分枝杆菌侵犯肠壁,结肠痉挛、蠕动增加有关。

(2)营养失调—低于机体需要量:与细菌毒素作用、消化吸收功能障碍、消耗增加有关。

(3)腹泻:与结核分枝杆菌感染致肠功能紊乱有关。

(4)知识缺乏:缺乏肠结核病治疗和护理的知识。

(5)焦虑:与病程长、腹泻、腹痛有关。

【护理措施】

(一)一般护理

(1)休息:活动性肠结核患者应卧床休息,病情稳定后可逐步增加活动量。提供良好的休息环境。

(2)饮食与营养:鼓励进食高蛋白、高热量、富含维生素、易消化的饮食。腹泻者应少食易发酵的食物及粗纤维食物。肠梗阻患者应禁食。

(3)消毒隔离:患者用过的餐具与用品应及时进行消毒处理。

(4)观察病情:密切观察患者腹泻、呕吐的次数、性状及量;腹痛的性质、程度;观察结核毒血症状及患者的营养状况;并且应早期发现肠梗阻及其他并发症的发生。

(二)对症护理

由肠梗阻所致疼痛加重者,应行胃肠减压。严重腹泻或摄入不足者,注意水、电解质的平衡。

(三)心理护理

向患者介绍本病的基本知识,使其了解早期诊断、坚持正确治疗后病变是可以治愈的,以消除患者焦虑心理。

(四)用药护理

注意按时、按量服用药物,切忌自行间断用药和停药。向病人介绍所用抗结核药的主要不良反应及预防方法。解释药物作用和可能出现的不良反应。

(五)健康教育

(1)加强身体锻炼,合理营养,生活规律,注意劳逸结合,以不感到劳累、腹痛为原则,保持良好心态,以增强机体抵抗力。

(2)注意个人卫生、饮食卫生,不吃未消毒的牛奶和乳制品,提倡用公筷进餐或分餐制。

(3)对肠结核患者的粪便应消毒处理,防止病原体传播,尤其应重点预防和积极治疗肺结核,加强有关结核病的宣传教育。

(4)指导患者坚持规律与全程治疗结核病，切忌自行间断用药或停药，并定期门诊复查。

第六节　结核性腹膜炎患者的护理

结核性腹膜炎(tuberculous peritonitis)是由结核分枝杆菌引起的慢性弥漫性腹膜感染，本病可见于任何年龄，但临床上多见于青壮年，女性略多于男性，男女之比约为1:2。

【病因与发病机制】

本病由结核分枝杆菌引起，多继发于肺结核或体内其他部位的结核病，部分病例可同时发现结核原发病灶。

【临床表现】

(1)全身症状：常见结核病的毒血症症状，主要是发热及盗汗。后期有消瘦、浮肿、贫血、舌炎、口角炎等营养不良的表现。

(2)腹痛：早期腹痛不明显，以后可出现持续性隐痛或钝痛，也可始终无腹痛。

(3)腹部触诊：腹壁柔韧感，腹部可有压痛，少数压痛明显且有反跳痛。

(4)腹水：当腹水量超过1000ml时经检查发现移动性浊音。

(5)其他：常见有腹胀或腹泻。

(6)并发症：以肠梗阻常见。

【辅助检查】

(1)血液检查、结核菌素试验：可有轻度至中度贫血，白细胞计数多正常或稍高。病变活动时血沉增快，病变趋于静止时逐渐正常。结核菌素试验呈强阳性有助本病诊断。

(2)腹水检查：腹水为草黄色渗出液，静置后自然凝固，少数呈淡血色，偶见乳糜样，比重一般大于1.018，蛋白质含量大于30g/L，白细胞计数超过500×106/L，以淋巴细胞为主。

(3)其他检查：B超和CT检查可提示肠粘连等征象。X线检查可发现肠梗阻、结肠瘘及结肠外包块等征象。腹腔镜检查具有确诊价值，但仅限于有游离腹水患者。

【治疗要点】

(1)药物治疗仍依据足量、联合为治疗原则。疗程至少18个月。

(2)对腹水型患者，在放腹水后，于腹腔内注入醋酸地塞米松等药物，可以加速腹水吸收并减少粘连。

(3)对血行播散或结核毒血症严重的患者，在应用有效的抗结核药物治疗的基础上，亦可加用肾上腺糖皮质激素，但不宜长期应用。

(4)多数患者可能已接受过抗结核药物治疗。因此，这类患者应选择以往未用或少用的药物，制订联合用药方案。

(5)在并发肠梗阻、肠瘘、化脓性腹膜炎时可行手术治疗。

【护理诊断】

(1)疼痛：与腹膜炎症和肠梗阻有关。

(2)营养失调——低于机体需要量：与结核病消耗增加有关。

(3)腹泻：与肠功能紊乱有关。

(4)焦虑：与疾病迁延不愈有关。

(5)潜在并发症：肠梗阻、肠穿孔、肠瘘等。

【护理措施】

(一)一般护理

(1)休息：重症患者应卧床休息，大量腹水者给予半卧位。

(2)饮食护理：嘱患者多摄入高蛋白、高热量、富含维生素、易消化饮食。

(3)密切观察病情变化：观察腹痛部位、性质、时间，并观察腹泻次数、性状和量及结核毒血症状。

(二)对症护理

腹泻频繁者，及早静脉输液，保持水、电解质平衡，并注意做好肛周皮肤护理；腹痛明显者，可给予腹部热敷、解痉等处理；对有腹内其他结核病灶破溃或穿孔所致的并发症，应给予胃肠减压、禁食等处理；对高热患者做好降温护理。

(三)用药护理

遵医嘱给予全身抗结核药物治疗和(或)腹腔内注药，密切观察疗效及不良反应。

(四)健康教育

积极治疗原有结核病，加强卫生宣传，注意公共及个人卫生，提倡分餐制，防止结核菌的传播；嘱患者规律服药，全程治疗，不要自行停药，并注意药物的不良反应，按期复查；保证休息与营养。

第七节　胃癌患者的护理

胃癌(gastric cancer)是人类最常见的恶性肿瘤之一，居消化道肿瘤的首位，在所有肿瘤中居第二位。男性胃癌的发病率与死亡率均高于女性，男女之比约为 2∶1。发病年龄以中老年居多。

【病因与发病机制】

正常情况下，胃黏膜上皮细胞的增殖和凋亡之间保持动态平衡。这种平衡的维持有赖于癌基因、抑癌基因及一些生长因子的共同调控。多种因素共同影响上述平衡的维持，参与胃癌的发生。

【临床表现】

早期胃癌多数患者无明显症状，少数人有恶心、呕吐或是类似溃疡病的上消化道症状。疼痛与体重减轻是进展期胃癌最常见的临床症状，随着病情进展上腹疼痛加重，食欲下降、乏力。肿瘤部位不同也有其特殊表现：贲门胃底癌可有胸骨后疼痛和进行性吞咽困难；幽门附近的胃癌有幽门梗阻表现。当肿瘤破坏血管后，可有呕血、黑便等消化道出血症状；如肿瘤侵犯胰腺被膜，可出现向腰背部放射的持续性疼痛；如肿瘤溃疡穿孔则可引起剧烈疼痛甚至腹膜刺激征象；肿瘤出现肝门淋巴结转移或压迫胆总管时，可出现黄疸；远处淋巴结转移时，可在左锁骨上触及肿大的淋巴结。晚期胃癌患者常可出现贫血、消瘦、营养不良甚至恶病质等表现。

【辅助检查】

(1)血常规检查：大多数患者有缺铁性贫血。

(2)大便隐血试验：持续阳性有辅助诊断意义。

(3)X线钡餐检查：有助于胃癌的诊断。早期胃癌表现为小的充盈缺损或龛影。进展期胃癌X线诊断率可达90%以上，可见较大而不规则的充盈缺损。

(4)胃镜检查：胃镜检查结合黏膜活检，是目前最可靠的诊断手段，尤其是早期胃癌最佳的诊断方法。早期胃癌仅表现小的息肉样隆起或凹陷。进展期胃癌见肿瘤表面凹凸不平、糜烂、渗血、有污秽苔；也可呈深大溃疡，底部被污秽灰白苔覆盖，边缘结节状隆起，无聚合皱襞，病变处无蠕动。

【治疗要点】

(1)手术治疗：外科手术切除加区域淋巴结清扫是目前唯一可能治愈胃癌的手段。

(2)内镜下治疗：早期胃癌可在内镜下行电灼、激光照射或微波等局部治疗，但不如手术可靠。

(3)化学治疗：为手术的辅助治疗。分为术前、术中及术后化疗，可使癌灶局限、消灭残存癌灶及防止复发和转移。

(4)其他治疗：包括高能量静脉营养疗法、生物治疗、中医中药治疗等。

【护理诊断】

(1)疼痛：与癌细胞浸润有关。

(2)营养失调——低于机体需要量：与疾病慢性消耗，食欲差、幽门梗阻或化疗致恶心、呕吐有关。

(3)活动无耐力：与疼痛、营养不良、慢性失血有关。

(4)预感性悲哀：与得知癌症诊断或疾病已至晚期有关。

(5)有感染的危险：与化疗致白细胞减少、抵抗力下降有关。

【护理措施】

(一)一般护理

(1)休息与活动：早期胃癌经过治疗后可参加日常活动，但应避免紧张、劳累。中、晚期患者则应卧床休息，保证睡眠。

(2)饮食：以合乎患者口味，能达到身体基本热量需求为目标，注意尽量提供高蛋白、富含维生素、高糖类(碳水化合物)、易消化的饮食，少量多餐。

(3)静脉营养支持：对进食困难者，应遵医嘱给予静脉输注营养物质，如氨基酸、脂肪乳、清蛋白。

(4)观察病情变化:如腹痛的部位、性质,呕吐与黑粪的量、颜色、性状,患者的营养状况等。

(5)协助患者增加活动耐力:以患者能够耐受为前提,逐渐增加活动量。同时教会患者对活动反应的自我监测。

(二)疼痛的护理

注意观察患者疼痛的特点,疼痛剧烈时遵医嘱给予相应的止痛药;教给患者缓解疼痛的方法,如合适的体位、听音乐、看书报、电视,与人交谈等,以分散疼痛时的注意力。

(三)心理护理

给予患者表达情绪的机会和时间,耐心倾听患者及亲属的倾诉,理解并同情他们的悲哀情绪。提供相关信息以及帮助寻找合适的社会支持系统。

(四)健康教育

(1)进行健康指导,鼓励多食含维生素 C 丰富的新鲜蔬菜、水果,多食肉类和乳制品,少进咸菜和腌制食品,不食霉变食物。

(2)定期检查,积极治疗。

(3)指导合理使用止痛药,发挥自身积极的应对能力,提高控制疼痛的效果。

(4)告知疾病预后。大部分胃癌确诊时已是中、晚期,5 年存活率为 7%~34%。进展期胃癌不治疗,存活时间约 1 年。胃癌如仅侵及黏膜层,根治术后 5 年生存率约 95%,如侵及黏膜下层,术后 5 年生存率为 80%,如侵及肌层或浆膜层,预后不佳。

第八节　炎症性肠病患者的护理

炎症性肠病(inflammatory bowel disease,IBD)为累及回肠、直肠、结肠的一种特发性肠道炎症性疾病。临床表现腹泻、腹痛,甚至可有血便。本病包括溃疡性结肠炎(UC)和克罗恩病(CD)。溃疡性结肠炎是结肠黏膜层和黏膜下层连续性炎症,疾病通常先累及直肠,逐渐向全结肠蔓延,克罗恩病可累及全消化道,为非连续性全层炎症,最常累及部位为末端回肠、结肠和肛周。

【病因与发病机制】

病因和发病机制尚未完全明确,已知肠道黏膜免疫系统异常反应所导致的炎症反应在 IBD 发病中起重要作用,认为是由多因素相互作用所致,主要包括环境、遗传、感染和免疫因素。

【临床表现】

一般起病缓慢,少数急骤。病情轻重不一。易反复发作,发作诱因有精神刺激、过度疲劳、饮食失调、继发感染等。

(一)腹部症状

(1)腹泻:血性腹泻是 UC 最主要的症状,粪中含血、脓和黏液。轻者每日 2~4 次,严重者可达10～30次，呈血水样；CD腹泻为常见症状，多数每日大便2～6次，糊状或水样，一般无脓血或黏液，与UC相比，便血量少，鲜血色少。

(2)腹痛：UC常为局限于左下腹或下腹部阵发性痉挛性绞痛，疼痛后可有便意，排便后疼痛暂时缓解。绝大多数CD均有腹痛，性质多为隐痛、阵发性加重或反复发作，部分以右下腹多见，与末端回肠病变有关，其次为脐周或全腹痛。

(3)里急后重：因直肠炎症刺激所致。

(4)腹块：部分CD可出现腹块，以右下腹和脐周多见，因肠粘连、肠壁和肠系膜增厚、肠系膜淋巴结肿大所致，内瘘形成以及腹内脓肿等均可引起腹块。

(二)全身症状

(1)贫血：常有轻度贫血，疾病急性爆发时因大量出血，致严重贫血。

(2)发热：急性重症患者有发热伴全身毒血症状，1/3的CD患者可有中等度热或低热，间歇出现，因活动性肠道炎症及组织破坏后毒素吸收引起。

(3)营养不良：因肠道吸收障碍和消耗过多，常引起患者消瘦、贫血、低蛋白血症等表现。年幼患者伴有生长受阻表现。

【辅助检查】

(1)血液检查：可有红细胞和血红蛋白减少。活动期白细胞计数增多，红细胞沉降率增快，血清白蛋白及钠、钾、氯降低。

(2)粪便检查：粪便常规检查肉眼观常有黏液脓血，镜检可见有红细胞和脓细胞，急性期可见巨噬细胞。为排除感染性结肠炎，应行粪便病原学检查。

(3)纤维结肠镜和黏膜活组织检查：是诊断溃疡性结肠炎的重要手段。镜检可见：病变多从直肠开始呈连续性、弥漫性分布，黏膜粗糙呈细颗粒状、血管模糊、脆而易出血，可附有脓性分泌物；病变明显处可见弥漫性糜烂或多发性浅溃疡；慢性病变可见假性息肉，结肠袋变钝或消失。结肠镜下黏膜活检组织病理学可见弥漫性炎性细胞浸润。

(4)X线钡剂检查：黏膜皱襞粗乱或有细颗粒变化；也可呈多发性浅龛影或小的充盈缺损；结肠袋消失，肠管缩短、变细，可呈管状。对重型或暴发型不宜做此检查，防止加重病情或诱发中毒性巨结肠。

【治疗要点】

(一)一般治疗

强调饮食调理和营养补充，给予高营养少渣饮食。适当给予叶酸、B12等多种维生素及微量元素。腹痛腹泻必要时可给予抗胆碱药或止泻药，合并感染者静脉途径给予广谱抗生素。

(二)药物治疗

(1)氨基水杨酸制剂：柳氮磺吡啶(SASP)对控制轻，中型患者活动性有一定疗效，主要适用于病变局限在结肠者。

(2)糖皮质激素：控制病情活动最有效的药物，适用于本病活动期。活动性强的可加用氨基水杨酸制剂或免疫抑制剂。

(3)免疫抑制剂：对糖皮质激素治疗效果不佳的或糖皮质激素依赖的慢性活动期患者，加用此类药物可减少糖皮质激素的用量甚至停用。

(三)手术治疗

手术适应证：并发完全性肠梗阻，瘘管与脓肿形成，急性穿孔或不能控制的大量出血。

【护理诊断】

(1)疼痛：与肠道炎症、溃疡有关。

(2)体液不足：与结肠炎症所致的腹泻有关。

(3)营养失调：低于机体需要量，与吸收障碍有关。

【护理措施】

(一)一般护理

(1)休息和活动：轻症者注意休息，减少活动量，防止劳累；重症者应卧床休息，保证睡眠，以减少肠蠕动，减轻腹泻、腹痛症状。

(2)饮食护理：指导病人食用质软、易消化、少纤维素又富含营养的食物。一般为高热量、高蛋白、低渣饮食，以利于吸收，减轻对肠黏膜的刺激，供给足够的热量，维持机体代谢的需要。

(二)病情观察

严密观察腹痛的特点及生命体征的变化，以了解病情的进展情况。如腹痛性质突然改变应注意是否合并大出血、肠梗阻、肠穿孔等并发症，要配合医师积极抢救。观察每天排便的次数，粪便的量、性状，监测血红蛋白及电解质的变化。

(三)对症护理

(1)疼痛的护理：给病人耐心解释疼痛的原因，使其减轻焦虑、恐惧等不良情绪，增强自信心，配合治疗。教给病人缓解疼痛的方法，如放松、转移注意力，也可用针灸等止痛。

(2)腹泻的护理：全身症状明显的病人应卧床休息，注意腹部保暖，可用暖水袋腹部热敷，以减弱肠道运动，减少排便次数，并有利于腹痛等症状的减轻。加强肛周皮肤的护理，排便后应用温水清洗肛周，保持清洁干燥。

(四)用药护理

根据医嘱用药，以减轻炎症、缓解腹痛。注意药物的不良反应，如应用柳氮磺吡啶，应注意有无恶心、呕吐、皮疹及白细胞减少、关节痛等；应用糖皮质激素者，要注意激素用量，病情缓解后逐渐减量至停药，注意减药速度不要太快，以防止反跳现象。

(五)心理护理

护理人员应鼓励病人树立自信心，告诉病人及其家属，本病的轻型和长期缓解者预后较好，促进治疗疾病的主动性，自觉不懈地配合治疗。应尊重病人，为病人提供相对私密的空间，如尽量安排病人在有卫生间的单人病室等。帮助病人及家属认识病人的实际健康状态，以平和的心态应对疾病，缓解焦虑、恐惧心理。

第九节　肝硬化患者的护理

肝硬化(cirhosis of liver)是一种常见的、进行性的以肝组织弥漫性纤维化、假小叶和再生结节形成为特征的慢性肝病。发病高峰年龄在35～48岁，男女比例约为3.6:1～8:1。临床上常有多系统受累，以肝功能损害和门静脉高压为主要表现，晚期常出现消化道出血、肝性脑病、继发感染等严重并发症。是我国常见病和造成死亡的主要疾病之一。

【病因与发病机制】

引起肝硬化的病因很多，可分为病毒性肝炎肝硬化、酒精性肝硬化、代谢性肝硬化、胆汁淤积性肝硬化、肝静脉回流受阻性肝硬化、自身免疫性肝硬化、毒物和药物性肝硬化、营养不良性肝硬化、隐源性肝硬化等。

【临床表现】

(一)代偿期(一般属Child－Pugh A级)

可有肝炎临床表现，亦可隐匿起病。可有轻度乏力、腹胀、肝脾轻度大、轻度黄疸，肝掌、蜘蛛痣。

(二)失代偿期(一般属Child－Pugh B、C级)

有肝功损害及门脉高压症候群。

(1)全身症状：乏力、消瘦、面色晦暗，尿少、下肢水肿。

(2)消化道症状：食欲减退、腹胀、胃肠功能紊乱甚至吸收不良综合征，肝源性糖尿病，可出现多尿、多食等症状。

(3)出血倾向及贫血：齿龈出血、鼻衄、紫癜、贫血。

(4)内分泌障碍：蜘蛛痣、肝掌、皮肤色素沉着、女性月经失调、男性乳房发育、腮腺肿大。

(5)低蛋白血症：双下肢水肿、尿少、腹腔积液、肝源性胸腔积液。

(6)门脉高压：脾大、脾功能亢进、门脉侧支循环建立、食管－胃底静脉曲张，腹壁静脉曲张。

【辅助检查】

(一)血常规

代偿期多正常，失代偿期会出现不同程度的贫血。脾功能亢进时白细胞和血小板计数亦减少。

(二)尿常规

代偿期一般无变化，失代偿期可出现蛋白尿、血尿和管型尿。有黄疸时可有胆红素、尿胆原增加。

(三)肝功能试验

代偿期正常或轻度异常，失代偿期一般异常。

(1)血清胆红素增高，胆固醇酯低于正常。

(2)转氨酶轻、中度增高。

(3)血清总蛋白正常,降低或增高,但白蛋白下降,球蛋白增高。

(4)凝血酶原时间延长。

(四)免疫功能检查

体液免疫检查可有血清 IgG、IgA、IgM 均增高,以 IgM 增高最为显著,细胞免疫检查可有 T 细胞数低于正常,可出现抗核抗体、抗平滑肌抗体等非特异性自身抗体。

(五)腹水检查

一般为漏出液,若并发结核性腹膜炎、自发性腹膜炎或癌变时腹水性质会相应发生变化。

(六)影像学检查

X 线钡餐检查示食管静脉曲张者钡剂在黏膜上分布不均,显示虫蚀样或蚯蚓状充盈缺损,胃底静脉扩张时钡剂呈菊花样充盈缺损。超声显像、CT 和 MRI 检查可显示肝脾形态改变、腹水。

(七)纤维内镜检查

可直接观察静脉曲张及其分布和程度。

(八)腹腔镜检查

可直接观察肝脾情况,并在直视下对病变明显处进行肝穿刺做活组织检查。

(九)肝穿刺活组织检查

若见假小叶形成,可确诊为肝硬化。

【治疗要点】

(一)一般治疗

(1)休息:代偿期患者宜适当减少活动,但可进行轻工作;失代偿期应以卧床休息为主。

(2)饮食:以高热量、高蛋白质、富含维生素易消化食物为宜。肝功能显著损害或有肝性脑病先兆时,应限制或禁食蛋白质;有腹水时应少盐或无盐饮食;注意禁酒及避免进食粗糙、坚硬食物,禁用损害肝脏的药物。

(3)支持治疗:失代偿期患者食欲缺乏,进食量少,且多有恶心、呕吐,宜静脉输入高渗葡萄糖液以补充热量。应特别注意维持水、电解质和酸碱平衡。

(二)药物治疗

目前尚无特效药,可用葡醛内酯、维生素及助消化药物,但不能种类过多以免增加肝脏负担。抗炎症和抗纤维化的药物秋水仙碱对肝储备功能尚好的代偿期肝硬化有一定疗效。

(三)腹水的治疗

(1)限制钠、水的摄入:腹水患者必须限钠,给无盐或低盐饮食,盐限制在 1.2～2g/d,进水量在 1000ml/d 左右。通过钠水的限制,约有 15%的患者可产生自发性利尿,使腹水有所消退。

(2)增加钠、水排泄。①利尿药:主要使用螺内酯和呋塞米。螺内酯为潴钾利尿药,呋塞米为排钾利尿药,目前主张以上两药联合应用,可起协同作用,并减少电解质紊乱。利尿治疗剂量不宜过大,利尿速度不宜过快,以避免诱发肝性脑病、肝肾综合征等。②腹腔穿刺放腹水加输清蛋白:穿刺放腹水可改善大量腹水产生的临床症状,但2～3天内腹水迅速复原;故应同时静脉输注清蛋白,可提高疗效,缩短住院时间。③提高血浆胶体渗透压:每周定期少量、多次静脉输注新鲜血或清蛋白,对改善机体一般情况、恢复肝功能和消退腹水有帮助。④腹水浓缩回输:是治疗难治性腹水的较好办法。将放出的腹水,通过浓缩处理后经静脉回输,既可消除水、钠潴留,又能提高血浆清蛋白浓度及有效循环血容量,还可改善肾血液循环。不良反应和并发症有发热、感染、电解质紊乱等。

(四)门静脉高压症的手术治疗

手术的主要目的是降低门静脉系统压力和消除脾功能亢进,常行各种分流、断流术和脾切除术。

(五)肝移植手术

是对晚期肝硬化尤其是肝肾综合征的最佳治疗,可提高患者的存活率。

【护理诊断】

(1)营养失调——低于机体需要量:与肝功能减退、门静脉高压引起食欲减退、消化和吸收障碍有关。

(2)体液过多:与门静脉高压、低蛋白血症有关。

(3)活动无耐力:与肝功能减退、大量腹腔积液有关。

(4)焦虑:与担心疾病预后、经济负担沉重等有关。

(5)潜在并发症:上消化道出血、肝性脑病、感染。

【护理措施】

(一)一般护理

(1)休息与活动:代偿期患者应劳逸结合,失代偿期或有并发症者应卧床休息,平卧可增加肝脏的血流量,卧床休息可降低肝脏的代谢率,大量腹水时取半卧位。

(2)饮食:以高热量、高蛋白、富含维生素、易消化的食物为主。肝功能显著减退或有肝性脑病先兆时,应严格限制蛋白摄入,有腹水者应少盐或无盐饮食,限制进水量。食管胃底静脉曲张者应避免进食粗糙、坚硬、刺激性的食物。

(3)观察病情变化:如精神状态、性格行为、腹水、体重、肝功能及全身营养状况等。

(二)对症及用药护理

(1)用药护理:按医嘱补充多种维生素、助消化药、抗纤维化药及利尿药等药物,密切观察药效及不良反应。

(2)腹水护理:①大量腹水不能平卧者取半卧位。②腹水患者多伴皮肤干枯粗糙、浮肿、瘙痒,抵抗力低下,故应做好皮肤护理。③观察腹水消长情况,准确记录出入水量。④大量腹水时,应避免使腹内压突然剧增的因素。⑤做好腹腔穿刺放腹水的护理,标本及时送检。

(三)心理护理

鼓励患者及时反映心理问题，帮助患者正确看待疾病，引导患者亲属在情感上多关心患者，消除不良情绪，树立治疗信心。

（四）健康教育

（1）指导患者和亲属掌握该病的有关知识和自我护理的方法，保持愉快心情，树立治病信心。

（2）让患者了解身心休息的重要性，根据病情不同，因人而异安排休息和活动。

（3）注意保暖和个人卫生，生活起居应有规律，预防感染。

（4）帮助患者制订合理的营养食谱，切实遵循饮食治疗的原则和计划。

（5）避免服用损肝药物，按医生处方用药，不可随意加药和加量，教会其观察药物的疗效和不良反应。

（6）指导患者及其亲属了解肝硬化常见并发症的表现，定期门诊复查。

第十节　原发性肝癌患者的护理

原发性肝癌（primary hepatic carcinoma）是我国常见的恶性肿瘤之一，高发于东南沿海地区。我国肝癌病人的中位年龄为40～50岁，男性比女性多见。其病因和发病机制尚未确定。随着原发性肝癌早期诊断、早期治疗，总体疗效已有明显提高。

【病因与发病机制】

原发性肝癌的病因和发病机制尚未确定。目前认为与肝硬化、病毒性肝炎以及黄曲霉素等化学致癌物质和环境因素有关。

【临床表现】

（一）肝区疼痛

半数以上病人肝区疼痛为首发症状，多为持续性钝痛、刺痛或胀痛。主要是由于肿瘤迅速生长，使肝包膜张力增加所致。位于肝右叶顶部的癌肿累及横膈，则疼痛可牵涉至右肩背部。当肝癌结节发生坏死、破裂，可引起腹腔内出血，出现腹膜刺激征等急腹症表现。

（二）全身和消化道症状

主要表现为乏力、消瘦、食欲减退、腹胀等。部分病人可伴有恶心、呕吐、发热、腹泻等症状。晚期则出现贫血、黄疸、腹水、下肢水肿、皮下出血及恶病质等。

（三）肝大

肝大呈进行性，质地坚硬，边缘不规则，表面凹凸不平呈大小结节或巨块。

（四）肝癌转移症状

肝癌如发生肺、骨、脑等处转移，可产生相应症状。少数病人可有低血糖症、红细胞增多症、高血钙和高胆固醇血症等特殊表现。原发性肝癌的并发症主要有肝性昏迷、上消化道出血、癌肿破裂出血及继发感染。

【辅助检查】

（一）肿瘤标志物的检测

（1）甲胎蛋白（AFP）测定：是肝癌早期诊断的主要指标。现广泛用于肝细胞癌的普查、诊断、判断治疗效果和预测复发。

（2）γ－谷氨酰转移酶同工酶（γ－GT2）：在原发性和转移性肝癌的阳性率可提高到90％，特异性达97.1％，小肝癌中γ－GT2阳性率达78.6％。

（3）异常凝血酶原（AP）：用放免法测定AP对亚临床肝癌有早期诊断价值。

（二）超声显像

可显示直径为2cm以上的肿瘤，对早期定位诊断有较大价值，结合AFP检测，已广泛应用于普查肝癌，有利于早期诊断。最近发展的彩色多普勒血流成像中分析测量进出肿瘤的血液流量，根据病灶血供情况，帮助鉴别病变的良恶性质。

（三）电子计算机X线体层摄影（CT）

结合肝动脉造影，对1cm以下肿瘤的检出率可达80％以上，是目前诊断小肝癌和微小肝癌的最佳方法。

（四）X线肝血管造影

能显示直径在1cm以上的癌结节，结合AFP检测的阳性结果，常用于诊断小肝癌。

（五）磁共振显像（MRI）

无电离辐射，无须造影剂，可三维成像，在诊断肝癌方面优于CT，能清楚地显示肝细胞癌内部结构特征。

（六）放射性核素

肝显像用99m锝－植酸钠等制剂进行肝γ照相能显示直径在3～5cm以上的肿瘤，用99m锝－红细胞作肝血池显影，有助于肝癌与肝脓肿、囊肿、血管瘤等良性占位性病变的鉴别。

（七）肝穿刺行针吸细胞学检查

在B型超声导引下行细针穿刺，有助于提高阳性率。适用于经过各种检查仍不能确诊，但又高度怀疑者。

【治疗要点】

（一）手术治疗

手术是治疗肝癌的首选，也是最有效的方法。方法有：根治性肝切除，姑息性肝切除等。

（二）对不能切除的肝癌的治疗

根据具体情况，采用术中肝动脉结扎、肝动脉化疗栓塞、射频、冷冻、激光、微波等治疗有一定的疗效。原发性肝癌也是行肝移植手术的指征之一。

（三）化学药物治疗

经剖腹探查发现癌肿不能切除，或作为肿瘤姑息切除的后续治疗者，可采用肝动脉和（或）门静脉置泵（皮下埋藏灌注装置）作区域化疗栓塞。

（四）放射治疗

对一般情况较好，肝功能尚好，不伴有肝硬化，无黄疸、腹水、无脾功能亢进和食管静脉曲张，癌肿较局限，尚无远处转移而又不适于手术切除或手术后复发者，可采用放射治疗为主的综合治疗。

（五）生物治疗

常用的有免疫核糖核酸、干扰素、白细胞介素一2、胸腺肽等，可与化疗联合应用。

【护理诊断】

(1)疼痛：与癌细胞侵犯肝组织，肝包膜被牵拉或肝栓塞术后产生栓塞后综合征有关。

(2)营养失调——低于机体需要量：与疼痛、心理反应、化疗所致胃肠道反应及恶性肿瘤对机体的慢性消耗有关。

(3)有感染的危险：与长期消耗及化疗、放疗致白细胞减少、抵抗力下降有关。

(4)恐惧：与上腹剧烈疼痛及担心预后有关。

(5)潜在并发症：上消化道出血、肝性脑病、癌结节破裂出血。

【护理措施】

（一）一般护理

(1)饮食护理：提供高蛋白(肝功能显著减退或有肝性脑病先兆时则应限制蛋白质)、适当热量、富含维生素的饮食，避免摄入高脂肪、刺激性食物。

(2)病情监测：密切观察病情变化，出现异常，及时报告医生，配合医生进行紧急处理。

（二）疼痛的护理

注意观察疼痛的部位、性质及伴随症状，及时发现和处理异常情况；保持环境安静、舒适；指导患者放松和转移注意力，遵医嘱给予镇痛药物。

（三）肝动脉栓塞术的护理

(1)术前护理：术前做好解释工作，告知治疗的方法、步骤及效果，减轻患者对手术的恐惧和疑虑，积极配合手术。

(2)术后护理：①禁食2～3天，逐渐过渡到流质食物。②穿刺部位压迫止血15min再加压包扎，沙袋压迫6h，保持穿刺侧肢体伸直24h，并密切观察。③术后观察体温变化，高热者遵医嘱给予降温处理，密切监测血清蛋白，注意维持水、电解质的平衡；注意有无肝性脑病的前驱症状。④术后48小时，遵医嘱给予止痛药。⑤鼓励患者深呼吸、排痰，预防肺部感染。

（四）心理护理

给予患者真挚的同情、关心和帮助，给予患者亲属心理支持及必要的心理指导。

（五）健康教育

(1)积极宣传和普及有关肝癌的预防知识。

(2)指导患者保持乐观情绪，建立积极的生活方式。

(3)维持良好的营养状态，以增加机体抵抗力；戒除烟酒，减轻对肝脏的损害。

(4)教给患者及其亲属有关肝癌居家自我护理的知识及并发症预防的方法，随时监测病情变化，出现异常及时就诊。

(5)按医嘱服药，忌服损肝药物；定期复查。

第十一节　肝性脑病患者的护理

肝性脑病(hepatic encephalopathy，HE)又称肝性昏迷，是指严重肝病引起的、以代谢紊乱为基础的中枢神经系统功能失调的综合征，其主要临床表现是意识障碍、行为失常和昏迷。有急性与慢性脑病之分。

【病因与发病机制】

引起肝性脑病的原发病有重症病毒性肝炎、重症中毒性肝炎、药物性肝病、妊娠期急性脂肪肝、各型肝硬化、门一体静脉分流术后、原发性肝癌以及其他弥漫性肝病的终末期，而以肝硬化患者发生肝性脑病最多见，约占70%。诱发肝性脑病的因素很多，如上消化道出血、高蛋白饮食、大量排钾利尿、放腹水，使用安眠、镇静、麻醉药，便秘、尿毒症、感染或手术创伤等。这些因素大体都是通过：①使神经毒质产生增多或提高神经毒质的毒性效应。②提高脑组织对各种毒性物质的敏感性。③增加血一脑脊液屏障的通透性而诱发脑病。

【临床表现】

肝性脑病的临床表现因原有肝病的性质、肝细胞损害的轻重缓急以及诱因的不同而很不一致。一般可根据意识障碍程度、神经系统表现和脑电图改变，将肝性脑病分为4期：一期(前驱期)：轻度性格改变和行为失常，如欣快激动或淡漠少言，衣冠不整或随地便溺。应答尚准确，但吐词不清且较缓慢。可有扑翼样震颤(肝震颤)，患者脑电图多正常。此期历时数日或数周。有时症状不明显，易被忽视。二期(昏迷前期)：以意识错乱、睡眠障碍、行为失常为主。前一期症状加重。定向力和理解力均减退，对时间、地点、人物概念混乱，不能完成简单的计算和智力构图。言语不清，书写障碍，举止反常较常见。多有睡眠时间倒错，昼睡夜醒，甚至部分患者出现幻觉、恐惧、狂躁。此期患者有明显神经体征，如腱反射亢进、肌张力增高，Babinski征阳性。扑翼样震颤存在，脑电图有特征性异常，患者可出现不随意运动及运动失调。三期(昏睡期)：以昏睡和精神错乱为主，各种神经体征持续或加重，大部分时间患者呈昏睡状态，但可以唤醒，醒时可应答，但患者常有神志不清和幻觉。可引出扑翼样震颤，肌张力增加，四肢被动运动常有抵抗力。锥体束征常呈阳性，脑电图有异常波形。四期(昏迷期)：神志完全丧失，不能唤醒。浅昏迷时，对痛刺激和不适体位尚有反应，腱反射和肌张力仍亢进；由于患者不合作，无法引出扑翼样震颤。深昏迷时，各种反射消失，肌张力降低，瞳孔常散大，可出现阵发性惊厥、踝阵挛和换气过度。脑电图明显异常。以上各期分界不甚清楚，前后期临床表现可有重叠，病情发展或经治疗好转时，程度可进级或退级。

【辅助检查】

(1)血氨：慢性肝性脑病、门体分流性脑病多伴有血氨增高，而急性肝衰竭所致肝性脑病血氨可正常。

(2)脑电图检查：典型改变为节律变慢，主要出现普遍性每秒1～3次δ波或三相波。

(3)简易智力测验:测验内容包括书写、构词、画图、搭积木、用火柴搭五角星等。

【治疗要点】

(1)去除诱因:避免诱发和加重肝性脑病。

(2)减少肠内毒物的生成和吸收:①饮食:严禁蛋白质摄入,每天供给热量至少 50～67kJ 和足量的维生素,以糖类为主要食物。待神志清楚后,可逐步增加蛋白质至 40～60g/d,以植物蛋白为主。②灌肠或导泻:可用生理盐水或弱酸性溶液灌肠,口服或鼻饲33%硫酸镁导泻。③抑制肠道细菌的生长:短期口服新霉素 2～4g/d 或甲硝唑 0.2g,每日 4 次。

(3)促进有毒物质代谢消除,纠正氨基酸代谢紊乱:①谷氨酸钾或谷氨酸钠加入葡萄糖液中静脉滴注。②口服或静脉输注支链氨基酸为主的混合液。③氟马西尼等可迅速改善肝性脑病症状。④用活性炭、树脂灌流可清除血氨。

(4)其他对症治疗:①纠正水、电解质紊乱和酸碱平衡失调,每天入液总量以不超过 2500ml 为宜;及时纠正低钾和碱中毒。②保护脑细胞功能。③保持呼吸道通畅。④防治脑水肿。

(5)肝移植:治疗各类终末期肝病的有效方法。

【护理诊断】

(1)意识障碍:与血氨增高、中枢神经系统功能失调有关。

(2)照顾者角色困难:与患者意识障碍、照顾者缺乏相关照顾经验,及病程较长、经济负担过重等有关。

(3)有感染的危险:与长期卧床、营养失调、抵抗力低下有关。

(4)知识缺乏:缺乏肝性脑病的预防知识。

【护理措施】

(一)一般护理

(1)严密观察病情变化:密切观察患者思维、认知能力、行为的变化,以判断意识障碍的程度。加强生命体征、瞳孔的监测并及时记录。定期复查肝、肾功能及电解质的变化,出现异常及时报告医生进行处理。

(2)安全的护理:尽量安排专人护理,患者出现烦躁或谵妄时应加床栏,必要时使用约束带,防止发生坠床、撞伤或伤害他人等意外。

(3)饮食护理:昏迷者忌蛋白质饮食,供给以糖类为主的食物,应有足够的热量和维生素。患者神志清醒后,可逐步增加蛋白质饮食,每天 20g,以后每 3～5 天增加 10g,但短期内不能超过 40～50g/d,最好给予植物蛋白。尽量少摄入高脂食物。显著腹水者应限制钠盐在 250mg/d。

(二)避免各种诱发因素

(1)禁用镇静安眠药和麻醉药等。

(2)避免大量输入液体。

(3)防止感染,出现感染症状时,及时报告医生并遵医嘱及时、准确给予抗生素。

(4)避免大量放腹水和快速利尿。

(5)保持大便通畅,避免便秘。

(6)及时处理上消化道出血,出血停止后应灌肠和导泻,以减少氨的吸收。

(三)用药护理

遵医嘱迅速给予降氨药物,密切观察药物的疗效和不良反应。

(四)健康教育

(1)患者意识清醒后,应及时向其及其亲属介绍肝性脑病的病因及诱发因素,教给他们预防肝性脑病的措施。

(2)应使患者及其亲属认识到病情的严重性,要求患者加强自我保健意识。

(3)指导亲属加强家庭支持,并教会如何识别病情变化,及时就诊。

第十二节　急性胰腺炎患者的护理

急性胰腺炎(acute pancreatitis)是指多种病因导致胰酶在胰腺内被激活后引起胰腺组织自身消化、水肿、出血甚至坏死的化学性炎症,是临床上常见的急腹症之一。临床主要以急性上腹痛、发热、恶心、呕吐、血和尿淀粉酶增高等为特点。病变程度轻重不等,可分为轻症急性胰腺炎(MAP)和重症急性胰腺炎(SAP)。本病可见于任何年龄,但以青壮年居多。

【病因与发病机制】

急性胰腺炎的病因很多,常见病因有胆石症、大量饮酒和暴饮暴食。

(1)胆石症与胆道疾病:胆石症、胆道感染和胆道蛔虫等均可引起急性胰腺炎,其中我国以胆石症最为常见。在解剖上70%～80%的胰管与胆总管共同开口于十二指肠壶腹部,一旦结石嵌顿在壶腹部,就会导致胰腺炎和上行胆管炎:即“共同通道学说”。

(2)大量饮酒和暴饮暴食:①乙醇可致胰外分泌增多,并引起十二指肠乳头水肿与肝胰壶腹括约肌痉挛,胰液排出受阻,使胰管内压增加,引起急性胰腺炎。②暴饮暴食使短时间内大量食糜进入十二指肠,刺激乳头水肿,肝胰壶腹括约肌痉挛,同时引起大量胰液分泌。因胰液和胆汁排泄不畅,引起急性胰腺炎。

(3)胰管阻塞:胰管结石或蛔虫、胰管狭窄、肿瘤等均可导致胰管阻塞,当胰液分泌旺盛时胰管内压升高,使胰管小分支和胰腺泡破裂,胰液和消化酶渗入间质而发病。

(4)其他:腹腔手术、腹部钝挫伤可直接或间接损伤胰组织与血液循环的供应而引起急性胰腺炎;高钙血症、高脂血症以及免疫因素等均可引起或并发急性胰腺炎。

【临床表现】

急性胰腺炎的临床表现和病程,取决于病因、病理类型和治疗是否及时。中华医学会消化病学分会胰腺疾病学组制订的“急性胰腺炎诊治指南(2003年)”建议临床诊断不再使用病理学名词,依据亚特兰大标准(1992),急性胰腺炎可分为轻症急性胰腺炎(mild acute pancreatitis,MAP,曾称为水肿型胰腺炎)和重症急性胰腺炎(severe acute pancreatitis,SAP,曾称为出血坏死性胰腺炎)。轻症胰腺炎以水肿为主,临床多见,病情常呈自限性,预后良好。少数重者常继发感染、腹膜炎和休克等多种并发症,病死率高。

【辅助检查】

(1)白细胞计数:多有白细胞增多及中性粒细胞核左移。

(2)血、尿淀粉酶测定:血清淀粉酶一般在起病后6～12小时开始升高,48小时后开始下降,持续3～5天。血清淀粉酶一般超过正常值的3倍。尿淀粉酶升高较晚,常在发病后12～14小时开始升高,下降缓慢,持续1～2周逐渐恢复正常。

(3)C反应蛋白(CRP):CRP是组织损伤和炎症的非特异性标志物,有助于评估和监测急性胰腺炎的严重程度,在胰腺坏死时CRP明显升高。

(4)血清脂肪酶测定:血清脂肪酶常在病后24～72小时开始升高,持续7～10天,对病后就诊较晚的急性胰腺炎病人有诊断价值,且特异性也较高。

(5)其他生化检查:血糖升高较常见,持久空腹血糖高于10mmol/L反映胰腺坏死。可有血钙降低,若低于1.75mmol/L则预后不良。

(6)影像学检查:腹部X线平片可见肠麻痹或麻痹性肠梗阻征象;腹部B超与CT显像可见胰腺弥漫增大,与周围边界模糊不清,坏死区呈低密度图像或低回声。

【治疗要点】

治疗原则:减轻腹痛、减少胰液分泌、防治并发症。

(1)监护:如有条件应转入重症监护病房(ICU)。针对器官功能衰竭及代谢紊乱采取相应的措施。

(2)纠正水、电解质平衡:积极补充液体和电解质。

(3)减少胰腺外分泌:①禁食和胃肠减压;②生长抑素类,如奥曲肽;③抗胆碱能药物,常用托溴铵、654－2等;④H2受体抑制剂或质子泵抑制剂,以抑制盐酸分泌、间接减少胰液分泌。

(4)解痉镇痛:托溴铵或654－2肌注,剧痛者可加用哌替啶50～100mg肌内注射。

(5)抗感染:因多数急性胰腺炎与胆道疾病有关,故可应用抗生素。

(6)抑制胰酶活性:适用于出血坏死型早期,常用抑肽酶20万～50万U/d。

(7)手术治疗:如出现肠穿孔、肠坏死、并发胰腺脓肿、胆道梗阻加重者可手术治疗。

【护理诊断】

(1)疼痛:腹痛与胰腺及其周围组织炎症、水肿、坏死有关。

(2)体温过高:与胰腺炎症、坏死和继发感染有关。

(3)有体液不足的危险:与恶心、呕吐、禁食、胃肠减压有关。

(4)潜在并发症:电解质紊乱、急性呼吸窘迫综合征、急性肾衰竭、心功能不全、败血症等。

【护理措施】

(一)一般护理

(1)严密观察病情变化:定时测量患者生命体征,观察神志、尿量的变化,严格记录出入水量,定时腹部检查,观察腹痛的变化。出现异常表现时及时报告医生并配合进行抢救。

(2)活动与休息:绝对卧床休息,选择舒适卧位以减轻疼痛,保证睡眠以降低代谢率,促进组织修复。

(3)饮食护理:遵医嘱禁食禁水并给予胃肠减压,禁食期间予输液、补充热量、营养支持。必要时可给予全胃肠外营养(TPN)以维持水、电解质和热量供应。腹痛和呕吐基本消失后,可进少量清淡流食,以后逐步恢复饮食,忌食油脂食物。

(4)口腔护理:口干者可含漱或湿润口唇,每天做好口腔护理。

(二)用药护理

遵医嘱给予止痛药、抗生素及抑制胰腺分泌药物,密切观察药物疗效及不良反应。

(三)健康教育

(1)帮助患者及亲属了解本病的主要诱发因素,帮助患者养成良好的生活方式,如规律进食,避免酗酒、暴饮暴食,宜食用低脂、无刺激性食物等。

(2)本病多因胆道疾患所致,故有胆道疾病、十二指肠疾病者应积极治疗,避免本病的发生和复发。

第十三节　溃疡性结肠炎患者的护理

溃疡性结肠炎(ulcerative colitis)是一种病因未明的直肠和结肠慢性非特异性炎症性疾病。病变主要限于大肠黏膜与黏膜下层。主要临床表现是腹泻、黏液脓血便、腹痛。病程较长,多反复发作。本病可发生于任何年龄,多见于20～40岁,男女发病率无明显差别。

【病因与发病机制】

溃疡性结肠炎的病因至今仍不明。基因因素可能具有一定地位。心理因素在疾病恶化中具有重要地位,原来存在的病态精神如抑郁或社会距离在结肠切除术后明显改善。有认为溃疡性结肠炎是一种自身免疫性疾病。目前认为炎性肠病的发病是外源物质引起宿主反应、基因和免疫影响三者相互作用的结果。

【临床表现】

溃疡性结肠炎的最初表现可有许多形式。血性腹泻是最常见的早期症状。其他症状依次有腹痛、便血、体重减轻、里急后重、呕吐等。偶尔主要表现为关节炎、虹膜睫状体炎、肝功能障碍和皮肤病变。发热则相对是一个不常见的征象,在大多数病人中本病表现为慢性、低恶性,在少数病人(约占15%)中呈急性、灾难性暴发的过程。这些病人表现为频繁血性粪便,可多达30次/天,伴高热、腹痛。体征与病期和临床表现直接相关,病人往往有体重减轻和面色苍白,在疾病活动期腹部检查时结肠部位常有触痛。可能有急腹症征象伴发热和肠鸣音减少,在急性发作或暴发型病例尤为明显。中毒性巨结肠时可有腹胀、发热和急腹症征象。由于频繁腹泻,肛周皮肤可有擦伤、剥脱。还可发生肛周炎症如肛裂或肛瘘,虽然后者在Crohn病中更为常见。直肠指检感疼痛。皮肤、黏膜、舌、关节和眼部的检查极为重要。

【辅助检查】

(1)血液检查:可有贫血,白细胞计数在活动期可增高,血沉加快和C－反应蛋白增高是活动期的标志。严重或病情持续者血清蛋白降低。

(2)粪便检查:常规检查可见黏液脓血便,镜下可见红细胞和脓细胞。急性发作期可见巨噬细胞。粪便病原学检查是本病诊断的一个重要步骤,其目的是排除感染性结肠炎。

(3)结肠镜检查:全结肠镜或乙状结肠镜检查是本病诊断和鉴别诊断的最重要手段之一。本病病变呈连续性、弥漫性分布,内镜下可见弥漫性糜烂或多发性浅溃疡;黏膜粗糙呈细颗粒状,质脆易出血;慢性病变可有假息肉形成。

(4)X线钡剂灌肠检查:可见多发性浅溃疡,或有炎症性息肉而表现为多个小的圆或卵圆形充盈缺损;黏膜粗乱或颗粒样改变;结肠袋消失,肠腔狭窄,肠壁变硬,可呈铅管状。

【治疗要点】

治疗原则为控制急性发作,缓解病情,减少复发,防止并发症。

(1)氨基水杨酸制剂:柳氮磺胺吡啶(SASP)为本病常用药,适用于轻型、中型或重型经肾上腺糖皮质激素治疗已有缓解者。5－氨基水杨酸特殊制剂(美沙拉嗪、奥沙拉嗪和巴柳氮等)能达到远端回肠和结肠发挥药效,适用于不能耐受SASP患者。

(2)糖皮质激素:适用于对氨基水杨酸制剂疗效不佳的轻、中型及重型或急性暴发型病人。

(3)手术治疗:中毒性巨结肠、内科不能控制的结肠大出血,并发癌变、肠梗阻、肠穿孔者需手术治疗。

【护理诊断】

(1)疼痛:与肠道炎症、溃疡有关。

(2)腹泻:与结肠炎性刺激致肠蠕动增强、肠内水钠吸收障碍有关。

(3)营养失调——低于机体需要量:与腹泻、肠道吸收障碍有关。

(4)焦虑:与病程长,疾病反复迁延不愈有关。

(5)潜在并发症:中毒性结肠扩张、大出血、直肠结肠癌变等。

【护理措施】

(1)病情观察:观察粪便的量、性状、排便次数、并做好记录;观察腹痛的部位、性质、程度及生命体征的变化;有无皮肤干燥、弹性差等脱水征象;注意监测有无水及电解质失衡的现象;要及时发现大出血、肠穿孔等并发症,并及时报告。定期检测体重、血红蛋白和血清蛋白,以了解患者的营养状况。

(2)生活护理:急性发作期和重症病人需卧床休息,以减少胃肠蠕动,减少腹痛症状。而轻型病人要求生活有规律,注意劳逸结合,适当从事轻工作,以减轻心理压力。给病人提供良好的进食环境,增进食欲。指导病人食用高热量、高蛋白、易消化、少渣饮食。

(3)用药护理:在腹痛、腹泻明显病人,若遵医嘱用托溴铵时,要注意大剂量时会诱发中毒性巨结肠;如应用柳氮磺胺吡啶,应注意有无恶心、呕吐、皮疹及白细胞减少、关节痛等;应用糖皮质激素者,要注意逐渐减量,直至停药,防止反跳。

(4)对症护理:疼痛明显者,解释疼痛的原因,告诉病人缓解疼痛的方法,如放松、转移注意力,也可用针灸等止痛。腹泻病人要注意观察粪便的量、性状、排便次数,保持肛周皮肤卫生,发现有脱水、电解质紊乱应及时报告医师。

(5)心理护理:关心体贴病人,进行心理疏导,耐心解答病人提出的问题,解释疾病的发生、发展过程、治疗效果及预后,使病人正确对待疾病,自觉配合治疗。

(6)健康教育:①指导病人合理休息与活动;②指导病人正确认识疾病,保持稳定的情绪;③指导病人合理饮食;④指导病人坚持治疗,学会识别药物的不良反应,不随意更换药物或停药,有异常情况及时就诊,以免耽误病情。

第十四节　上消化道大出血患者的护理

上消化道出血是指屈氏韧带以上的消化道,包括食管、胃、十二指肠、胰、胆等部位的出血,以及胃空肠吻合术后的空肠病变出血。上消化道大出血是指在数小时内失血量超过1000ml或循环血量的20%以上,常伴有血容量减少而引起急性周围循环衰竭,严重者导致失血性休克而危及病人生命。及早识别出血征象,严密观察病情变化,迅速准确的抢救治疗和细致的临床护理,是抢救病人生命的重要环节。

【病因与发病机制】

上消化道疾病及全身性疾病均可引起上消化道出血,因此病因很多,其中最常见的有消化性溃疡、急性糜烂出血性胃炎、食管胃底静脉曲张破裂和胃癌。

【临床表现】

(1)呕血与黑便:是上消化道出血的特征性表现。上消化道大出血之后,均有黑便,出血部位在幽门以上者常有呕血。若出血量较少,速度较慢,亦可无呕血。反之,幽门以下出血,如出血量大,速度快,可因血液反流入胃内引起呕血。

(2)失血性周围循环衰竭:临床上常出现头昏、心悸、乏力、出汗、口渴或晕厥等一系列症状。严重者呈休克状态。

(3)贫血:早期无贫血,大出血3～4小时后出现正细胞正色素性贫血。

(4)发热:多数患者出血24小时后出现低热,一般不超过38.5℃,持续3～5天降至正常。

(5)氮质血症:血中尿素氮浓度增高,主要是由于大量血液进入肠道,其蛋白质消化产物被吸收引起。

【辅助检查】

(1)X线检查:可了解出血部位与病变性质。

(2)胃镜检查:对出血部位与病因常可作出迅速而正确的诊断,已列为首选检查方法。

(3)选择性动脉造影:为上述诊断未能确诊时补充检查,对血管畸形更有诊断价值。

(4)放射性核素显像:探测标记物自血管外溢的情况,可发现活动性出血病灶。

(5)含线胶囊试验:对十二指肠远端与近端空肠病变引起出血的定位有一定价值。

【治疗要点】

治疗原则是迅速补充血容量,控制休克,积极采取有效止血,对症处理。

(1)补充血容量:可给低分子右旋糖酐或其他血浆代用品暂时代替输血。

(2)止血措施:①去甲肾上腺素 8mg 加入 1000ml 水中分次口服,或经胃管滴入胃内,适用于消化性溃疡大出血;②抑制胃酸分泌药物,可给予 H2 受体拮抗剂(西咪替丁、雷尼替丁等)或质子泵抑制剂(奥美拉唑),适用于消化性溃疡或急性胃黏膜损害引起的出血;③垂体后叶素 10U 加入 5%葡萄糖液 200ml 中静脉滴注;④三腔二囊管压迫止血;⑤内镜直视下注射硬化剂至曲张的静脉,或用皮圈套扎曲张静脉;⑥内科治疗无效,有手术指征者可手术治疗。

【护理诊断】

(1)体液不足:与消化道大量出血、液体摄入不足有关。

(2)活动无耐力:与失血性周围循环衰竭有关。

(3)排便异常:与消化道大量出血、进食减少有关。

(4)恐惧:与上消化道大量出血,健康受到威胁有关。

(5)潜在并发症:窒息、休克。

【护理措施】

(一)一般护理

(1)环境与休息:保持环境安静、舒适,大出血时病人应绝对卧床休息,取平卧位并将下肢略抬高;呕吐时头偏向一侧,避免误吸。

(2)饮食护理:①少量出血无呕吐者,可进温凉、流质饮食;出血停止后渐改为营养丰富、易消化、无刺激性半流质、软食,逐步改为普食,同时少食多餐,规律进食,忌辛辣刺激性食物和饮料,戒烟、酒。②食管胃底静脉曲张破裂出血、急性大出血伴恶心、呕吐者遵医嘱禁食。③食管胃底静脉曲张破裂出血的病人,止血后 1~2 天渐进高热量、高维生素流质,限制钠和蛋白质摄入,避免粗糙、坚硬、刺激性食物。

(二)病情观察

密切监测病人生命体征及出血,严密观察病情变化。

(1)出血量的评估:大便隐血试验阳性提示每天出血量>5~10ml;当出血量达 50~70ml 以上,可表现为黑粪;胃内积血量达 250~300ml 时可引起呕血;一次出血量在 400ml 以下时,一般不引起全身症状;如出血量达 400~500ml,可出现头晕、心悸、乏力等症状;如超过 1000ml,临床即出现急性周围循环衰竭的表现,严重者引起失血性休克。评估出血量应动态观察病人的心率、血压。先测平卧位时的心率与血压,然后测半卧位时的心率与血压,如半卧位即出现心率增快 10 次/分以上、血压下降幅度>15~20mmHg、头晕、出汗甚至晕厥，则表示出血量大。如收缩压<90mmHg、心率>120 次/分，伴有面色苍白、四肢湿冷、烦躁不安或神志不清，则已进入休克状态，属严重大量出血。

（2）继续出血或再次出血的指征：主要依据以下几种情况：①反复呕血，甚至呕吐物由咖啡色转为鲜红色；②黑便次数增多且粪质稀薄，色泽转为暗红色，伴肠鸣音亢进；③红细胞计数、血细胞比容、血红蛋白测定不断下降，网织红细胞计数持续增高；④周围循环衰竭的表现经补液、输血而未改善，或好转后又恶化，血压波动，中心静脉压不稳定；⑤在补液充足、尿量正常的情况下，血尿素氮持续或再次增高；⑥门静脉高压合并脾大的病人，在出血后脾脏暂时缩小，如不见脾恢复肿大亦提示出血未止。

（三）用药护理

有计划的使用病人外周血管，遵医嘱迅速、准确地实施各种止血治疗及用药等抢救措施，并观察治疗效果及不良反应。输注血液或血液制品时要严格核对，并密切注意有无变态反应发生。一旦发生及时处理。

（四）三腔气囊管的护理

插管前仔细检查，确保三腔气囊管通畅并分别做好标记，备用。协助医生为病人作鼻腔、咽喉部局麻，经鼻腔插管至胃内。分别向胃囊和食管囊注气将食管引流管、胃管连接负压吸引器，定时抽吸，观察出血是否停止。出血停止后，放松牵引，放出囊内气体，保留管道继续观察 24 小时，未再出血则考虑拔管。

（五）心理护理

关心、安慰病人。抢救工作应迅速而不忙乱，以减轻病人的紧张情绪。经常巡视，大出血时专人陪伴病人，使其有安全感。解释各项检查、治疗措施，听取并解答病人或家属的提问，以减轻他们的疑虑。

（六）健康教育

（1）疾病知识指导：帮助病人和家属掌握有关疾病的病因和诱因、预防、治疗和护理知识，以减少再度出血的危险。指导病人及家属学会早期识别出血征象及应急措施。

（2）饮食指导：进食营养丰富、易消化的食物，避免粗糙、刺激性食物，或过冷、过热、产气多的食物、饮料，禁烟、浓茶、咖啡等对胃有刺激的食物。

（3）生活指导：生活起居要规律，劳逸结合，保持良好的心境和乐观主义精神，保证身心休息。在医师指导下用药。慢性病者应定期门诊随访。

第十五节　消化系统常用诊疗技术及护理

一、腹腔穿刺术的护理

（一）操作目的

（1）抽取腹水进行化验检查，明确腹水的性质，协助诊断。

（2）放出适量的腹水，减轻腹腔的压力，缓解压迫症状。

(3)腹腔内注入药物，达到直接治疗和提高治疗效果的作用。

(二)操作评估

(1)评估病人的腹围、腹形以及腹壁皮肤有无破损、感染。

(2)评估病人有无合并其他疾病，如结核性腹膜炎，棘球蚴病、肝性脑病者均不能做检查。

(三)操作前准备

(1)病人准备：嘱病人排尿，以免刺伤膀胱，放液前测量腹围、脉搏、血压，并检查腹部体征，以观察病情变化。如放腹水，背部先垫好腹带，向病人解释穿刺的目的、意义、过程及注意事项，解除其紧张心理，以利配合。

(2)用物准备：准备好穿刺用物：①常规消毒治疗盘1套；②腹腔穿刺包内有弯盘、治疗碗、小药杯、止血钳、组织镊、5ml注射器、6号及7号针头、腹腔穿刺针、洞巾、纱布、棉球、培养瓶、持针器、缝针、缝线等；③其他用物：无菌手套、30ml注射器、消毒长橡皮管、酒精灯、火柴、腹带、皮尺、盛腹水容器、1%普鲁卡因10ml，另备无菌手术剪、刀。

(四)操作中护理

(1)准备体位：协助病人准备体位，病人取坐位、半卧位、侧卧位或平卧位。

(2)选择穿刺点：①左下腹脐与髂前上棘连线中、外1/3交点，此处不易损伤腹壁动脉；②侧卧位，在脐水平线与腋前线或腋中线之延长线相交处，此处常用于诊断性穿刺；③脐与耻骨联合连线中点上方1.0cm、偏左或偏右1.5cm处，此处无重要器官且易愈合；④少量积液，尤其是有包裹性分隔时，需在B超引导下定位穿刺。

(3)协助穿刺：常规消毒穿刺部位皮肤，戴无菌手套，铺无菌孔巾，自穿刺点皮肤向腹膜壁层以2%利多卡因逐层做局部浸润麻醉，根据不同穿刺目的选择穿刺针。穿刺时，术者左手固定穿刺处皮肤，右手持针经麻醉处垂直刺入腹壁，待针尖抵抗感突然消失时，示针尖已穿过壁腹膜，即可抽取腹水，将腹水置于无菌试管中以备检查，并记录抽取的腹水量。放液后拔出穿刺针，穿刺部位以无菌纱布按压5～10分钟，再以胶布固定，大量放液后束多头腹带。

(4)观察病情变化：操作时，护理人员应在病人床旁，协助完成操作，并记录放液量，密切观察生命体征的变化，如有异常及时处理。

(五)操作后护理

(1)体位护理：术后病人应平卧休息8～12小时，或卧向穿刺部位的对侧，防止腹水外溢。

(2)生命体征观察：密切监测体温、脉搏、血压、神志的变化，防止诱发肝性脑病。

(3)穿刺点护理：预防伤口感染，穿刺点如有腹水外溢，应及时更换敷料。

二、纤维胃、十二指肠镜检查术的护理

(一)操作目的

(1)通过纤维胃、十二指肠镜检查直视胃部疾患，以确定病变的部位及性质。取活体组织检查，协助诊断胃部恶性肿瘤，慢性胃、十二指肠疾病及原因不明的上消化道出血、幽门梗阻等疾病。

(2)对已经确认的胃、十二指肠疾病病人的随访或观察疗效。

(3)钳取异物、电凝切息肉以及其他窥镜下治疗。

(二)操作评估

(1)评估病人的心、肺、肝、肾功能。

(2)评估病人是否有脊柱畸形、咽喉部疾病，或严重食管胃底静脉曲张。

(三)操作前准备

(1)病人准备：了解病史，对检查结果，向病人解释，取得病人合作。检查前禁食 8 小时。有幽门梗阻者须洗胃，出血多的也需用冷盐水洗胃或 100ml 盐水加去甲肾上腺素 8mg 后再进行检查。术前 20 分钟肌注托溴铵 0.5mg，但青光眼病人禁用，必要时肌注地西泮(安定)10mg。

(2)用物准备：检查镜检用物是否准备齐全。①常规消毒治疗盘 1 套。②纤维胃镜及其附属装置。③其他用物：无菌手套、弯盘、托溴铵 0.5mg、8%利多卡因喷雾液、喉头喷雾器、牙垫、标本缸、载玻片、标本瓶、摄像机、清洁用水。

(3)术前麻醉：了解病人有无麻醉药过敏史，于检查前 5～10 分钟应给病人进行咽喉部的麻醉，用 4%利多卡因喷雾麻醉，每隔 3～5 分钟 1 次，共喷 3 次，每次喷完嘱病人下咽，以减少呕吐反射及疼痛。

(四)操作中护理

(1)体位准备：协助病人取左侧卧位颈部垫枕头稍后仰。

(2)协助插镜：术者左手持操纵部调整角钮方向，右手持胃镜可曲部，将镜端自牙垫中插入至咽后壁，并嘱吞咽动作，顺势轻柔插入喉部到达食管上端。在直视下由食管通过贲门进入胃腔，再经幽门入十二指肠。护理人员应密切观察病人的反应，保持病人头部位置不动。如病人出现恶心不适，护理人员应嘱病人深呼吸，放松全身肌肉，如恶心较重，可能是麻醉不足，应重新麻醉。配合医师处理插镜中可能遇到的问题，当腔内充气不足而黏膜贴近镜面时，可少量间断注气，当物镜被玷污时，可少量充水清洗镜面，必要时也可抽气或吸引液体。

(3)协助镜检：当病人出现明显不适及恶心、呕吐时，护理人员应嘱病人深呼吸，放松全身肌肉；当观察到某处病变时，遵医嘱对可疑病变部位摄像、取活组织、刷取细胞涂片及抽取胃液检查，以协助诊断。检查过程中应随时观察病人面色、脉搏、呼吸等改变，出现异常时立即停止检查并作相应处理。

(4)协助退镜：检查完毕退出胃镜时应嘱病人深呼吸、放松。退镜后尽量抽气，防止腹胀，并用纱布先将镜身外黏附的黏液、血迹擦净，后彻底清洁、消毒，避免交叉感染，并妥善保管。

(五)操作后护理

(1)饮食护理：术后病人因为麻醉作用未消失，过早吃东西容易使食物进入气管，故检查后2小时，待咽部麻醉药作用消失后再试吃流质食物。

(2)咽部护理：少数病人拔镜后可有短暂咽喉部不适及异物感，但无碍于饮食，大多数人可照常工作，1～2天症状会自行消失，必要时可用温水或消毒水含漱，嘱病人勿用力咳嗽，以免损伤咽喉部黏膜。

(3)腹部护理：检查后部分病人会出现腹部胀气，主要是因为检查时间太长、反复注气过多，使气体一部分进入小肠所引起。可嘱病人进行腹部按摩，促进肠道气体排出。

(4)并发症观察与处理：纤维胃镜的应用比较安全，但仍可出现某些并发症，故检查后严密观察并发症的出现，病人有无消化道穿孔、出血、感染等并发症，一旦发现及时处理。

三、纤维结肠镜检查术的护理

(一)操作目的

(1)对原因不明的结肠出血、慢性腹泻，做纤维结肠镜检查以明确诊断。

(2)结肠息肉需电凝切除者或结肠术后需复查者。

(二)操作评估

(1)评估病人的心肺功能。

(2)评估病人有无其他腹部手术或疾病影响检查。

(3)评估病人肛门直肠情况有无狭窄。

(三)操作前准备

(1)病人准备：了解病情，阅读钡灌肠X线片，向病人说明检查注意事项。病人肠道清洁是检查成功的先决条件。检查前2～3天进少渣半流食，检查当日禁食，清洁肠道可选用下列方法之一：①术前临睡前服蓖麻油30ml，检查前2～3小时用温水或生理盐水灌肠2～3次，至排液清亮为止。②番泻叶20～30g检查前一天泡水喝。③20%甘露醇250ml检查前3小时服，半小时后饮糖盐水500～1000ml。注意甘露醇在肠道被细菌分解产生氢气，如行高频电凝治疗有引起爆炸的危险，故在此类诊疗前做肠道准备时禁用甘露醇，以免发生意外。

(2)术前用药：为解除病人紧张、恐惧、腹痛、腹胀等症状，必要时根据医嘱术前15～30分钟给予病人肌注托溴铵0.5mg，对精神紧张、耐受性差的病人可注射地西泮10mg或加哌替啶50mg。

(3)用物准备：检查镜检用物是否准备齐全：①纤维结肠镜1套，活检钳、洞巾、弯盘、三瓣扩肛器1套、长棉签等。②其他用物：蓖麻油或番泻叶、地西泮、哌替啶、托溴铵、检查裤、标本瓶、屏风等。

(四)操作中护理

(1)体位护理：插镜病人换上检查裤，取左侧屈膝卧位或膝胸卧位，腹部放松并屈膝，嘱病人尽量在检查中保持此体位不动。

(2)协助进镜：先作肛指检查后，助手将镜前端涂上硅油后，再嘱病人张口呼吸，放松肛门括约肌，以右手示指按镜头，使镜头滑入肛门，遵照循腔进镜原则逐渐插入肠镜，尽快到达回盲部，切忌盲目硬插而造成穿孔。

(3)协助镜检：发现病变，详细记录部位及特征，可先摄影，再作活检。检查过程中，护理人员应密切观察病人反应，如出现面色、表情、呼吸、脉搏等异常因随时停止插镜，同时建立静脉通道以备抢救；如病人出现腹胀不适，可嘱其做缓慢深呼吸。

(4)协助退镜：检查结束退镜时，再次观察病变部位情况，退镜前应吸净所注气体，以减轻腹胀。同时做好内镜的清洗消毒工作，避免交叉感染，妥善保管。

(五)操作后护理

(1)饮食护理：检查结束后不宜马上进食，待结肠内气体排出，腹胀消失后方可进易消化流食。嘱病人注意休息，进少渣饮食3天。

(2)并发症观察与处理：检查结束后请病人继续观察15～30分钟后无异常再离去。密切观察病人生命体征，注意观察腹胀、腹痛及排便情况。如发现有剧烈腹痛、腹胀、面色苍白、脉率及心率增快、血压下降、大便次数增多呈黑色等表现提示肠穿孔，应及时报告医师。

四、三腔二囊管压迫止血术的护理

(一)操作目的

主要用于食管胃底静脉破裂出血时紧急压迫止血。

(二)操作评估

(1)评估病人的心肺功能。

(2)评估有无脊柱畸形和消化道肿瘤等。

(三)操作前准备

(1)病人准备：有针对性地向病人及家属作解释，并给病人做深呼吸和吞咽示范动作，以便配合。烦躁不安者可先肌注异丙嗪25mg或地西泮10mg。

(2)用物准备：①插管用物：治疗盘、无菌碗、三腔二囊管、纱布、短镊子、生理盐水、50～100ml注射器2副、液状石蜡、棉签、胶布或固定套、弹簧夹、血管钳、治疗巾、小弯盘；负压吸引器；血压计、听诊器、护理记录单。②牵引用物：牵引架、滑轮、绷带、牵引物。③拔管用物：治疗盘、松节油、70%乙醇、棉签、纱布、弯盘。

(四)操作中护理

(1)体位护理：协助病人半卧位，清洁鼻腔，用地卡因喷雾器进行咽喉部喷雾，使其达到表面麻醉作用。

(2)协助插管：①用50ml注射器分别向胃气囊管和食气囊管充气，检查是否漏气，并测定充盈后两者气体的容量和气压。②将三腔管前端及气囊涂以液状石蜡，用注射器抽尽气囊内的气体。③将三腔管经鼻腔徐徐插入，至咽部嘱病人做吞咽动作，以通过三腔管。深度为60～65vm时，用20ml注射器抽吸胃减压管，吸出胃内容物，表示管端确已入胃。

(3)插管护理：①用50ml注射器分别向胃囊管注气150～200ml。压力40～50mmHg；以止血钳夹住胃囊管，随后改用管钳。缓慢向外牵拉三腔管，遇有阻力时表示胃气囊已压向胃底贲门部，用胶布将管固定于病人鼻孔外。②再用50ml注射器向食囊管注气100～120ml，压力30～40mmHg，即可压迫食管下段。用止血钳夹住食管囊管，然后改用管夹。

胃管囊和食管囊须分别标记。用绷带缚住三腔管，附以0.5kg的沙袋，用滑车固定架牵引三腔管。③冲洗胃减压管，然后连接于胃肠减压器，观察胃内是否继续出血。④出血停止24小时后，可放去食管囊内的气体，放松牵引，继续观察24小时，确无出血时再将胃气囊放气。拔管时将气囊内之余气抽净。嘱病人口服液状石蜡20～30ml，再缓慢地拔出管子。

(4)拔管护理：充气压迫一般不能连续超过24小时，如果压迫12～24小时出血停止，可放气观察12小时；如无活动性出血可拔管；如为双囊压迫，先解除食管囊，再解除胃囊，应避免压迫过久导致黏膜糜烂，同时进行严密监护，应用降门静脉药物和止血药物，并做好内镜下套扎、硬化剂治疗，或手术治疗的准备。

(五)操作后护理

(1)检查三腔管是否通畅，气囊有无漏气，充气后膨胀是否均匀。

(2)注气应从胃囊开始，再充食管囊，放气顺序相反。

(3)定时从胃管中抽吸，以观察出血是否停止。亦可注入每100ml内含8mg去甲肾上腺素的冰盐水等。

(4)上管后每隔12～24小时，放气15～30分钟。每4～6小时检查气囊压力1次。

(5)气囊压迫一般3～5天。出血停止24小时后，可放气再观察24小时，仍无出血时可拔管。拔管前应口服液状石蜡20～30ml。

(6)严密观察病情变化，加强基础护理，注意防止并发症。主要并发症有胃底、食管及鼻黏膜发生溃疡、频繁过早搏动、吸入性肺炎及窒息等。

第五章 泌尿系统疾病患者的护理

第一节 泌尿系统的解剖结构和生理功能

一、肾

肾为实质性器官,左、右各一,位于腹膜后脊柱两侧的脂肪囊中,右肾位置略低于左肾。每个肾由约100万个肾单位组成,每个肾单位由肾小体及与之相连的肾小管组成,是肾脏的基本功能单位。

(一)肾小体

肾小体是由肾小球及肾小囊构成的球状结构。肾小球也称为血管球,是一团毛细血管网丛,分成4~8个毛细血管小叶,与输入及输出小动脉相连于血管极。肾小囊由内外2层组成,内层为肾小囊的脏层,紧紧包在肾小球毛细血管及球内血管系膜区的周围,在脏层和毛细血管内皮间有共同的基膜;外层称为壁层,是肾小囊的外壁,壁层与近端小管曲部的管壁相连接。内、外2层之间为一囊腔,与近端肾小管的管腔相连通,原尿经肾小球滤出后经该囊腔进入肾小管。肾单位中滤过膜(滤过屏障)是最为重要的结构,可分为3层:肾小球毛细血管的内皮细胞层、基底膜和伸出许多足突的上皮细胞层(肾小囊的脏层)。上述任何一种屏障损伤均可引起蛋白尿。肾小球具有滤过功能,正常成人安静时的双肾血流量约为1L/min。

(二)肾小管

肾小管分为近端小管、细段和远端小管3部分,近、远端小管又分为曲部(分别称为近曲小管、远曲小管)和直部2段。近、远端小管的直部和细段组成U字形的肾小管髓袢。肾小管的主要功能有:①重吸收功能:原尿流经肾小管时,绝大部分物质被选择性地重吸收而回到肾小管周围的毛细血管,其中近曲小管的重吸收量最大。原尿滤液中绝大部分的葡萄糖、氨基酸、蛋白质、维生素、钾、钙、钠、水、无机磷等都在近曲小管重吸收。②分泌和排泄功能:肾小管上皮细胞将本身产生的或血液内的物质分泌或排泄到尿中,借此调节人体电解质和酸碱平衡;排出代谢产物和进入人体内的某些物质,如药物等。③浓缩和稀释功能:正常人在机体缺水时,组织渗透压升高,通过渗透压感受器促进抗利尿激素的分泌,使远端小管和集合管对水的重吸收增加,尿比重上升,尿液浓缩;反之,尿比重降低,尿液稀释而排出机体多余的水分。

(三)肾小球旁器

肾小球旁器位于皮质肾单位,由球旁细胞、致密斑和球外系膜细胞三者组成。肾素绝大部分由肾小球旁器的球旁细胞分泌，可以感受肾入球小动脉内压力和血容量的变化，当全身有效循环血容量减少时，肾内灌注压下降，入球小动脉内压力下降，肾素分泌增加。肾素使肝脏产生的血管紧张素原转变为血管紧张素Ⅰ，血管紧张素Ⅰ再经血管紧张素转换酶的作用，生成血管紧张素Ⅱ及血管紧张素Ⅲ，它们均可通过收缩血管和增加细胞外液量两种作用而使血压升高，血管紧张素Ⅱ的缩血管作用较强，使血压升高，血管紧张素Ⅱ的缩血管作用较强，血管紧张素Ⅲ的容量效应较强。通过刺激醛固酮的合成和分泌，促进肾小管对钠的重吸收，增加血容量。

（四）肾皮质和肾髓质

肾的皮质和髓质内含有大量肾单位和许多集合小管，构成肾的实质部分。在这些结构之间，含有少量结缔组织，称为肾间质。内有血管、淋巴管和神经穿行。肾皮质可产生1－羟化酶，使25－羟维生素D3转化为有活性的1,25－二羟维生素D3，从而调节钙、磷代谢。肾脏髓质中的间质细胞能分泌前列腺素，主要有PGE2、PGA2及少许PG2a，前两者能扩张肾血管，增加肾血流，促进水钠排出，使血压降低；PG2a则有收缩血管的作用；肾皮质内所含缓激肽释放酶促使激肽原生成激肽（在肾脏主要为缓激肽），对抗血管紧张素的作用，使小动脉扩张，增加肾血流量，促进水和钠的排泄，使血压降低。此外，激肽释放酶还可促使前列腺素的释放。肾素、前列腺素、激肽释放酶3类激素共同调节肾的血液循环和肾小球滤过，并与其他激素共同维持血压和水盐代谢平衡。此外，当机体组织缺氧时，肾脏产生红细胞生成激素（EPO）增多，刺激骨髓红系增殖、分化，使红细胞数目增多和血红蛋白合成增多。同时，肾脏是肾外分泌的许多激素如甲状腺激素、抗利尿激素、降钙素等作用的重要靶器官，也是降解一些肾外激素如促胃液素、胰岛素、胰高血糖素等的主要场所。

二、输尿管、膀胱和尿道

（一）输尿管

输尿管是1对细长的肌性管道，起于肾盂，止于并开口于膀胱，全长25～30cm。输尿管全长粗细不等，有3个狭窄部，即输尿管的起始部、跨越髂血管处、膀胱壁内，是结石易滞留之处。

（二）膀胱

膀胱是贮存尿液的肌性囊状器官，有较大的伸缩性，成人一般容量为300～500ml。膀胱的肌层由平滑肌纤维构成，又称逼尿肌，在尿道口有较厚的环行平滑肌，形成膀胱括约肌（尿道内括约肌）。

（三）尿道

尿道是膀胱通到体外的排尿管道。男性尿道起始于膀胱的尿道内口、终于尿道外口，成人平均长18cm，尿道全程有尿道内口、尿道膜部、尿道外口3处狭窄，是尿路结石最易滞留处。女性尿道较男性尿道宽、短、直，起于尿道内口，以尿道外口开口于阴道前庭，长约3～5cm，由于女性尿道宽、短、直，后方又邻近肛门等原因，因而易患尿路逆行感染。

（四）排尿

尿由膀胱排出体外的动作称排尿。排尿是一种反射动作，副交感神经兴奋时，可促进排尿；交感神经兴奋时，则阻止排尿。

第二节　泌尿系统常见症状体征的护理

一、肾性水肿

肾性水肿是指由肾脏疾病引起人体组织间隙有过多液体积聚而导致的组织肿胀，是肾小球疾病最常见的临床症状。

【护理评估】

（一）病史

了解水肿发生的初始部位、时间、诱因及原因；水肿的特点、程度、进展情况、是否出现全身性水肿，有无凹陷，有无尿量减少、头晕、呼吸困难、心率加快、腹胀等伴随症状；是否进行了B超、肾盂造影、肾组织活检等检查，其检查结果怎样；是否给予药物治疗及所使用药物的种类、用法及疗效等。

（二）身体评估

评估病人的生命体征、尿量及体重的改变，检查水肿的范围、程度、特点，以及皮肤的完整性；注意有无胸腔积液、腹部膨隆和移动性浊音等。

（三）心理社会评估

水肿反复出现会影响病人的外在形象而加重病人的心理负担，注意观察病人有无精神紧张、焦虑等不良情绪；同时注意观察有无自卑及人际交往障碍的表现。

（四）实验室及其他检查

常规进行尿常规、尿蛋白定性和定量、肾功能、电解质等检查，了解有无异常。

【护理诊断】

（1）体液过多：与肾小球滤过率下降致水钠潴留、大量蛋白尿致血浆胶体渗透压下降有关。

（2）有皮肤完整性受损的危险：与皮肤水肿、营养不良有关。

【护理目标】

（1）病人水肿减轻或完全消退。

（2）无皮肤破损或感染发生。

【护理措施】

（一）一般护理

（1）休息：严重水肿的病人应卧床休息，以增加肾血流量和尿量，缓解水钠潴留，避免肾性高血压的发生，下肢水肿明显者，可抬高下肢。阴囊水肿者可用吊带托起。水肿减轻后，可逐渐下床活动，但应避免劳累。

（2）饮食护理：①限制钠盐的摄入，每天以2～3g为宜，禁食腌制食品、罐头食品、啤酒、汽水、味精、面包等含钠食品，并指导其使用无钠盐等增进食欲。②液体的摄入，24 小时尿量<500ml 或有严重水肿者应限制水的摄入，每天液体入量不应超过前一天 24 小时尿量加上不显性失水量(约 500ml)。24 小时尿量达 1000ml 以上，不需严格限制饮水量，但不可多饮水。③蛋白质：低蛋白血症所致水肿者，应适当补充优质蛋白质，如牛奶、鸡蛋、鱼肉等，但不宜给予高蛋白质饮食。对于慢性肾衰竭的病人，应根据肾小球滤过率来调节蛋白质摄入量。④低蛋白质饮食的病人应补充足够的热量，以免引起负氮平衡，还应补充各种维生素。

(二)病情观察

严密观察血压的变化；详细记录 24 小时出入量；定期测量病人体重；观察水肿消退情况，观察有无胸、腹腔积液和心包积液；观察有无急性左心衰竭和高血压脑病的发生。观察皮肤有无红肿、破损和化脓等情况发生。

(三)对症护理

水肿较重的病人应衣着柔软、宽松。长期卧床者，应协助病人经常变换卧位，避免压疮的发生，并告知病人及家属翻身的重要性和翻身的注意事项，必要时对水肿部位严重者还可使用气圈、软枕等支撑物支撑受压部位。水肿病人还应注意皮肤的清洁，因水肿皮肤薄而容易发生破损，进而造成感染，故应每天进行皮肤的清洗，且清洗时不可用力过猛。

(四)用药护理

长期使用利尿剂应监测血清电解质和酸碱平衡情况，观察有无恶心、呕吐、腹胀及心律失常等低钾血症表现，以及有无肌痛性痉挛、意识改变等低钠血症的表现；大量使用还可导致有效循环血容量不足，出现直立性眩晕等症状。使用糖皮质激素的病人可出现水钠潴留、血压、血糖升高、消化道出血、伤口不宜愈合，还会出现满月脸、水牛背、向心性肥胖等，应密切观察病人的情况。

二、膀胱刺激征

膀胱刺激征表现为尿频、尿急、尿痛和尿不尽感，常伴小腹坠痛，多为膀胱、前列腺及尿道受炎症、结石或肿瘤等刺激所引起。

【护理评估】

(一)病史

询问病人的排尿情况，即每天小便的次数、排尿时是否伴有膀胱区或尿道疼痛，是否有尿急、尿不尽的感觉。病人出现以上症状是否有明显的诱因。起病以后是否经过治疗，治疗过程中使用了哪些药物，治疗后效果如何，病人有哪些反应，以及病人有无泌尿系统其他疾病，是否进行了相关的检查。

(二)身体评估

观察病人的营养状况，测量其生命体征，检查肾区有无压痛、叩击痛，输尿管行程有无压痛点、尿道口有无红肿等。

(三)心理社会评估

尿频、尿急、尿痛既可给病人造成生理上的疼痛，也会给病人带来心理上的自卑感和焦虑感，所以作为护理人员应注意评估病人的心理状态，还应了解其家庭与社会支持情况。

（四）实验室及其他检查

尿常规检查有无脓尿、血尿和菌尿，24 小时尿量有无异常，有无夜尿增多和尿比重下降。通过影像学检查了解肾脏大小、外形有无异常，尿路有无异常或畸形。

【护理诊断】

排尿异常：尿频、尿急、尿痛与尿路感染有关。

【护理目标】

尿频、尿急、尿痛减轻或消失。

【护理措施】

（一）一般护理

嘱病人急性发作期间应注意休息，保持心情放松。可指导病人从事一些感兴趣的活动，以分散病人的注意力，减轻病人的焦虑、紧张，缓解尿频、尿急、尿痛。在病情允许的情况下，鼓励病人多饮水，增加尿量。

（二）对症护理

（1）皮肤护理：指导病人做好皮肤黏膜的护理，应嘱病人每日清洗会阴部至少 2 次。

（2）疼痛护理：指导病人进行膀胱区热敷或按摩，以缓解疼痛。对高热、头痛及腰痛者给予退热镇痛剂。

（3）用药护理：遵医嘱给予抗生素和口服碳酸氢钠，注意观察药物的疗效和不良反应。膀胱刺激征明显者还可遵医嘱给予托溴铵等抗胆碱药物。

三、尿量异常

尿量异常包括多尿、少尿、无尿和夜尿增多。

【护理评估】

（一）尿量异常程度和变化过程

急性肾功能不全少尿期持续 2～14 天，慢性肾功能不全后期由少尿发展至无尿。急性肾功能不全多尿期尿量可达 4000ml/d 左右；糖尿病常多饮，尿量在 2000～3000ml/d；尿崩症引起的多尿伴有烦渴与多饮，尿量一般在 4000ml/d 左右，最多可达 18000ml/d。

（二）伴随身心状况

（1）少尿或无尿：可导致机体多方面营养代谢紊乱，出现心血管、神经系统以及酸碱平衡失调等多方面严重症状。病人会因此产生很严重的情绪反应，如惶恐不安、抑郁、悲观等消极情绪。

（2）多尿：肾脏疾病引起的多尿早期以夜尿增多为主，夜尿增多可引起低血钾、高血钠等表现。还会影响病人的休息，给病人带来思想负担。

【护理诊断】

（1）体液过多：与肾小球滤过率下降、尿量减少有关。

（2）有体液不足的危险：与肾功能不全、尿量过多有关。

【护理目标】

(1)体液保持平衡,尿量恢复至正常水平。

(2)情绪稳定。

(3)无严重并发症发生。

【护理措施】

(一)一般护理

(1)休息与活动:糖尿病引起多尿的患者可适当活动;夜尿增多的患者白天应适当补充睡眠时间;少尿或无尿患者应卧床休息,以免加重病情。

(2)饮食:给予高糖优质低蛋白饮食,供给足够的热量和必需氨基酸,以减少体内蛋白质分解,限制钠盐和含钾高的食物及药物。

(二)病情监测

(1)准确记录24小时出入液量,严格控制饮水量和输液量,防止体内水过多。

(2)严密监测血压、心率、心律,少尿病人应了解有无因体液潴留而引起肺水肿和脑水肿症状,及早识别低钾血症早期征象,如烦躁、无力、呼吸困难等。多尿期病人注意有无脱水表现。出现异常及时与医生联系,采取有效措施。

(3)心理护理:关心和安稳病人,进行思想沟通,帮助病人正确对待疾病,树立治疗疾病的信心。

第三节　肾小球疾病患者的护理

一、急性肾小球肾炎

【护理诊断】

(1)体液过多:与肾小球滤过率下降、水钠潴留有关。

(2)有皮肤完整性受损的危险:与皮肤水肿、营养不良有关。

(3)潜在并发症:左心衰竭、高血压脑病、急性肾衰竭。

【护理目标】

肉眼血尿、水肿逐渐消失,皮肤无受损;无心力衰竭、高血压脑病、急性肾衰发生,或发现上述并发症迹象及时配合处理且得到控制。

【护理措施】

(一)一般护理

(1)休息:急性期病人应绝对卧床休息,对症状比较明显者,嘱其卧床休息4～6周,待水肿消退、肉眼血尿消失、血压平稳、尿液检查只有蛋白尿和镜下血尿,方可下床活动。

(2)饮食护理:①钠盐摄入:急性期应严格限制盐的摄入,以减轻水肿和心脏负担,一般每日进盐应低于2g,对于特别严重病例应完全禁盐。当病情好转,血压下降,水肿消退,尿蛋白减少后,即可由低盐逐步转为正常饮食。②水和蛋白质摄入:每日进水量应为不显性失水量(约 500ml)加上前 24h 尿量,此进水量包括饮食、饮水、服药、输液等所含水分的总量。肾功能正常时,给予正常量的蛋白质摄入 1g/(kg·d),但当出现氮质血症时,应限制蛋白质的摄入,以优质动物蛋白为主,如牛奶、鸡蛋、鱼等含必需氨基酸的蛋白质。③补充足够的热量和维生素,以免引起负氮平衡。

(二)病情观察

(1)观察并记录病人的生命体征,尤其是血压的变化。

(2)观察水肿消长情况,有无胸腔、腹腔、心包积液的表现。

(3)有无急性左心衰竭的表现;有无剧烈头痛、恶心、呕吐、视力模糊,甚至神志不清、抽搐等高血压脑病的表现。

(4)记录 24h 液体出入量,监测尿量的变化,同时密切监测尿常规、肾小球滤过率、血尿素氮、血肌酐、血浆蛋白、血清电解质等变化。

(5)观察皮肤有无红肿、破损、化脓等情况发生。

(三)使用利尿剂和降压药的护理

有明显水钠潴留的高血压病人遵医嘱用利尿剂,注意观察利尿剂的效果及不良反应。长期服用降压药者,应使病人充分认识降压治疗对保护肾功能的重要性。嘱病人不可擅自改变药物剂量或停药,以确保满意的疗效。

(四)心理护理

在病人卧床休息期间,应尽量多关心、巡视病人,及时询问病人的需要并予以解决。

(五)健康指导

(1)平时注意加强锻炼,增强体质,防止受冻、受湿和过劳。注意个人卫生。

(2)患感冒、咽炎、扁桃体炎、皮肤感染时,应及时治疗,注意休息和保暖,限制活动量。

(3)注意预防呼吸道感染,做好隔离工作。

(4)当临床症状消失后,蛋白尿、血尿等可能仍然存在,因此应加强定期随访。

二、急进性肾小球肾炎

【护理诊断】

(1)潜在并发症:急性肾功能衰竭。

(2)体液过多:与肾小球滤过率下降、大剂量激素治疗导致水钠潴留有关。

(3)有感染的危险:与激素、细胞毒药物的应用,血浆置换、大量蛋白尿导致机体抵抗力下降有关。

(4)恐惧:与病情进展快、预后差有关。

【护理目标】

发现并发症及时报告医生并配合处理;水肿有所减轻,预防感染发生或及时控制感染。

【护理措施】

(一)病情观察

观察病人有无出现急性肾衰竭的表现,如厌食、恶心、呕吐、呕血或黑便等消化道症状;

有无气促、端坐呼吸、肺部湿啰音等心力衰竭表现;有无意识模糊、定向障碍,甚至昏迷等神经系统症状。监测病人的生命体征、尿量。监测肾功能及血清电解质的变化。

(二)用药护理

观察药物的疗效和出现的不良反应。

(三)透析疗法的护理

透析前作好准备工作,透析中加强监护,注意预防和处理并发症,透析后指导患者用药和饮食等。

(四)心理护理

将疾病的预后告诉家属,让家属能面对目前状况,从而给病人以支持,增加应对能力。

(五)健康指导

(1)积极预防和控制感染,避免受凉和感冒。

(2)指导病人及家属了解、认识本病,以良好的心态来应对疾病的变化,配合医务人员进行治疗和护理。

(3)对病人及家属强调遵医嘱用药的重要性,可能出现的不良反应和服药的注意事项。

(4)注意长期追踪,防止疾病复发及恶化。

三、慢性肾小球肾炎

【护理诊断】

(1)营养失调(低于机体需要量):与限制蛋白饮食、低蛋白血症等有关。

(2)体液过多:与肾小球滤过率下降导致水钠潴留有关。

(3)有感染的危险:与长期蛋白质丢失、皮肤水肿、营养失调、抵抗力下降危及抵制剂治疗有关。

(4)焦虑:与疾病的反复发作、预后不良有关。

(5)潜在并发症:慢性肾衰竭。

【护理目标】

营养得到改善;水肿减轻,减少感染或无感染发生;对疾病有一个正确的认识;延缓慢性肾衰的发生。

【护理措施】

(一)一般护理

(1)休息与活动:在保证充分休息和睡眠的基础上,应适度的活动,但对病情急性加重及伴有血尿、心力衰竭或并发感染的病人,应限制活动。

(2)饮食护理:给予低盐(3～4g/d)、适量蛋白质、高维生素的饮食。高血压病人应限制钠的摄入。水肿时应限制水分的摄入。

(二)病情观察

观察病人的尿量,水肿程度有无加重,或出现胸、腹腔积液。密切观察血压变化,监测肾功能,定期检查尿常规,监测水、电解质酸碱平衡有无异常。

（三）用药护理

嘱病人不可擅自改变药物剂量或停药。有明显水钠潴留的高血压病人遵医嘱用利尿剂，注意观察利尿剂的效果及不良反应。应用激素或免疫抑制剂的病人，应观察该类药物可能出现的不良反应。

（四）心理护理

指导病人注意避免长期精神紧张、焦虑、抑郁等。

（五）健康指导

(1)勿使用对肾功能有害的药物。

(2)饮食上注意摄入低优质蛋白，勿食过咸的食物。保证热量充足和富含多种维生素。

(3)教会病人与疾病有关的家庭护理知识。

(4)定期门诊随访，讲明定期复查的必要性。让病人了解病情变化的特点。

第四节　尿路感染患者的护理

尿路感染又称泌尿系统感染，是尿路上皮对细菌侵入导致的炎症反应，通常伴随有菌尿和脓尿。

【护理诊断】

(1)排尿形态异常：尿频、尿急、尿痛与泌尿系统感染有关。

(2)体温过高：与急性肾盂肾炎有关。

(3)潜在并发症：肾乳头坏死、肾周脓肿等。

(4)知识缺乏：缺乏预防尿路感染的知识。

【护理措施】

（一）一般护理

发热等中毒症状明显，或有较重的血尿、尿路刺激征者，应卧床休息，进食应富于热量和维生素并容易消化的食物，嘱病人多饮水，同时做好口腔护理。

（二）病情观察

监测体温、尿液性状的变化，有无腰痛加剧等，有异常时及时通知医生。

（三）对症护理

高热病人可采用冰敷、乙醇擦浴等进行物理降温。加强皮肤护理。

（四）用药护理

遵医嘱给予抗菌药物，注意药物用法、剂量、疗程和注意事项。

【健康教育】

(1)疾病知识指导：①保持规律生活，避免劳累，坚持体育运动，增加机体免疫力。②多饮水、勤排尿。③注意个人卫生，尤其是会阴部及肛周皮肤的清洁。④若炎症反复发作与性生活有关，应注意性生活后立即排尿，并服抗菌药物预防。⑤若局部有炎症反应及时治疗。

(2)治疗配合：嘱病人按时、按量、按疗程服药，勿随意停药，并按医嘱定期随访。教会病人识别尿路感染的临床表现，了解尿液检查的内容、方法和注意事项，一旦发生尽快诊治。

第五节　急性肾衰竭患者的护理

急性肾衰竭(acute renal failure，ARF)是指肾小球滤过率突然或持续下降，引起氮质废物体内储留，水、电解质和酸碱平衡紊乱，所导致各系统并发症的临床综合征。肾功能下降可发生在原来无肾脏病的患者，也可发生在原以稳定的慢性肾脏病患者，突然肾功能急剧恶化。

【护理诊断】

(1)营养失调——低于机体需要量：与患者食欲下降、限制蛋白质摄入、透析和原发疾病等有关。

(2)有感染的危险：与机体防御能力降低及透析有关。

(3)有皮肤完整性受损的危险：与体液过多、抵抗力下降有关。

(4)恐惧：与肾功能恶化、病情危重有关。

(5)潜在并发症：水、电解质和酸碱平衡失调、高血压脑病、多脏器功能衰竭、急性左心衰竭等。

【护理措施】

(一)一般护理

(1)饮食护理：对于能进食的病人，给予高生物效价的优质蛋白，并适量补充必需氨基酸。给予高碳水化合物和高脂饮食，尽可能减少钠、钾、氯的摄入量。

(2)休息与体位：应绝对卧床休息以减轻肾脏负担，抬高水肿的下肢。

(二)病情观察

(1)监测病人的神志、生命体征、尿量、尿常规、肾功能的变化。

(2)维持与监测水平衡：坚持“量出为入”的原则。严格记录24小时出入液量。

(3)严密观察病人有无体液过多的表现：①有无水肿；②每天的体重有无增加，若1天增加0.5kg以上，提示补液过多；③血清钠浓度是否正常，若偏低且无失盐，提示体液潴留。

(4)观察中心静脉压若高于12cmH_2O，提示体液过多；胸部X线片血管造影有无异常，肺充血征象提示体液潴留；若无感染征象，出现心率加快、呼吸加速和血压增高，应怀疑体液过多。

(5)血清电解质：①密切观察有无高钾血症的征象，血钾高者应限制钾的摄入。②监测血清电解质的变化，如发现异常及时通知医生处理。③限制钠盐。④密切观察有无低钙血症的征象，如发生低钙血症，可摄入含钙量较高的食物如牛奶，还可遵医嘱使用活性维生素D及钙剂等。

(三)对症护理

对于有恶心、呕吐的病人,可遵医嘱用止吐药,待其舒适时再给予适量食物,并做好口腔护理,增进食欲。不能由口进食者可用鼻饲或静脉补充营养物质。

(四)心理护理

本病患者多因病情进展迅速,而出现难以接受、恐惧的心情,医务人员应及时向患者解释疾病治疗、护理及预后情况,同情、体贴、关心病人,帮助病人树立战胜疾病的信心。

【健康教育】

(一)急性肾衰竭的预防措施

慎用氨基糖苷类等肾毒性抗生素。尽量避免需用大剂量造影剂的X线检查,尤其是老年人及肾血流灌注不良者(如脱水、失血、休克)。加强劳动防护,避免接触重金属、工业毒物等。误服或误食毒物时,应立即进行洗胃或导泻,并采用有效解毒剂。

(二)对病人的指导

恢复期病人应加强营养,增强体质,适当锻炼;注意个人清洁卫生,注意保暖,防止受凉;避免妊娠、手术、外伤等。强调监测肾功能、尿量的重要性,叮嘱病人定期随访,并教会其测量和记录尿量的方法。

第六节　慢性肾衰竭患者的护理

慢性肾衰竭(chronic renal failure,CRF)是指各种原因造成慢性进行性肾实质损害,致使肾脏明显萎缩,不能维持基本功能,临床出现以代谢产物潴留,水、电解质、酸碱平衡失调,全身各系统受累为主要表现的临床综合征。

【护理诊断】

(1)体液过多:与肾小球的滤过功能降低、心功能不全等因素有关。

(2)营养失调——低于机体需要量:与长期限制蛋白质摄入、消化吸收功能紊乱等因素有关。

(3)活动无耐力:与心血管并发症、贫血、水电解质和酸碱平衡紊乱等有关。

(4)有皮肤完整性受损的危险:与皮肤水肿、弹性下降、凝血机制障碍机体抵抗力下降有关。

(5)有感染的危险:与机体免疫功能低下、白细胞功能异常、透析等有关。

(6)知识缺乏:缺乏疾病自我管理知识。

(7)潜在并发症:水、电解质、酸碱平衡失调。

【护理措施】

(一)一般护理

(1)休息与活动:病情严重者卧床休息,病情缓解后适当活动,避免劳累。

(2)饮食护理:根据肾功能情况调整蛋白质的摄入量;并要求60%以上为富含必需氨基酸的优质蛋白质,一般首选蛋类和乳类等动物蛋白质,尽量少食含非必需氨基酸的植物性食物。供给充足的热量可减少体内蛋白质的分解，避免发生负氮平衡。

（二）对症护理

（1）维持电解质和液体平衡：有少尿、水肿、高血压和心力衰竭者，应限制水及盐的摄入量。当患者血钾高，尿量少于1000ml/d，应避免食含钾高的食物；出现骨质疏松和贫血时应补充钙和铁含量多的食物；氮质血症期初期，应限制磷的摄入，一般每日不超600mg。

（2）皮肤护理：保持皮肤清洁，以温和的香皂或沐浴液清洗皮肤，洗后涂以润肤露，以避免皮肤干燥。水肿患者应注意皮肤清洁，指导患者抬高水肿部位，且每2小时改变一次姿势。

（3）预防感染：病室每日通风2次，每次15～30分钟；每日用紫外线或空气喷雾消毒1次；各项护理严格无菌操作；加强生活护理，作好全身皮肤、口腔、外阴等的清洁。

（三）心理护理

护士多与患者沟通交流，了解患者的心理状态，减轻其压力，树立战胜疾病的信心；陪伴患者并尽可能提供更多的舒适。

【健康教育】

（1）告诉患者晚期慢性肾衰的治疗方法，说明遵医嘱服药和透析治疗的重要性和必要性。

（2）指导合理饮食，说明量出而入的饮水原则及重要性。

（3）让患者知道积极治疗原发病的意义，预防各种感染的方法，告诫避免劳累和服用对肾脏有损害的药物。

（4）对于有肾性骨病的患者，可出现意外伤害，因此应指导避免外伤，采取安全措施，如加床栏、地板防滑、生活起居有人扶持或陪伴等。

（5）嘱患者定期复查，如有异常情况及时就医。

第七节 泌尿系统常用诊疗技术及护理

一、血液透析及护理

血液透析简称血透，是最常用的血液净化方法之一。主要利用弥散对流作用来清除血液中的毒性物质。同时，它也通过半透膜两侧压力差产生的超滤作用来去除体内过多的水分。

【操作评估】

（一）病人评估

（1）评估病人的病情及总体健康状况，有无血透禁忌证，如严重休克或低血压、心肌梗死、心律失常、严重出血或感染、恶性肿瘤晚期等。

（2）评估病人的血管情况。

（3）评估病人的年龄、意识及合作程度。

（二）环境评估

评估操作环境是否符合无菌操作的原则。

【操作准备】

（一）透析设备的准备

透析设备主要包括透析器、透析液、透析机与供水系统等。透析用水多用反渗水，无离子、无有机物、无菌，用于稀释浓缩透析液。

（二）透析药品的准备

包括透析用药（生理盐水、肝素、5％碳酸氢钠）、急救用药、高渗的葡萄糖注射液、10％葡萄糖酸钙、地塞米松等。

（三）病人的准备

主要是血管通路的准备，如使用动、静脉内瘘，应熟悉内瘘的穿刺和保护方法，不要在瘘管所在肢体上输液、测量血压等。注意补充蛋白质，控制摄入水量，做好解释说明工作。

【操作过程护理】

（一）病情观察

严密观察病人生命体征，观察血流量、血路压力、透析液流量、浓度、压力等各项指标；准确记录透析时间、脱水量、肝素用量等。

（二）常见并发症的预防及处理

（1）低血压：①立即减慢血流速度，协助病人平躺，抬高床尾，并给予吸氧。②在血液通路输注 50％葡萄糖 40～60ml，或 10％氯化钠溶液 10ml。③监测血压变化，必要时加用升压药。④对醋酸盐透析液不能耐受者改为碳酸氢盐透析液。

（2）失衡综合征：①最初几次透析时间应短，不超过 4 小时；脱水速率不宜过快；静注 50％葡萄糖 40ml，或采用高钠、碳酸氢盐透析液；②发生失衡综合征时，可静注高渗糖、高渗钠，并可应用镇静剂。

（3）致热原反应：①严格无菌操作；②一旦发生致热原反应，应立即停止透析，给予异丙嗪 25mg 肌注，地塞米松 2～5mg 静注，并注意保暖。

（4）出血：透析过程中重视病人的主诉，细心观察病人的情况，一旦明确有出血，应立即协助医生处理，必要时停止透析。

【操作后护理】

（1）透析结束时要测量生命体征，留取血标本作生化检查等。

（2）缓慢回血，穿刺透析后要注意穿刺部位的压迫止血。

（3）测病人体重，并与病人约定下次透析时间。

（4）透析后 2～4 小时内避免各种注射、穿刺、侵入性检查。

（5）对于维持性透析病人应做好健康指导，如合理调配饮食，学会配合治疗要求等。

二、腹膜透析及护理

腹膜透析简称腹透，是利用腹膜这一天然的半透膜作为透析膜，将适量透析液引入腹腔并停留一段时间，使腹膜毛细血管内血液和腹膜透析液之间进行水和溶质交换的过程。

【操作评估】

（一）病人评估

（1）评估病人的病情，有无腹膜透析的禁忌证，如腹膜炎、腹膜广泛粘连、腹部大手术后等。

（2）评估病人的意识、心理状态和合作能力。

（二）环境评估

同血液透析。

【操作准备】

（一）透析设备的准备

透析设备包括腹膜透析管、腹膜透析液等。腹膜透析液要求电解质的组成和浓度与正常血浆相近，渗透压一般不低于血浆渗透压；根据病情可适当加入药物，如抗生素、肝素等。

（二）病人的准备

（1）由于腹透会丢失体内大量的蛋白质及其他营养成分，应通过饮食补充，水的摄入量应根据每天的出量来决定。

（2）向病人说明腹膜透析的目的、过程和防治透析反应的措施。

（3）病人体表皮肤应清洁处理，下腹部及会阴部进行术前备皮。

（4）术前禁食，排空小便。

【操作过程护理】

（1）病人取仰卧位或坐卧位，注意保暖，鼓励病人咳嗽。

（2）透析过程中透析液速度不宜过快。

（3）保持透析管通畅，防止导管接头滑脱。详细记录注入量和排出量。

（4）严密观察病人病情变化，出现并发症及时与医师联系并做好处理。

【操作后护理】

（1）透析结束后即可拔除连接管，并以无菌碘附帽盖住导管开口，伤口周围应以无菌敷料包裹，严密观察伤口有无渗出液或出血现象。如果以后不再透析，即可将腹透导管拔除，并以外科技术缝合伤口。

（2）测量体重、血压和脉搏，并与透析前比较。

（3）术后腹部每天换药 1 次，并告诉病人衣服宜宽大，内衣要选择柔软无刺激性的衣料，避免外管被牵拉和打折，一旦滑脱不能再送入腹腔。

（4）采用 CAPD 的病人当不透析时拔除连接管，用无菌碘附帽盖住导管开口，并用无菌纱布固定好。当插管处的切口愈合后可行淋浴，淋浴前将透析管用保鲜纸包好，淋浴后要将残留的肥皂冲洗干净，并用软质清洁毛巾将透析管及周围皮肤轻轻拭干，用络合碘消毒液消毒透析管及周围皮肤。

三、肾穿刺术及护理

肾穿刺活体组织检查有助于确定肾脏病的类型，对协助肾实质疾病的诊断、指导治疗及判断预后有重要意义。

【操作评估】

（一）病人评估

（1）评估病人的病情，有无肾穿刺术的禁忌证。

（2）评估病人的心理状态和合作能力。

（二）环境评估

评估环境是否符合无菌技术操作原则及隐蔽性。

（三）用物准备

1.病人准备

（1）熟悉病人病情，了解有无禁忌证，注意有无肾下垂。

（2）说明穿刺的目的、方法并签手术同意书。

（3）做好病人的心理护理，告知病人术中配合的方法，消除思想顾虑，积极配合手术。

（4）术前指导病人练习深吸气后做屏气动作，并训练病人进行床上排尿。

（5）术前 3 天至 1 周开始停用抗凝药物及避免使用妨碍凝血功能的药物。

（6）进行常规检查（如出、凝血时间，B 超双肾，心电图，X 线片等）。

2.用物准备

（1）常规消毒治疗盘一套。

（2）无菌肾脏穿刺包，内有肾脏穿刺针、腰椎穿刺针、注射器、针头、手术刀、孔巾等。

（3）其他用物，如麻醉药、沙袋和腹带、无菌手套、固定液分别为甲醛溶液（福尔马林）和 2.5％戊二醛等。

【操作过程护理】

（1）病人取俯卧位，两上肢伸直放于头前，腹部肾区垫沙袋，使肾紧贴腹壁，避免穿刺时滑动移位。

（2）用 B 超定位并测量肾下极到皮肤的距离。一般取肾脏下缘处进针。

（3）术者戴口罩、帽子，常规消毒皮肤，以穿刺点为中心，直径约 15cm。

（4）术者戴无菌手套，铺孔巾。

（5）进行穿刺点局部麻醉。

（6）嘱病人深吸气后屏气，用长 9cm 的细腰穿针做探针垂直于皮肤沿穿刺点刺入，边注射麻醉药边向深部推进约 3cm，同时回抽观察是否损伤血管，再次嘱病人深吸气后屏气继续推进，刺入肾周围脂肪囊时有落空感，再稍进针当接近肾被膜时感到针尖有顶触感，且针尾随呼吸同步摆动，注入少许麻醉药。记下针刺深度，拔针。

（7）用自动穿刺针，按探针记下深度刺入，到肾包膜脂肪囊时穿刺针随呼吸摆动。令病人吸气末屏气，立即快速将穿刺针刺入肾 3cm 左右，取组织并迅速拔出，嘱病人正常呼吸。

【操作后护理】

(1)穿刺点消毒后，用无菌纱布覆盖，加压压迫穿刺点5分钟以上，然后捆绑腹带。

(2)嘱病人卧床休息24小时，术后4小时内每30分钟测量血压、脉搏1次，前6小时必须仰卧于硬板床，不可翻身。

(3)将取得的肾活体组织放入标本瓶内，外置冰瓶送检。

(4)密切观察有无腹痛、腰痛，监测生命体征的变化及尿颜色的改变。每次排尿均需进行尿常规检查，有肉眼血尿时，嘱病人多饮水，延长卧床时间。

(5)给予5%的碳酸氢钠静脉滴注，以碱化尿液，必要时使用止血药和抗生素，以防止出血和感染。

(6)术后发生腰痛者，应给予解痉止痛剂。

第六章　血液及造血系统疾病患者的护理

第一节　血液及造血系统的解剖结构和生理功能

血液系统由血液及造血器官组成。

一、造血器官

造血器官包括骨髓、脾、淋巴结及分散在全身各处的淋巴组织和单核－巨噬细胞组织。在胚胎9～10d，中胚层开始出现造血位点，以后逐渐发育为卵黄囊中的血岛，胚胎期24周前肝、脾为主要造血器官。出生后4周，骨髓成为主要造血器官，而肝、脾造血功能停止，仅当应激情况下部分可再恢复造血功能。5～7岁以前全身骨髓的造血功能都很活跃，以后四肢长骨中造血组织逐渐减少，但当身体需要造血功能代偿活跃时（如出血或溶血等），长骨中仍可出现造血组织。

二、血液组成及血细胞的生成

血液又称外周血，主要由血浆和悬浮其中的血细胞（红细胞、白细胞及血小板）组成。血细胞约占血液容积的45％，余下55％为血浆（一种淡黄色的透明液体）。血浆成分复杂，含有多种蛋白质、凝血及抗凝血因子、补体、抗体、酶、电解质、各种激素及营养物质等。血细胞来源于骨髓内生成的造血干细胞（HSC），可分化为多能祖细胞及淋巴系祖细胞。多能祖细胞又称集落形成单位（CFU），进一步发育分化为原粒细胞、原单核细胞、原红细胞、巨核细胞；淋巴系祖细胞在骨髓内分化为T、B淋巴细胞。骨髓造血微环境中的基质细胞所产生的细胞因子，可调节HSC的增殖与分化，而且提供其营养和黏附的场所。单核－巨噬细胞来源于骨髓粒、单系祖细胞，在血中为单核细胞，游走至组织即成为巨噬细胞，又称组织细胞。单核－巨噬细胞系统包括骨髓内原、幼单核细胞，血液单核细胞，淋巴结、脾和结缔组织中固定、游走的巨噬细胞，肺泡巨噬细胞，肝的Kupffer细胞及神经系统的小神经胶质细胞等。

三、血细胞的生理功能

（一）红细胞

成熟红细胞呈双凹圆盘型，较球型面积更大，以利于气体交换；红细胞胞质内充满血红蛋白，具有结合与输送氧和二氧化碳的功能。

（二）白细胞

包括中性粒细胞、嗜酸性粒细胞、嗜碱性粒细胞、单核细胞和淋巴细胞。

（1）粒细胞：中性粒细胞功能主要是吞噬异物，尤其是细菌，是机体抵御入侵细菌的第一道防线；嗜酸性粒细胞具有抗过敏、抗寄生虫作用；嗜碱性粒细胞能释放组胺等生物活性物质，主要与变态反应有关。

(2)单核细胞：也是一种吞噬细胞，其主要功能是清除死亡或不健康的细胞及这些细胞破坏后的产物、微生物及其产物，是机体抵御入侵细菌的第二道防线。

(3)淋巴细胞：在免疫应答中起核心作用，又称免疫细胞。T淋巴细胞参与细胞免疫，B淋巴细胞参与体液免疫。

(三)血小板

具有止血功能，主要参与生理性止血和血液凝固，保持血管内皮的完整性。

第二节　血液及造血系统常见症状体征的护理

一、出血

出血是指止血和凝血机能障碍而引起的异常出血或出血不止的一种症状。

【护理评估】

(一)致病因素

(1)血管壁功能异常：如遗传性出血性毛细血管扩张症、获得性过敏性紫癜等。

(2)血小板减少或功能异常：血小板减少如特发性血小板减少性紫癜、再生障碍性贫血、白血病等；血小板功能缺陷如先天性血小板无力症等。

(3)凝血机制异常：先天性如血友病，继发性如肝病导致凝血因子缺乏等。

(二)身体评估

了解出血发生的时间、部位、范围、量；有无出血的伴随症状，如头痛、呕吐、视物模糊、关节及肌肉疼痛、全身乏力、出冷汗、尿量减少等；评估出血是否停止。了解生命体征有无改变，如脉搏有无细速或扪不清、血压下降等；有无神志改变；皮肤黏膜有无出血点或瘀点、瘀斑及温湿度改变；鼻腔黏膜、牙龈及眼底有无出血；关节有无肿胀、畸形等。

【护理诊断】

(1)组织完整性受损：与血小板减少、凝血因子缺乏、血管壁异常有关。

(2)恐惧：与出血量大或反复出血有关。

【护理目标】

病人不发生出血或出血时能被及时发现，并得到及时处理；病人自诉恐惧感减轻或消除。

【护理措施】

(一)一般护理

(1)休息与饮食：血小板低于 $50\times10^9/L$ 时应减少活动，增加卧床休息时间，防止身体受伤如跌倒、碰伤，保证充足睡眠，避免情绪激动。进食营养丰富、清洁易消化的软食或半流质软食。

(2)预防出血：保持床单平整，被褥轻软，衣着宽松，防止皮肤摩擦或肢体受压；勤剪指甲，避免搔抓皮肤；减少活动量；用软毛牙刷刷牙。

（二）对症及治疗护理

（1）鼻出血：少量出血时，可用棉球或明胶海绵填塞，无效可用 1:1000 肾上腺素棉球填塞，局部冷敷；出血严重时用凡士林油纱布做后鼻孔填塞术。

（2）口腔及牙龈出血：牙龈渗血时，可用肾上腺素棉球或明胶海绵片贴敷牙龈，及时用生理盐水或 1%过氧化氢溶液清除口腔内陈旧血块。

（3）关节腔出血或深部组织血肿：一旦出血，立即停止活动，卧床休息，抬高患肢、固定于功能位，予冰袋冷敷或采取绷带压迫止血。

（4）内脏出血：消化道小量出血者，可进食温凉的流质饮食；大量出血应禁食，并建立静脉输液通道，做好配血和输血的准备，以保证液体和血液的输入。

（5）眼底及颅内出血：眼底出血时，应减少活动，尽量让患者卧床休息，嘱患者不要揉擦眼睛。颅内出血时，立即去枕平卧、头偏向一侧；随时吸出呕吐物或口腔分泌物，保持呼吸道通畅；吸氧；按医嘱快速静脉点滴或推注 20%甘露醇、50%葡萄糖液、地塞米松等。

（三）病情观察

观察患者皮肤、黏膜有无损伤，有无内脏或颅内出血的症状和体征，注意出血的部位、出血量和时间；了解化验结果，监测心率、血压、意识状态等。

（四）心理护理

评估患者的恐惧程度，安慰关心患者，态度镇静、和蔼地向患者解释病情。

二、继发感染

继发感染是指血液系统疾病病人由于机体防御功能低下，易致病原体侵袭而引起的感染。

【护理评估】

（1）致病因素：最常见的致病菌为革兰阴性杆菌，长期应用抗生素者，易致真菌感染；免疫功能缺陷者可致病毒感染。

（2）常见感染部位：感染可发生在各个部位，但以口咽部感染如口腔炎、牙龈炎、咽峡炎最常见。

（3）常见感染表现：发热是感染最主要的症状，热型不定，热度不一，可低热亦可高热，并伴有大量出汗、疲乏无力等。

【护理诊断】

（1）有感染的危险：与正常粒细胞减少、免疫功能下降有关。

（2）体温过高：与感染有关。

（3）知识缺乏：缺乏有关预防感染的知识。

【护理目标】

病人无感染发生或感染能被及时发现和处理；体温降至正常范围，并保持稳定；病人能描述引起感染的危险因素，并能有效预防感染。

【护理措施】

（一）病情观察

观察感染征象，注意体温变化，检测生命体征，了解化验结果。发现有感染迹象，应及时告知医生。

（二）生活护理

鼓励病人进食，选用高蛋白、高热量、高维生素的食物，并要注意清洁、新鲜、易消化。保持病室清洁、空气新鲜，温度适宜，定期进行消毒。如病人粒细胞绝对值低于 0.5×109/L，应实行保护性隔离。

（三）用药护理

必要时遵医嘱输浓缩粒细胞液，增强机体抗感染的能力。有感染存在遵医嘱给予广谱抗生素。肌肉、静脉注射局部要严格消毒。

（四）对症护理

保持皮肤清洁，定期洗澡更衣，勤剪指甲，避免抓伤。执行各种注射时，应无菌操作。女性病人尤应注意会阴部的清洁。进餐前后、睡前晨起用生理盐水漱口。睡前、便后用 1∶5000 高锰酸钾溶液坐浴。

（五）心理护理

应多与病人沟通交流，给病人提供有关预防感染方面的知识及自我保护意识，减少受伤。

三、发热

发热是继发感染最常见的症状。也是白血病患者最常见的死亡原因之一。

【护理评估】

（1）评估有无感染的诱因，如受凉、感染性疾病的接触史（感冒等）。

（2）有无感染及感染灶的表现，如发热、寒战、咽痛、咳嗽、膀胱刺激征或肛周疼痛等。

（3）评估用药史，有无长期应用广谱抗生素、激素及化疗药物。

（4）评估是否有白细胞数量减少和质量的改变。

（5）评估口腔溃疡、咽部和扁桃体是否充血、肿大，肺部有无啰音，肛周溃烂程度等。

（6）评估体温升高、脉搏增快等表现。

（7）血常规、尿常规及 X 线检查，感染部位分泌物、渗出物或排泄物的细菌涂片或培养及药敏试验等。

【护理诊断】

（1）体温过高：与感染有关。

（2）有感染的危险：与中性粒细胞的减少、免疫功能下降有关。

【护理目标】

（1）患者体温降至正常，并保持稳定。

（2）患者认识到引起感染的危险因素，并有效预防；出现感染时能被及时发现和处理。

【护理措施】

(一)一般护理

(1)饮食护理:选择高蛋白、高热量、富含维生素的食物,以加强营养,提高机体抵抗力。

(2)预防外源性感染:保持病室清洁、空气新鲜、温度适宜,定时开窗通风,用紫外线或臭氧每周 2～3 次,每次 20min 进行室内空气消毒。定期用消毒液擦拭地面。限制探视人数及次数,防止交叉感染。

(二)发热护理

充分休息,维持室温在 20℃～24℃、湿度 55%～60%,每天早晚通风换气,患者应穿透气、棉质衣服;注意补充营养及液体,必要时遵医嘱静脉补液;高热患者可给予物理降温,必要时遵医嘱药物降温。

(三)病情观察

观察有无感染表现,特别注意体温变化;询问患者有无咽痛、咳嗽、咳痰、胸痛、尿痛以及肛周疼痛;了解患者痰液、尿液及大便的性质等;监测患者白细胞总数及分类结果,尿常规有无异常。

(四)健康教育

(1)口腔护理:进餐前后、睡前晨起用盐水、氯己定交替漱口。

(2)保持大便通畅,便后清洗肛周皮肤,防肛裂。遵医嘱局部、全身使用抗生素。餐前、便后洗手,注意饮食卫生,禁食生、冷食物。

第三节　贫血患者的护理

贫血(anemia)是指人体外周血液中单位容积内血红蛋白浓度(Hb)、红细胞计数(RBC)和(或)血细胞比容(HCT)低于同年龄、同性别、同地区的正常标准。贫血常见原因为红细胞生成减少、红细胞破坏过多、出血等。

【护理评估】

(1)询问患者贫血发生早期表现。

(2)了解患者既往病史。

(3)评估患者饮食习惯。

(4)评估患者的治疗经过。

(5)观察皮肤黏膜血管充盈的部位。

(6)注意心率和心律的变化,有无不同类型贫血的特殊体征。

(7)评估患者及亲属的心理反应。

(8)评估贫血对患者日常生活、工作的影响程度。

(9)通过血细胞计数、血红蛋白测定、网织红细胞计数、血液涂片、骨髓检查等了解贫血的程度、性质。

【护理诊断】

(1)活动无耐力:与机体组织缺氧有关。

(2)有受伤的危险:与严重贫血可能发生晕倒有关。

(3)恐惧:与贫血程度逐渐加重有关。

(4)知识缺乏:缺乏与疾病相关的知识。

【护理措施】

(一)合理安排休息与活动

轻度贫血应适当休息,可做轻体力劳动,中、重度贫血者应减少不必要的活动,严重者卧床休息。

(二)饮食调整

改善饮食习惯。缺铁性贫血应重视补充含铁丰富的食物。进食高蛋白、富含维生素、易消化食物。如属于特定营养物质缺乏引起的贫血,遵医嘱服用特定营养药物。

(三)用药护理

对药物使用时间、方法及不良反应要向患者解释清楚,同时做好相应护理。

(四)严格无菌操作

严格做好各种清洁及消毒工作。

(五)心理护理

病情需要时,陪伴患者,防止受伤、减轻心理恐惧等。

(六)病情观察

观察贫血症状是否缓解,观察化验指标是否好转,判断治疗护理效果。

【健康教育】

(1)使患者知道贫血发生的原因及孕妇、儿童易患缺铁性贫血的原因。

(2)缺铁性贫血应多食用含铁丰富的食物,改善偏食及素食不良习惯。指导患者积极防治钩虫病,及时治疗慢性出血性疾病、慢性溶血病、慢性炎症等。

(3)告诉患者药物治疗剂量、服药方法、不良反应、疗效观察、用药后如何监测药物疗效等。

第四节　出血性疾病患者的护理

出血性疾病指正常止血功能发生障碍所引起的异常情况,表现为自发出血或轻微损伤后出血不止。

【护理措施】

(一)心理护理

患者本身及家属对于出血性疾病都不了解,看到经常性的出血,内心充满了恐惧。特别是急性期,病情发展迅速,容易大出血并危及生命,患者和家属很担心预后不良,对疾病的治疗信心不足。一个良好素质的血液科护士会通过自身的语言、动作来影响患者，了解患者的心理动态、情绪波动，在精神上给予患者信心、平时查房多些笑容并经常性的询问需求、治疗操作上动作轻柔严谨，这样能够取得患者及家属的信任，使患者获得珍贵的安全感和尊重感，树立战胜出血性疾病的勇气与信心。心理护理要有针对性，突出血液病的特点，结合患者的个体情况。让患者熟悉治疗环境，掌握疾病情况，了解用药知识、辅助检查及临床检验知识、心理卫生常识、饮食注意等事项。让病人确立健康信念、建立健康行为。同时，面对面的沟通也让患者有被重视的感觉，缓解了长时间住院给家人造成的经济和心理压力而带来的愧疚感。另外要允许患者表达自己对于治疗方案的感受，认真倾听，对其正确评估意见予以支持，还应该与家属一同制定护理康复计划，以便给患者提供连续性护理。

(二)饮食指导

日常饮食以高蛋白、高维生素且易消化的食物为主。如果伴有贫血，应选择富含铁元素的食物，忌温补，以偏凉或性平者为佳，蔬菜水果性凉者有利止血。杜绝食用油腻、生硬食物以及辣椒、酒等刺激性食品。消化道出血者视具体情况改进流食或禁食，以肠外营养代替。

(三)休息活动指导

重点在于保持情绪稳定，注意劳逸结合，有出血倾向时，应绝对卧床，避免情绪波动，避免剧烈运动，防止意外受伤。病情平稳的患者若下地活动须有监护人陪同或护士指导。

(四)预防感染

大部分出血性疾病的患者免疫力低下，应特别注意预防感染，尽可能采取隔离措施。告知患者家属预防感染的重要性，每名患者只允许一个陪护；严格病区人员进出，减少病区人流量；尽量不去公共场所，外出时必须戴口罩；衣物及时增减，避免上呼吸道感染；坚持口腔与皮肤护理，严格日常消毒工作，杜绝院内感染；同时指导保洁员每天用含氯消毒液一床一巾擦拭床头柜及病床，拖擦病房地面 1 次；治疗车、治疗台面每天用 75%酒精擦拭消毒。

第五节　特发性血小板减少性紫癜患者的护理

特发性血小板减少性紫癜是一种因血小板免疫性破坏，导致外周血中血小板减少的出血性疾病。临床以广泛皮肤、黏膜或内脏出血，血小板减少，骨髓巨核细胞发育成熟障碍，血小板生存时间缩短及抗血小板自身抗体出现为特征。

【护理诊断与医护合作性问题】

(1)组织完整性受损：出血与血小板减少有关。

(2)有感染的危险：与糖皮质激素治疗有关。

(3)潜在并发症：颅内出血。

【护理措施】

(一)一般护理

(1)休息与活动：适当限制活动，预防各种创伤。出血严重者应卧床休息。

(2)饮食:给予高蛋白、高维生素、少渣软食,避免过热、过硬或刺激性食物。

(3)环境:保持室内清洁,每日开窗通风2次,调节适宜的温度、湿度。

(二)病情观察

注意观察皮肤、黏膜有无损伤出血,注意出血部位、范围和出血量。监测血小板计数、出血时间。严密观察病人生命体征及神志变化,注意病人精神状态,烦躁不安者应详细询问原因,注意病人有无头痛、呕吐等颅内出血征象。

(三)对症护理

预防和避免加重出血。

(四)用药护理

长期服用糖皮质激素者应向病人解释该药可引起库欣综合征,易诱发或加重感染;长春新碱可引起骨髓造血功能抑制、末梢神经炎;环磷酰胺可致出血性膀胱炎等。使病人了解药物的作用及不良反应,以主动配合治疗。用药期间定期检查血压、血糖、尿糖、白细胞分类计数,并观察药物的疗效。发现可疑药物不良反应,应及时报告医师。给予对症处理。

(五)心理护理

鼓励病人表达自己的感受,耐心解答病人提出的各种问题,保持病人心情平静。多与家属交流,取得家属的紧密配合,满足病人情感上的需要。

【健康指导】

(一)疾病知识指导

向病人及家属介绍本病的相关知识,指导病人识别出血征象,如瘀点、黑便,一旦发现出血应及时就医。

(二)指导病人学会自我照顾

如注意保暖,避免受凉,服药期间不与感染病人接触,尽量少去公共场所。预防外伤,如不使用硬质牙刷、不挖鼻孔、不玩锐利的玩具和工具,不做易发生外伤的运动。血小板在$50\times10^9/L$以下时,不要做较强体力活动。

(三)用药指导

向病人及家属解释坚持按医嘱用药的重要性,对长期服用糖皮质激素者,强调不可自行减量或突然停药,否则会出现反跳现象。指导病人避免使用可引起血小板减少或抑制其功能的药物。

第六节　白血病患者的护理

白血病是一类起源于造血(或淋巴)干细胞的恶性疾病。其特点是在骨髓和其他造血组织中白血病细胞大量增生积聚,并浸润其他器官和组织,而正常造血功能受抑制。根据白血病细胞的成熟程度和自然病程可将白血病分为急性和慢性两大类。根据主要受累的细胞系列,急性白血病可分为急性淋巴细胞性白血病和急性非淋巴细胞性白血病。慢性白血病可分为慢性粒细胞白血病、慢性淋巴细胞白血病和慢性单核细胞白血病。

【常见护理诊断与医护合作性问题】

(1)活动无耐力:与白血病引起的贫血、代谢率增高及化疗药物的不良反应有关。

(2)有感染的危险:与粒细胞减少、化疗使机体免疫力低下有关。

(3)组织完整性受损:与血小板过低致皮肤黏膜出血有关。

(4)潜在并发症:脑出血,化疗药物的不良反应。

(5)预感性悲哀:与白血病久治不愈有关。

【护理措施】

(一)一般护理

(1)休息与活动:根据病人的体力,活动与休息可交替进行,急性白血病病人以休息为主;慢性白血病病人治疗期间要多休息。加强生活方面的护理,将常用物品置于易取处,脾大者嘱病人取左侧卧位。避免弯腰和碰撞腹部。

(2)饮食:给予高蛋白、高维生素、高热量、清淡易消化饮食。对食欲差者可少量多餐进食,每日保证充足的饮水量。

(二)病情观察

(1)观察病人头昏、乏力的程度,注意精神状态,注意面色、口唇及甲床是否苍白,注意血红蛋白含量和网织红细胞计数。

(2)观察有无出血及出血发生的时间、部位、范围,注意生命体征及大、小便的颜色和量,注意病人有无头痛、视物模糊等颅内出血的征象,注意血小板计数。

(3)观察有无感染征象,注意体温变化及热型,注意白细胞计数及分类。

(三)对症护理

病人在诱导缓解期间容易发生感染,粒细胞绝对值$\leqslant 0.5\times10^9/L$时应行保护性隔离。加强口腔、皮肤及肛周护理。有感染征象时应立即协助医师做血液、咽部、尿液、粪便和伤口分泌物的培养,遵医嘱用有效抗生素。此外还应针对贫血、出血等情况进行对症护理。

(四)用药护理

(1)依前臂、手指、手腕、肘前窝的次序选择静脉注射部位,每次更换注射部位。

(2)静脉注射前先用生理盐水冲洗,药物输注完毕再用生理盐水冲洗后方能拔针头。

(3)输注时如疑有或发生外渗,立即停止注入,不要拔针,由原部位抽取3～5ml血液以除去一部分药液,局部滴入解药如8.4%碳酸氢钠5ml,拔掉注射针,局部冷敷后再用25%硫酸镁湿敷。

(4)某些化疗药物,如阿糖胞苷、三尖杉碱等易引起恶心呕吐,严重者可遵医嘱给予镇吐剂。

(5)静脉输注柔红霉素、高三洋杉时,注意听心率、心律,病人出现胸闷、心悸,应做心电图,及时通知医生。

(6)化疗期间鼓励病人多饮水,2～3L/d,注射药液后,最好每半小时排尿一次,持续5小时，就寝时排尿一次。遵医嘱口服别嘌呤醇，以抑制尿酸合成。

(7)鞘内注射化疗药物，推注药物宜慢，注意去枕平卧4～6小时，并观察有无头痛、发热等并发症发生。

(五)心理护理

向病人及其家属说明白血病是骨髓造血系统肿瘤性疾病，虽然难治，但目前治疗进展快、效果好，应树立战胜疾病的信心。护士应倾听病人诉说，关心照顾病人，以取得病人的信任，了解其苦恼，争取多种形式因势利导，做好科普宣传，建立社会支持网，嘱家属亲友要给病人物质和精神的支持与鼓励，使病人保持良好的情绪状态，以利于身体的康复。

【健康教育】

(一)宣传相关知识

向病人及家属介绍白血病的有关知识。说明白血病虽然难治，但目前治疗进展快、效果好，坚持治疗可延长白血病病人的缓解期和生存期。

(二)生活指导

保持良好的生活方式，生活要有规律，保持充足的休息和营养，保持乐观情绪。

(三)预防感染和出血指导

指导病人注意个人卫生，少去人群拥挤的地方，经常检查口腔、咽部有无感染，学会自测体温。勿用牙签剔牙或用手挖鼻孔，应预防和避免各种创伤。

(四)用药指导

指导病人按医嘱用药，说明坚持巩固强化治疗可延长白血病的缓解期，有利于延长生存期。定期门诊复查血象，发现出血、发热及骨、关节疼痛要及时去医院检查。

(五)防护宣教

长期接触放射性核素或苯类化学物质的工作人员，必须严格遵守劳动保护制度。

第七节　淋巴瘤患者的护理

淋巴瘤起源于淋巴结和淋巴组织，是免疫系统的恶性肿瘤，可分为霍奇金淋巴(HL)和非霍奇金淋巴瘤(NHL)两大类。临床上以无痛性淋巴结肿大为特征，肝脾常肿大，晚期有恶病质、发热及贫血等。男性发病率明显多于女性，以20～40岁为多见。

【护理诊断】

(1)体温过高：与HL疾病或感染有关。

(2)有皮肤完整性受损的危险：与放疗引起的局部皮肤烧伤有关；与瘙痒挠抓有关。

(3)营养失调——低于机体需要量：与持续高热，放、化疗有关。

(4)有感染的危险：与放化疗致白细胞减少、免疫力下降有关。

(5)潜在并发症：放、化疗的不良反应，骨髓抑制。

(6)知识缺乏：缺乏疾病相关知识。

(7)焦虑:与治疗反应及疾病预后不良有关。

【护理措施】

(一)一般护理

(1)饮食护理:进食高热量、高蛋白、富含维生素、易消化饮食;发热时可酌情给予清淡易消化的流质或半流质饮食;化学治疗时少食多餐,避免食用甜食、油腻及刺激性食物,鼓励患者每日饮水不少于2000ml。

(2)休息与活动:应按病情和个体适应性而定。轻度恶性、无症状、在完全缓解期内可适当或正常运动;在化学治疗和放射治疗期、病情较重、有症状尤其是高热时应卧床休息,减少机体的消耗。

(二)对症护理

1.保护皮肤完整

(1)放疗期间应穿宽大、质软的纯棉或丝绸内衣,洗浴毛巾要柔软,洗澡时局部皮肤不可用力擦洗,防止皮肤损伤。

(2)观察放疗局部皮肤反应,有无发红、痒感、灼热感;保持局部皮肤清洁,剪短指甲,避免用手搔抓。避免局部皮肤受到热和冷的刺激,如不要使用热水袋、冰袋和用烫水洗澡。避免阳光直接照射,不要用刺激性的化学物品,如肥皂、乙醇、油膏、胶布等。

(3)局部皮肤有发红、痒感时,应及早涂油膏保护皮肤。干反应表现为局部皮肤灼痛,可给予0.2%薄荷淀粉或氢化可的松软膏外涂。

(4)湿反应表现为局部皮肤刺痒、渗液、水疱,可用2%甲紫、冰片蛋清、氢化可的松软膏外涂,也可用硼酸软膏外敷后加压包扎1~2天,渗液吸收后暴露局部。如局部皮肤有溃疡坏死,应全身抗感染治疗,局部外科清创,植皮。

2.体温过高的护理

详见本章第二节相关内容。

3.预防和控制感染

详见本章第二节相关内容。

(三)心理护理

当患者获知确实患了癌症,感觉到死亡威胁时,其内心对疾病的恐惧和不安,往往成为医疗和护理的难题。对于这种患者,应着重说明有些肿瘤性疾病预后尚好。如淋巴瘤早期尤其是HL是可治愈的肿瘤之一,即使是中晚期病例,经过有计划和长期的治疗,也能获得较长时期的缓解,从而帮助患者克服恐惧心理,增强战胜疾病的信心。

【健康教育】

(一)疾病知识

何为霍奇金淋巴瘤和非霍奇金淋巴瘤,其病因与发病机制有哪些。需做哪些检查。

(二)疾病治疗

如何配合放、化疗要求,在治疗期间有哪些不良反应,如何最大限度地降低不良反应。

（三）活动指导

缓解期或全部疗程结束后，如何保证充分休息，加强营养，适当锻炼，以提高免疫力。

（四）自我监测

在身体不适，出现疲乏无力、发热、盗汗、消瘦、咳嗽、气促、腹泻、腹痛、皮肤瘙痒以及口腔溃疡等，或发现肿块应及早就诊。

第八节　血液及造血系统常用诊疗技术及护理

一、骨髓穿刺术

骨髓穿刺术是血液系统常用的一种诊断方法。对各种血液病、多发性骨髓瘤、骨髓转移癌有重要诊断价值，有助于单核－巨噬细胞系统疾病的诊断；对某些病原体的检查（如疟原虫、黑热病等）；对某些传染病（如伤寒）或感染性疾病（如败血症）的细菌培养。

【术前准备及护理】

（1）检查出、凝血时间，局麻药品皮试；有出血倾向者应注意不用或慎用；血友病患者禁忌做骨穿。

（2）向病人解释骨髓穿刺的重要意义和必要性，解除患者的紧张情绪。

（3）准备一切用品，如穿刺包、消毒用具、玻片、推片等。

【术中护理】

（1）确定穿刺点：①髂前上棘穿刺点；②髂后上棘穿刺点；③腰椎棘突点；④胸骨穿刺点。

（2）根据不同穿刺点可采取仰卧位、坐位和侧卧位。

（3）穿刺部位清洗干净后，常规消毒、铺洞巾、术者戴手套、用1%普鲁卡因局麻至骨膜。

（4）将骨髓穿刺针固定器固定在距针头1～1.5cm处，术者左手拇指和示指固定穿刺部位皮肤，右手握一纱布包好的穿刺针，向骨面垂直刺入（胸骨穿刺应与骨面成30°～40°角），当针尖接触骨质后，则左右旋转缓缓进针至阻力消失感，穿刺针能固定在骨内，示针尖已达骨髓腔。拔除针芯，接上10ml的干燥注射器，抽吸骨髓液0.1～0.2ml滴于载玻片上，迅速作有核细胞计数及涂片。如需作骨髓液细菌检查，再抽取1～2ml。

（5）抽毕，插入针芯，拔出穿刺针，用无菌纱布置于针孔处，按压1～2min，胶布固定。

【术后护理】

（1）术后病人平卧休息2～4小时，拔针后局部加压。

（2）密切观察病情变化、情绪状态及家属对病人的态度。

（3）嘱病人术后当天不要沐浴，保持局部干燥，避免感染。若局部出现触痛和发红，可能是感染的征象，应报告医生，及时处理。

二、骨髓移植

骨髓移植可广泛用于血液系统及非血液系统疾病的治疗。

【术前准备】

(一)病人选择

急性白血病的首次完全缓解期、年龄在45岁以下、无严重脏器功能损害、无传染病、无严重药物过敏、无输血或极少输血史。

(二)病人准备

移植前做全面体格检查;复查血象、骨髓象、血型、肝和肾功能、血糖、电解质、B超、心电图、胸片;做咽部、体表和肛周细菌培养等,并让病人做好心理准备。进行病人预处理,以杀灭肿瘤细胞或白血病细胞,抑制病人免疫反应,避免移植物排斥。病人入层流室前10日开始口服肠道灭菌药。术前8日理发,入室前一天剪指(趾)甲、剃毛发。入室当天清洁灌肠并用0.2%氯己定或5%聚维酮碘洗浴后进无菌层流室,进无菌饮食,按医嘱补液,静脉滴注碳酸氢钠;入室后每日用0.2%氯己定或5%聚维酮碘滴鼻、外耳道喷雾及肛门擦洗,用呋喃西林、3%碳酸氢钠液、3%硼酸水等漱口,严格执行保护性隔离措施;认真观察生命体征、放疗、化疗反应;充分补液,24小时入量需4000~5000ml,同时口服别嘌呤醇0.1g,每日1次。

(三)组织配型

病人与供者进行人类白细胞抗原(HLA)血清检测与混合淋巴结细胞培养。

(四)供者准备

首先应对供者进行体格检查及常规化验,于移植前2周对供者进行循环采血,第一次采血400ml,放入冰箱保存,4~5天后将400ml血回输后再采血600ml,放入冰箱保存,再隔4~5天将600ml血回输,再采血800ml为供者骨髓移植当天自体回输。

【术中护理】

(一)采集方法

(1)骨髓液采集:①在手术室操作,供者行硬膜外麻醉,特殊情况可行全麻。②手术者在供者髂棘多部位抽取骨髓液,采集的骨髓液需立即置入含有肝素的保养液中,并充分混合后,经62目与88目不锈钢网或尼龙网过滤后装入血袋。

(2)外周血干细胞采集:首先给供者肌内注射粒细胞集落刺激因子或其他动员剂进一步体内扩增造血干细胞后进行采集。

(二)骨髓液回输

(1)在无菌层流室进行,经受者中心静脉插管输入,护理人员要在床旁监护,输注速度宜先慢后快,骨髓液在6小时内需全部输给病人。

(2)遵医嘱给予鱼精蛋白中和肝素。

(3)每袋骨髓液至最后5ml时,应留在袋中弃去,以防脂肪颗粒引起栓塞。

(4)外周血干细胞解冻后不需滤过即可输入。

【术后护理】

(一)一般护理

严格执行层流室内常规灭菌规定。病人绝对卧床休息、行灭菌消毒,检测白细胞数应每日1次或隔日1次;血培养每日1次;肝肾功能、尿一般检查、电解质每周2次;每天询问病人，测体温、脉搏、呼吸、血压，听诊心率及肺部有无啰音。遵医嘱给予抗生素，作好中心静脉压插管护理。

（二）心理护理

仔细观察，理解病人，多与病人交谈，倾听病人的诉说，调节病人的情绪，随时转达家属信息，使病人处于最佳心理、生理状态，顺利度过移植关。

（三）支持疗法护理

给予静脉营养；观察水电解质、输液成分；应用大剂量丙种球蛋白、造血细胞生长因子、红细胞生成素，注意观察病人有无不良反应、并给予相应护理。

（四）并发症护理

（1）免疫缺陷性感染：按医嘱继续给病人口服肠道消毒剂，体温＞38℃时，根据药敏结果给予全身抗生素治疗。实施严格的灭菌护理。

（2）移植物抗宿主病（GVHD）：按医嘱给病人预防用药（环孢素）和治疗用药（泼尼松、抗胸腺细胞球蛋白）。随时注意观察病人皮肤黏膜改变、胃肠道症状，定时检测肝、肾功能和白细胞计数。

（3）间质性肺炎：按医嘱用抗生素进行防治。

（4）肝静脉闭塞病（VOD）：按医嘱预防用药（前列腺素）和综合治疗，如扩容、限钠、补钾、保持水和电解质平衡、利尿剂、防治脑病等。观察有无肝大、黄疸和腹水等；还要观察其他重要脏器功能有无衰竭。并定期检测肝、肾功能等。

第七章　内分泌代谢系统疾病患者的护理

第一节　内分泌代谢系统的解剖结构和生理功能

一、下丘脑

下丘脑是间脑最下面的一个对称性结构，位于背侧丘脑的前下方。下丘脑分泌的释放激素包括：促甲状腺激素释放激素（TRH）；促性腺激素释放激素（GnRH）包括黄体生成激素释放激素和卵胞刺激素释放激素；促肾上腺皮质激素释放激素（CRH）；生长激素释放激素（GHRH）；泌乳素释放因子（PRF）；黑色素细胞刺激素释放因子（MRF）等。下丘脑分泌的抑制激素包括生长激素释放抑制激素（GHRIH），泌乳素释放抑制因子（PIF），黑色素细胞刺激素释放抑制因子（MIF）。这些激素的主要作用是对腺垂体起调节作用，能促进或抑制其分泌。

二、脑垂体

脑垂体位于颅底部，在蝶骨体的垂体窝中，分泌多种重要激素，其功能受下丘脑的控制。前叶和间叶在组织上都属于腺组织，又称为腺垂体。后叶称为神经垂体。

（一）腺垂体分泌的激素

生长激素（GH）直接作用于全身某些组织细胞，并使之增生、肥大，调节物质代谢；促肾上腺皮质激素（ACTH）主要是促进肾上腺皮质分泌类固醇激素；泌乳素（PRL）促进乳腺的生长发育和乳汁的形成；促性腺激素（GnH）促进卵泡的发育成熟，促进睾丸间质细胞的增生，合成分泌雌激素和雄激素；促甲状腺激素（TSH）促进甲状腺增生、肥大，促进 T3、T4 的合成与释放。

（二）神经垂体释放的激素

抗利尿激素（ADH）主要调节体液中水，促进肾脏远曲小管和集合管对钠的重吸收；催产素（oxytocin）增强妊娠分娩时子宫的收缩，分娩后乳汁的分泌及轻度的抗利尿作用。

三、甲状腺

甲状腺为人体最大、最表浅的内分泌腺体，正常人甲状腺位于喉及甲状软骨的前下方，分左、右两叶，中间以峡部相连。甲状腺滤泡细胞分泌甲状腺素（T4）及三碘甲状腺原氨酸（T3），促进能量代谢、物质代谢和生长发育；甲状腺滤泡旁细胞分泌降钙素（CT），降低血钙，与甲状旁腺激素（PTH）一起调节钙磷代谢。

四、甲状旁腺

甲状旁腺位于甲状腺侧叶的背面，上下各 1 对。甲状旁腺激素（PTH）主要生理作用是促进破骨细胞活动,增加骨钙的再吸收;促进肾小管对钙的重吸收,减少尿钙的排出,加强肠道内钙的吸收,使血钙升高;抑制肾小管再吸收磷,使尿磷排出增多、血磷下降。

五、肾上腺

肾上腺位于腹膜后,肾的上方,左右各一。肾上腺皮质分泌以皮质醇为代表的糖皮质激素,以醛固酮为代表的盐皮质激素和性激素。肾上腺髓质主要分泌肾上腺素和少量去甲肾上腺素。

六、胰脏

胰脏位于上腹部,分头、体、尾,由两种组织构成。胰腺分泌胰泌肽等消化酶,属于外分泌系统;兰氏小岛分泌胰岛素和胰高血糖素,属内分泌系统。

七、性腺

男性性腺为睾丸,睾丸位于阴囊内,左右各一。主要分泌雄性激素。女性性腺为卵巢,主要分泌雌激素和孕激素。

八、其他

其他还包括胃肠道分泌的促胃液素、胰泌素、肠抑制素和由肾脏分泌的前列腺素、促红细胞生成素等。

第二节　内分泌代谢系统常见症状体征的护理

一、身体外形的改变

【护理诊断】

自我形象紊乱:与疾病引起身体外形改变等因素有关。

【护理目标】

(1)患者的身体外形逐渐恢复正常。

(2)患者能接受疾病的现实,使用恰当的应对机制,自卑、焦虑情绪减轻。

【护理措施】

(1)观察患者形象改变的情况及程度。

(2)鼓励患者表达自己的感受,给予正面引导,使患者敢于面对现实。教育亲属和周围人群切勿歧视患者,避免伤害患者自尊。

(3)给患者讲解疾病的有关知识,告诉患者经过治疗后,身体外观可得到改善。给患者提供患有相同疾病并已治疗成功的患者资料,使其消除紧张情绪,树立治愈的信心,积极配合治疗。

(4)指导患者改善自身形象的方法,如甲亢突眼患者外出时可戴墨镜以保护眼睛免受刺激,鼓励患者保持经常进行修饰的习惯,肥胖患者穿合体的衣着、恰当的修饰以增加心理舒适和美感。

(5)注意观察患者的行为举止,预防自杀行为的发生。

二、性功能异常

【护理诊断】

性功能障碍：与性腺激素分泌不足有关。

【护理目标】

(1)患者性功能逐渐恢复。

(2)患者能正确认识性问题。

【护理措施】

(1)提供隐蔽舒适的环境和适当的时间，鼓励患者描述目前的性功能、性生活状态。尊重患者，对患者的焦虑情绪表示理解。

(2)给患者及亲属解释性功能障碍与疾病的关系，能正确对待性问题。讲解疾病治疗方法，使患者能主动配合治疗。

(3)鼓励患者与配偶交流彼此的感受，一起参加性健康教育及阅读有关性教育的材料，去性咨询门诊向专业医生、心理健康顾问进行咨询，获取适当的性卫生指导，采取恰当的方式进行性生活。女性患者若有性交疼痛，可建议使用润滑剂，润滑剂以水剂为佳，如不能提供足够的润滑作用，可改用油剂。

第三节　甲状腺疾病患者的护理

一、单纯性甲状腺肿

单纯性甲状腺肿是由多种原因引起的一种不伴有甲状腺功能亢进或功能减退表现的甲状腺肿大性疾病。多呈地方性分布，常为缺碘所致，称为地方性甲状腺肿。散发性分布者由先天性甲状腺激素合成障碍或致甲状腺肿物质等所致，称为散发性甲状腺肿。

【护理诊断】

自我形象紊乱：与病人甲状腺肿大、颈部增粗有关。

【护理措施】

(一)一般护理

指导病人摄取含碘高的食物，如海带、紫菜等，避免摄入抑制甲状腺激素合成的食物和药物；病人活动一般可不限制。

(二)病情观察

观察甲状腺肿大的程度、范围、质地、有无结节、颈部增粗的进展情况，如有声音嘶哑、吞咽及呼吸困难、面部肿胀等压迫症状应立即通知医师，及时手术。

(三)用药护理

观察甲状腺药物不良反应，如出现心动过速、食欲亢进、腹泻、出汗、呼吸急促等，应通知医师处理。结节性甲状腺肿者，避免大剂量碘的使用，以免发生碘甲状腺功能亢进症。

(四)心理护理

给予特别的关心，帮助其消除自卑心理，正确对待自身形象的改变，但同时也要多关注甲状腺肿大部位。帮助病人提高审美观，进行恰当的修饰打扮，改善其自我形象。

【健康教育】

(1)向病人及家属解释单纯性甲状腺肿的基本知识。

(2)指导地方性甲状腺肿流行地区居民增加碘的摄入量，以碘化食盐最有效和方便。对于妊娠、哺乳、青春发育期者，补充足够的碘可预防地方性呆小病的发生。避免摄入大量阻碍甲状腺素合成的食物和药物。

(3)嘱病人按医嘱服药，使用甲状腺制剂时应坚持长期服药，以免停药后复发。教会病人观察药物疗效及不良反应。

二、甲状腺功能亢进症

甲状腺功能亢进症(简称甲亢)是指甲状腺腺体本身产生甲状腺激素过多而引起的甲状腺毒症。甲状腺毒症是指血循环中甲状腺激素过多，引起以神经、循环、消化等系统兴奋性增高和代谢亢进为主要表现的一组临床综合征。在各种病因所致甲亢中，以 Graves 病最多见。

【护理诊断】

(1)营养失调——低于机体需要量:与机体高代谢率和消化吸收不良有关。

(2)活动无耐力:与蛋白质分解增加、甲亢性心脏病、肌无力等有关。

(3)组织完整性受损:与浸润性突眼、黏液性水肿有关。

(4)自我形象紊乱 与突眼、甲状腺肿大导致身体外观改变有关。

(5)应对无效:与精神神经系统功能异常导致性格、情绪变化有关。

(6)睡眠型态紊乱:与甲状腺激素过多导致交感神经兴奋性增高有关。

(7)潜在并发症:甲状腺危象。

【护理措施】

(一)一般护理

(1)饮食:应给予高热量、高蛋白、富含维生素和含钾、钙丰富的饮食，保证营养供给。嘱患者多饮水，补充水分，限制高纤维素饮食，避免吃含碘丰富的食物，慎食卷心菜、花椰菜、甘蓝等致甲状腺肿食物。

(2)休息:病情轻的患者可适当活动，以不感疲劳为度;病情重、心功能不全或合并严重感染的患者，要严格卧床休息。

(3)环境:病室宜安静、通风、舒适，避免强光刺激，室温保持在 20℃左右。

(二)对症护理

1.预防角膜损伤

(1)限制水、盐摄入，睡时抬高头部以减轻眼球后组织水肿。

(2)睡前涂以抗生素眼膏，并盖上无菌生理盐水纱布，防止角膜干燥。

(3)外出时戴眼罩或茶色眼镜，以减少强光和异物损伤。

(4)每日做眼球运动以锻炼眼肌，改善眼肌功能。

(5)用0.5%～1%甲基纤维素或0.5%氢化可的松溶液滴眼。

2.预防和护理甲状腺危象

(1)当甲亢症状严重或尚未控制时，应防止严重精神刺激、感染及手术。

(2)严密观察病情，及早发现甲状腺危象的早期表现，及时处理。

(3)保持病室安静、舒适，患者应绝对卧床休息，避免一切不良刺激。

(4)给予高蛋白、高热量、富含维生素饮食和足够的入液量。

(5)积极进行降温处理。

(6)及时准确遵医嘱用药。

(7)昏迷患者给予常规口腔及皮肤护理，抢救过程中注意监测生命体征、神志及心、肾功能变化。

(三)用药护理

(1)硫脲类：服药期间应向患者说明不可随意中断或自行变更药物剂量。

(2)普萘洛尔：用药过程中须观察心率，防止过度减慢。哮喘患者禁用。

(3)^{131}I：患者服^{131}I治疗时，应于治疗前和治疗后1个月内避免服用含碘的药物和食物。服药后1个月内避免用手按压甲状腺。

(四)心理护理

接触患者应关心、体贴，态度和蔼，避免刺激性语言，仔细耐心做好解释疏导工作，促进亲属与患者之间的沟通，指导患者使用放松术，必要时遵医嘱给予镇静药。

【健康教育】

(1)给患者讲解甲亢的基本知识及防治要点。

(2)指导患者合理安排工作、休息，加强营养，注意饮食宜忌。

(3)详细讲解抗甲状腺药物的用法、不良反应、坚持用药的重要性。

(4)督促患者定期复查甲状腺功能，指导患者自测基础代谢率判断甲状腺功能。

(5)向患者及亲属讲解发生甲状腺危象时应采取哪些急救措施。

三、甲状腺功能减退症

甲状腺功能减退症(简称甲减)是各种原因引起的TH合成、分泌或生物效应不足所致的全身性内分泌疾病。

【护理诊断】

(1)便秘：与代谢率降低使胃肠蠕动减慢、活动量减少等因素有关。

(2)体温过低：与基础代谢率低下有关。

(3)社交障碍：与精神情绪改变造成反应迟钝、冷漠有关。

(4)潜在并发症：黏液性水肿昏迷。

【护理措施】

(一)一般护理

安排安静及安全的环境，减少刺激。调节室温在22～23℃，注意适当的保暖。给予高蛋白、高维生素、低脂肪、低钠饮食。鼓励多食粗纤维食物，摄取足够水分。

（二）病情观察

观察病人有无出现颤抖、皮肤发冷、苍白等体温过低现象，以及心律不齐、心动过缓等。观察水肿情况，皮肤情况，大便的次数、性质、量的改变，有无腹胀、腹痛等麻痹性肠梗阻的表现。

（三）对症护理

（1）便秘者教育病人每天定时排便，养成规律排便的习惯。进行适度的运动，如散步、慢跑，按摩腹部及肛周括约肌，以促进胃肠蠕动及便意。根据医嘱给予轻泻剂，并观察用药后的效果。

（2）黏液性水肿昏迷者：①记录病人体重，观察全身黏液性水肿的情况及生命体征的变化。②避免诱发因素。③发生黏液性水肿昏迷时，监测动脉血气的变化，记录液体出入量，保持呼吸道通畅，吸氧，必要时进行气管插管或气管切开。

（四）用药护理

观察用药反应，观察病人身体与精神智力的变化，以及服药后的改善情况。

（五）心理护理

多与病人交谈，让病人倾诉，随时给予病人鼓励，并让病人说出对自己外观及性格改变的感受，给予心理指导。

【健康指导】

（1）让病人了解病因，甲状腺制剂替代治疗的意义、不良反应及注意事项。

（2）了解终身服药的必要性及随意停药或变更剂量的严重后果。

（3）指导病人自我监测甲状腺素过量的症状。

第四节　肾上腺皮质疾病患者的护理

一、皮质醇增多症

（一）一般护理

（1）饮食：给予高蛋白、富含维生素、低脂、低糖、低盐、高钾、高钙饮食，适当增加含钙及维生素D丰富的食物。

（2）休息与活动：适当休息，病情重者根据病情，将常用的生活用具放在患者容易拿到的位置，减少能量消耗。

（3）提供安全、舒适的环境：地面干燥、清洁、无障碍物，以避免碰撞或摔倒。

（二）对症护理

（1）身体外形改变的护理：见本章第二节内容

（2）水肿患者应经常测体重、腹围，检测血钠、血钾、出入水量，指导患者根据病情需要调节液体摄入量。

(3)建议患者坐位时抬高患肢,减轻下肢水肿。

(4)按时测血压,观察心率、心律、呼吸变化。有心衰表现者,给予半卧位、吸氧,遵医嘱进行抗心衰处理。

(三)预防感染

(1)指导患者保持口腔、阴部、衣着、用具清洁卫生,减少感染机会。

(2)做好皮肤护理,避免皮肤擦伤,长期卧床者,宜定期翻身,骨隆突处垫海绵垫。

(3)护理操作应严格执行无菌操作技术,动作应轻柔。

(4)注意保暖,减少或避免去公共场所,防止呼吸道感染。

(5)密切观察体温的变化,注意有无感染的征象。

(四)用药护理

不能手术者可选择药物治疗,用药过程中需注意药物的不良反应。使用皮质醇补充治疗的患者,应让其了解有关注意事项,学会观察药物的不良反应,坚持按时服药,不可随意中断或减量。

(五)健康教育

(1)指导患者坚持高蛋白、高钾、高钙、低脂、低糖、低盐饮食。

(2)解释防止摔伤、感染,保持情绪稳定的重要性。

(3)用药过程中需注意药物的不良反应。要坚持按时服药。

(4)定期复查,病情变化时及时就诊。

二、原发性慢性肾上腺皮质功能减退症

(一)一般护理

(1)给予高热量、高蛋白、高钠低钾饮食,鼓励患者多进食。

(2)保持口腔清洁,提供有助于进食的环境和舒适的体位。

(3)鼓励患者多休息,注意安全。

(二)对症护理

1.维持体液平衡

(1)观察患者皮肤弹性、黏膜干燥程度、尿量等,评估有无脱水表现。

(2)准确记录出入量,鼓励患者每日摄取3000ml以上的水,摄入充足的食盐。

(3)遵医嘱给药、补液,观察并维持输液通畅。

2.肾上腺危象的防护

(1)坚持遵医嘱服药治疗。

(2)避免诱发因素,减少和控制感染,防止外伤。

(3)观察病情变化,注意有无肾上腺危象的表现。

(4)一旦发生危象,应指导患者绝对卧床休息,维持呼吸道通畅,注意观察生命体征的变化,有无高血钾、低血钠的症状;维持体温在正常范围;遵医嘱给药、补液,协助医生纠正低血压和休克症状。

（三）用药护理

给患者解释治疗方案及按时定量服药的重要性，取得患者合作；指导患者根据病情（尤在应激时）调整药物剂量；指导患者识别药物的不良反应。

（四）健康教育

(1)指导患者合理饮食、避免感染、外伤和劳累，保持情绪稳定。

(2)指导患者定期去医院复查，以调整药物剂量，用药过程中要注意药物的不良反应。

(3)教育患者外出时应随身携带识别卡，以便发生意外时能紧急救治处理。

第五节　腺垂体功能减退症患者的护理

腺垂体功能减退症是由于各种原因引起腺垂体分泌激素不足的一种内分泌疾病，病因和临床表现多种多样，大都系多种垂体激素缺乏所致的复合症群，也可呈单个激素缺乏的表现。

一、一般护理

保持病房环境整洁、安静，减少刺激，让患者卧床休息，出现头晕乏力时，立即停止活动。给予高蛋白、高热量、高维生素、易消化饮食，保持大便通畅。

二、病情观察

密切观察病人意识状态、生命体征的变化，注意有无低血糖、低血压，以及恶心、呕吐、循环衰竭、头痛、意识障碍、抽搐等垂体危象的表现，避免各种引起垂体危象的诱因。

三、对症护理

根据病情，做好保暖或降温等处理；做好口腔、皮肤护理；排尿困难者鼓励病人多饮水，每天 2 次消毒尿道口，定时开放尿管，每天更换尿袋，注意个人卫生，预防尿路感染。发生垂体危象者，给予氧气吸入，保持呼吸道通畅。

四、用药护理

遵医嘱使用激素类治疗药物，观察药物疗效及不良反应，如肾上腺皮质激素过量易导致欣快感、失眠；服用甲状腺激素应注意心率、心律及体重的变化。指导病人按时按量服用激素药，避免任意增减剂量。

五、心理护理

经常和病人交谈，了解其心理状态，鼓励病人表达自己的感受，对病人的恐惧表示理解。尽量解答病人提出的问题。

六、健康指导

(1)给病人讲解本病的基本知识，指导病人保持心情愉快，避免激动，保持生活规律，避免劳累。保持皮肤清洁和保暖。

(2)指导病人进食高蛋白、高热量、高维生素、易消化饮食，增强抵抗力。

(3)向病人讲解按时服药的重要性，教会病人自己观察药物不良反应，必要时及时就医。

(4)指导病人识别垂体危象征兆，及时就医。

第六节　糖尿病患者的护理

糖尿病是一种常见的内分泌代谢疾病，因胰岛素绝对或相对不足，或者两者同时存在，引起糖、蛋白质、脂肪和继发性水、电解质代谢紊乱，高血糖为其重要的临床特征。临床表现为多尿、多饮、多食和消瘦，即典型的“三多一少”症状，常伴发心血管、肾、眼及神经等多系统病变。

一、病情观察

了解病人的饮食情况，观察病人有无皮肤瘙痒、感觉异常、感染及破损，特别注意检查下肢及足部情况，观察生命体征有无异常，有无咳嗽、咳痰，有无腹痛及排尿异常等。密切观察血糖、尿糖变化及各种实验检查结果，观察有无酮症酸中毒、低血糖。

二、生活护理

(一)饮食护理

(1)理想体重计算：按病人年龄、性别、身高查表或计算理想体重[理想体重(kg)＝身高(cm)－105]，然后参照理想体重和活动强度计算每日所需总热量。

(2)计算每日总热量：成人休息者每日每千克标准体重给予热量25～30kcal；中体力劳动者35～40kcal；重体力劳动者40kcal以上。

(3)蛋白质、脂肪、碳水化合物分配：蛋白质量约占总热量的12%～15%，脂肪约占30%，碳水化合物约占50%～60%。

(4)热量分配：三餐热量分配一般为1/5、2/5、2/5。

(5)食用纤维：每日饮食中食用纤维含量以不少于40g为宜。

(二)体育锻炼

(1)运动开始和持续时间：运动时间最好在饭后1小时以后为宜，每次运动可持续约30～60分钟，至少每周3次。

(2)运动项目：可根据病人的年龄、病情、兴趣爱好选择合适的体育运动。

(3)运动强度：一般以运动时的心率来衡量，以不感到疲劳为度。

三、用药护理

(一)口服降糖药护理

遵医嘱定时、定量用药，不可随意加减剂量。观察药物不良反应，评价药物疗效和药物剂量。

(二)胰岛素治疗的护理

注意观察和预防胰岛素不良反应，有无胰岛素过敏，经常更换注射部位。

四、对症护理

（一）皮肤护理

鼓励、协助病人勤洗澡、勤换衣服、保持皮肤清洁；护理操作时应严格无菌技术操作。

（二）呼吸道护理

保持口腔清洁卫生，避免和呼吸道感染者接触，每天进行口腔护理。

（三）泌尿系统护理

如有自主神经紊乱造成的尿潴留，尽量避免插入导尿管以免感染，可采用人工诱导方法排尿、膀胱区按摩或热敷等方法，无效时，在严格无菌操作下行导尿术。

（四）并发症护理

（1）酮症酸中毒：严密观察病人生命体征的变化并记录，记录液体出入量，准确执行医嘱，确保液体和胰岛素的输入；病人绝对卧床休息，在输液和胰岛治疗过程中，需1～2小时留标本送检尿糖、血糖、尿酮、血酮、血钾、血钠、二氧化碳结合力。

（2）低血糖：紧急处理包括进食含糖食物；必要时，可静脉推注50％葡萄糖40～60ml。

五、健康教育

（1）为病人及其家属讲解糖尿病的有关知识，使其认识到糖尿病是一种慢性终身疾病，其预后取于血糖控制与否及有无并发症的发生。

（2）使患者了解饮食治疗在控制病情、防止并发症中的重要作用，掌握饮食治疗的具体要求和措施。

（3）了解体育锻炼的意义，掌握体育锻炼的具体方法及注意事项。

（4）学会胰岛素的注射方法，为病人示范注射部位及方法。应用降糖药物时，要严格掌握用药时间与进食配合，了解药物不良反应。

（5）生活规律，情绪稳定，注意保持清洁卫生，随身携带疾病卡，并带糖果。

（6）定期复查，了解病情控制情况，及时调整药物剂量。

第七节　痛风患者的护理

痛风是机体长期嘌呤代谢障碍、血尿酸增高引起组织损伤的一组异质性疾病。临床特点是高尿酸血症、特征性关节炎反复发作，在关节滑液的白细胞内可找到尿酸钠结晶、痛风石形成，严重时关节活动障碍和畸形、肾尿酸结石和（或）痛风性肾病。

一、一般护理

避免受寒、劳累、感染、创伤等诱因。低嘌呤饮食，蛋白质摄入为1g/（kg・d），碳水化合物占总热量的50％～60％，肥胖者较正常者应低10％左右。脂肪每天＜50g。戒酒。多饮水，每天2～3L。少盐，丰富的维生素饮食。

二、病情观察

观察疼痛的部位、性质和程度；注意受累的关节有无红、肿、热和功能障碍；监测血、尿尿酸水平变化，评估病情。

三、对症护理

急性发作时绝对卧床休息至疼痛缓解后72小时,鼓励病人生活自理。指导病人使用减轻负重的方法,如拐杖等。抬高患肢。注意皮肤的护理。

四、用药护理

指导病人正确用药,观察药物疗效,及时处理不良反应。

五、心理护理

病人由于疼痛影响进食和睡眠,加之关节畸形、肾功能损害,常思想负担重,表现为焦虑,护士应多与病人交流,给予精神上的安慰和鼓励。

六、健康教育

(1)指导病人保持心情愉快,避免情绪紧张,生活要有规律,肥胖者应减轻体重。

(2)介绍疾病的发展过程,教导病人严格控制饮食,避免进食高嘌呤的食物,戒酒,每天多饮水。

(3)鼓励病人定期适度的运动,学会保护关节的技巧。教导病人学会自我检查。

(4)定期复查尿pH值、尿酸排出量,保持血尿酸在正常范围。

第八节 肥胖症患者的护理

肥胖症是指体内脂肪堆积过多和(或)分布异常,体重增加,是遗传饮食和环境因素共同作用的结果,是一种多因素的慢性代谢性疾病。遗传因素、高热量、高脂饮食、体力活动少是肥胖的主要原因。

一、一般护理

(一)休息与活动

与病人一起制订活动计划,鼓励进行体育锻炼和体力劳动。实行有氧运动,循序渐进、持之以恒。运动期间,有家属陪伴,不要过于控制饮食。

(二)饮食护理

制订合适的饮食计划,指导病人选择低能量、低脂肪、适量优质蛋白质、含复杂碳水化合物(如谷类)食物,并吃足够的新鲜蔬菜和水果。注意饮食的能量密度,选择体积较大而能量相对低一些的食物,如蔬菜与水果。不鼓励采用极低热量饮食。对成人来说可每周减轻体重0.5～1.0kg。糖类(碳水化合物)、蛋白质和脂肪提供能量的比例,分别占总热量的60%～65%、15%～20%和25%左右,适量摄入维生素和微量营养素,避免油煎食品、方便食品、零食、巧克力等,少吃甜食、盐,鼓励病人多饮水。

二、观察病情

定期评估病人营养状况,实施治疗过程中应监测体重、腹围、腰臀比、体重指数等。观察有无感染,运动过程中注意有无虚脱、心悸、气急、胸闷、头晕等发生,如出现应停止活动。

三、对症护理

运动出汗时及时擦干，勤洗澡，勤换衣服，保持床单干燥、平整。注意皮肤护理，体弱卧床者定期翻身、按摩，预防压疮。

四、用药护理

遵医嘱使用药物，注意不良反应如胃肠胀气、大便次数增多和脂肪便、头痛、口干、畏食、失眠、便秘、心率加快等，监测血压。

五、心理护理

鼓励病人表达自己的感受。与病人讨论疾病的治疗及预后，增加病人战胜疾病的信心。鼓励病人进行自身修饰。加强自身修养，提高自身的内在气质。

六、健康教育

向病人说明体重超重对健康的危害性，使病人了解肥胖症与心血管疾病、高血压、糖尿病等的密切关系。使其坚信个体的主观动机是减轻体重计划成功的基本保证。鼓励病人及其家属的共同参与。向病人讲解基本的营养知识、饮食卫生，避免不良饮食习惯。指导病人坚持运动，持之以恒。

第九节　骨质疏松症患者的护理

骨质疏松症是一种以骨量减少和骨组织微结构破坏为特征，导致骨骼脆性增加和易于骨折的代谢性骨病。本病常见于老年人，但各年龄段均可发病。

一、一般护理

（一）饮食护理

增加营养，特别是含有钙高的食物，如牛奶、花椰菜、豆制品、绿叶蔬菜，避免进食含磷高的食物，如红肉、软饮料及食物添加剂，因为磷能促进骨的丢失。过多的酒精、咖啡和烟草也可减少机体对钙的吸收，故应避免。

（二）休息与活动

加强户外活动，以增加骨量。负重锻炼，如跑步、爬山和举重等，可减少骨的丢失，并预防骨质疏松症。坚持每周运动 2～3 次，每次 30～45min。

二、病情观察

观察病人是否经常出现腰、膝、上臂关节疼痛，疼痛部位及程度如何。

三、对症护理

重点观察病人有无骨折，一旦发生，根据骨折的部位，按骨折处理原则进行护理；在卧床期间，指导病人在康复期循序渐进地进行功能锻炼。

四、用药护理

(1)服用钙剂治疗期间，要定期复查血钙，根据血钙量调整药量，以免形成高血钙症。

(2)少数病人在肌内注射降钙素后，可出现变态反应，注射部位发红、压痛、瘙痒、荨麻疹、头晕、恶心、脸及耳潮红、食欲减退等，应及时报告医生并向病人解释。

(3)性激素：女性在使用雌、孕激素时，如果是周期性用药，停药后，会出现月经样出血；如果连续用药，在用药的早期会有阴道出血，为用药后的正常反应，告诉病人不要惊慌。

五、健康教育

(1)在平时饮食中要增加钙的摄入，戒烟戒酒，避免过多食用干扰机体对钙吸收的食物，如红肉、咖啡等。

(2)坚持适量的负重锻炼和户外活动。

(3)坚强并发症的预防，一旦发生骨质疏松症，一定要掌握活动的原则；避免剧烈的活动和过量的负重运动，以免跌倒损伤而造成骨折。

第十节　内分泌代谢系统常用诊疗技术及护理

一、快速血糖测试

(一)方法

(1)调整血糖仪的代码使其与现在使用的试纸的代码相同，注意不同时间购买的试纸有不同的代码，所以必须先调整血糖仪的代码。

(2)洗手并擦干，乙醇消毒欲采血的手指。婴儿采脚趾。

(3)手臂下垂30秒，以便使血液充分流到手指。

(4)将采血针头装入自动刺指器，自动刺指器从手指侧面刺破手指，挤取血1滴。

(5)将血滴在血糖试纸上。

(6)把血糖试纸插入血糖仪中。注意有的血糖仪需先将试纸插入血糖仪中，再将血滴在试纸上。

(7)几十秒钟之后，从血糖仪上读出血糖值。

(8)记下血糖值和检测时间。

(二)注意事项

(1)血滴要足够大，血量不够，检测结果不准。

(2)注意血糖试纸的有效期，超过有效期检测结果不准。

(3)应将血糖仪代码调到和试纸一样，否则检测结果不准。

(4)定期到购买的地方或厂家指定处校正血糖仪是否准确，或到医院与抽血检查结果对比确定其准确性。

(5)血糖仪要保持洁净。

(6)在手指侧边采血疼痛较轻，而且血量足。

(7)选择采血手指部位时，要考虑往试纸上滴血是否顺手。否则容易给操作带来困难。

(8)消毒后，需等乙醇挥发干之后再采血，否则给操作带来困难。

(9)采血部位要交替轮换，不要长期刺扎一个地方，以免形成疤痕。

(10)血糖仪测定的血糖比静脉抽血测定值略低约10%左右。

二、口服葡萄糖耐量试验

(一)方法

(1)试验日晨空腹取静脉血 1ml,置入草酸盐抗凝管内充分混匀,同时留尿 5ml 置入清洁干燥容器内。

(2)将葡萄糖 75g 溶入 300ml 水中口服,5 分钟饮完,并计时(从开始喝糖水起计时)。

(3)服糖后 0.5 小时、1 小时、2 小时、3 小时各取静脉血及留尿 1 次。与空腹时所采集的标本一并送检。

(二)注意事项

(1)试验前 3 日摄入足够的碳水化合物,每日不少于 300g。

(2)试验前 8 小时内应禁食,禁止吸烟、饮酒、喝茶和咖啡,口渴时可适量饮水。试验前休息 30 分钟,试验中要安静休息,避免精神紧张,以免影响血糖值。

三、地塞米松抑制试验

(一)方法

1.小剂量法

(1)于服药前一日晨 8:00 和下午 4:00,分别采血测血浆皮质醇,同时留取 24 小时尿液测 17—羟皮质类固醇作对照。

(2)试验日服地塞米松 0.5mg,每 6 小时 1 次,连续 48 小时。服药第 2 日再留 24 小时尿液测 17—羟或游离皮质醇,第 3 日采血测血浆皮质醇。

2.大剂量法

方法同前,但将每日地塞米松剂量加大至 8mg(每 6 小时服 2mg)。

3.过夜一次法

第 1 日上午 8:00 采血测血浆皮质醇作为对照;晚 12:00 服地塞米松 1mg,次晨 8:00 再采血测血浆皮质醇。

(二)注意事项

(1)大、小剂量法需准备清洁的 24 小时留尿容器,留尿日内加浓盐酸 10ml 防腐,并注明留尿日期。

(2)遵医嘱准备地塞米松,给患者介绍检查方法,以便按时服药,准确留尿。

四、TRH 兴奋试验

(一)方法

(1)试验前停用甲状腺激素、抗甲状腺等药物,试验日不禁食,患者可以活动。

(2)用 500μg 人工合成的 TRH,溶于 2~4ml 生理盐水(0.9%氯化钠溶液)中,快速静脉注射。

(3)于试验前,注射 TRH 后 15min、30min、60min、90min 分别采血 2mL 置于血清管中送检,测定血清 TSH 水平。

(二)注意事项

(1)静脉注射 TRH 后,部分患者可出现恶心、有尿意、面红、头痛等不良反应,但症状较轻,为时短暂,多在数分钟后消失,无须特殊处理。

(2)原发性甲减患者,若血 TSH 基础水平已明显升高,诊断已明确,无须做此试验。

(3)某些药物如糖皮质激素、甲状腺制剂、β 受体阻滞药、左旋多巴等,均可使 TSH 对 TRH 的刺激反应降低,故应在试验前 1 周停药。

第八章　神经系统疾病患者的护理

第一节　神经系统的解剖结构和生理功能

神经系统由周围神经系统和中枢神经系统两大部分组成。前者由脑神经及脊神经组成，主管传递神经冲动；后者由脑及脊髓组成，主管分析综合体内外环境传递来的信息。

一、周围神经系统

（一）脑神经

共有12对，采用罗马数字命名。除第Ⅰ、Ⅱ对脑神经进入大脑外，其他10对脑神经都和脑干相联系。脑神经有运动纤维和感觉纤维，其中第Ⅲ、Ⅳ、Ⅵ、Ⅺ、Ⅻ对脑神经为运动神经；第Ⅰ、Ⅱ、Ⅷ对脑神经为感觉神经；第Ⅴ、Ⅶ、Ⅸ、Ⅹ对为混合神经。

（二）脊神经

脊神经共有31对，其中颈神经8对，胸神经12对，腰神经5对，骶神经5对，尾神经1对。每对脊神经由后根（感觉根）和前根（运动根）所组成。临床根据不同部位的感觉障碍水平，判断脊髓病变的平面，这对定位诊断具有重要意义。脊神经前根支配相应肌肉，其中颈4～胸1前根结合成为臂丛，主要支配上臂、前臂和手部肌肉；腰2～骶2组成腰骶丛，其主要功能为支配下肢肌肉。

二、中枢神经系统

中枢神经系统由脑和脊髓所组成。脑又分为大脑、间脑、脑干和小脑。

（一）脑

(1)大脑：由大脑半球、基底核和侧脑室组成。大脑表面为大脑皮质所覆盖，皮质表面有脑沟和脑回，大脑半球分为额叶、颞叶、顶叶、枕叶、岛叶和边缘系统。大脑半球的功能双侧不对称，近代神经生理学家认为左侧大脑半球在言语、逻辑思维、分析能力和计算能力等方面起决定作用；右侧大脑半球主要在音乐、美术、空间和形状的识别、综合能力、短暂的视觉记忆等方面起决定作用。

(2)间脑：间脑位于大脑半球与中脑之间，是脑干与大脑半球的连接站。间脑可分为丘脑和下丘脑。丘脑是除嗅觉以外的感觉纤维上升至大脑的三级神经元所在地，均由该区投射至大脑半球相应部位。下丘脑位于间脑腹侧、丘脑下沟的下方，与垂体相接。下丘脑对体重、体温、代谢、饮食、内分泌生殖、睡眠和觉醒的生理调节起重要作用，同时也与人的情绪行为有关。

(3)小脑：位于后颅窝，由小脑半球和小脑蚓部组成。其功能为调节肌张力、维持躯体平衡、协调随意运动。小脑病变可引起共济失调。

(4)脑干:有中脑、脑桥和延髓组成。脑向上与间脑相接,延髓下端与脊髓相连,脑桥介于中间,由脑桥臂与背侧的小脑半球相连接。第Ⅲ至第Ⅻ对脑神经核均位于脑干内。脑干的功能:①生命中枢,当脑干有严重损害,特别是延髓损害时多可导致呼吸、心脏骤停。②传导功能:一方面将脊髓及周围的感觉传导至中枢,另一方面又将大脑皮质的兴奋性经脑干传导至脊髓和经脑神经支配的效应器官。③睡眠与觉醒:脑干网状结构的激活系统促使皮层兴奋,保持觉醒;其抑制系统保持睡眠,并控制睡眠与觉醒的交替节律功能,保持正常睡眠与觉醒。

(二)脊髓

脊髓是中枢神经的低级部分,是脑干向下的延伸,为四肢和躯干的初级反射中枢,呈椭圆形条索状,位于椎管内。脊髓自上而下共发出31对脊神经,主要分布到四肢和躯干。其中颈段(C)8对,胸段(T)12对,腰段(L)5对,骶段(S)5对,尾段1对。脊髓亦分成31个节段,但其表面无节段界限。脊髓由3层结缔组织的被膜所包围,由内向外依次为软膜、蛛网膜和硬膜。软膜与蛛网膜之间的腔隙充满脑脊液,称为蛛网膜下腔;网膜与硬膜之间为硬膜下腔。

第二节　神经系统常见症状体征的护理

一、头痛

(1)观察病人头痛的性质、部位、持续时间、频率、程度,了解病人头痛的原因。

(2)与病人进行交谈,帮助病人了解头痛的原因并告知病人可引起或加重疼痛的因素,使病人学会避免各种诱因。

(3)与病人讨论减轻头痛的方法如精神放松、听轻音乐或者指导式想象,减轻疼痛。充分休息,保持环境安静、舒适,光线柔和,避免各种刺激;还可用皮肤刺激疗法减轻头痛,如冷敷或热敷。另外理疗、按摩、加压等方法均可减轻头痛,如偏头痛可用手指压迫颈总动脉或单侧头部动脉等,可短暂性地控制血管的扩张而缓解头痛。

(4)按医嘱给病人药物,护士应了解药物作用、用药方法,让病人了解药物的依赖性或成瘾性的特点,及长期用药的不良反应。

(5)长期反复发作的头痛,可使病人有焦虑紧张心理,应帮助病人找出诱因或减少诱因,安慰病人,消除紧张情绪,以减少发作次数。

(6)器质性病变所致的头痛,应积极检查,尽早治疗。

二、感觉障碍

(1)针对病人感觉障碍的程度、类型给病人详细讲清其病情变化。安慰病人嘱其不要紧张,消除不安感。给病人家属讲解病情让家属了解此病注意事项。

(2)感觉减退的病人注意避免温度过高或过低的物体,避免烫伤、冻伤;对感觉过敏的病人，尽量减少不必要的刺激。每天用温水擦洗感觉障碍的身体部位，以促进血液循环和感觉恢复。

(3)给病人做知觉训练，用砂纸、毛线刺激触觉；用冷水、温水刺激温觉；用针尖刺激痛觉等。

(4)教会病人放松的技巧，积极配合医生的药物治疗，督促病人按时服药。

三、运动障碍

(一)躯体移动障碍

与运动神经元受损引起瘫痪有关。

(1)协助生活护理，指导或帮助病人进食、洗漱等日常生活。

(2)教会病人或陪护人进行多种康复训练，被动或主动肢体功能训练，每日 3～4 次。锻炼和提高平衡和协调能力的技巧。

(3)鼓励病人做力所能及的事情，获得自强、自尊的心态。

(二)有废用综合征的危险

与肢体瘫痪而不能活动有关。

(1)让病人了解病情及锻炼方法以改善运动功能。与病人及其家属详细讲解功能锻炼的重要性，制定出训练方案，共同促进病人运动功能。

(2)对单侧下肢不能行走者可以用拐杖慢慢地练习行走，双下肢不能行走者可以用手摇式轮椅。对四肢瘫痪病人协助翻身，每 2 小时 1 次，并做到勤按摩、勤更换、勤整理、勤擦洗，防止压疮发生。

(3)常与病人交谈生活中出现的问题，并鼓励病人树立与疾病做斗争的勇气。

四、意识障碍

(1)判断意识障碍程度，严密观察生命体征、瞳孔的变化、角膜反射等。

(2)保护病人防止可能的损伤，如癫痫发作时引起气道梗阻或误吸。如需约束病人应使病人处于侧卧位，病床安装床护栏，防止坠伤，制订必要的保护措施。

(3)根据不同的意识障碍程度，进行相应的意识恢复训练。

(4)对于昏迷病人应保证营养的供给，必要时给予鼻饲流质。保持床单清洁干燥，每 2～3 小时翻身一次，防止压疮及坠积性肺炎的形成。协助做好日常生活的护理，保持大便的通畅，必要时遵医嘱服通便药，小便失禁病人防止尿路感染。

第三节　脑血管疾病患者的护理

一、短暂性脑缺血发作

短暂性脑缺血发作是指颈动脉或椎基底动脉系统由于各种原因发生暂时性的血液供应不足，导致受累脑组织出现一过性的脑神经功能缺失的临床症状和体征，一般在 5 分钟内即达高峰，一次发作常持续 5～20 分钟，最长不超过 24 小时，但可反复发作。本病多在 50～70

岁发病，男多于女。

（一）一般护理

给予低脂、低盐、低胆固醇、适量碳水化合物、丰富维生素饮食，忌烟、酒及辛辣食物，切忌暴饮暴食或过分饥饿。

（二）病情观察

注意生命体征变化，出现血压下降、血液浓缩等表现时，及时处理，以免诱发脑血栓形成；观察神经功能障碍症状的持续时间、发作次数及有无后遗症，及早发现脑梗塞。

（三）用药护理

使用阿司匹林时，常见不良反应有消化不良、恶心、腹痛、腹泻等，选用肠溶片、小剂量服用，多于晚餐后服用，可减少不良反应；使用噻氯匹定时，常见不良反应有皮疹、腹泻，偶见可逆性中性粒细胞减少症，服药期间监测血象；使用抗凝药物时，观察病人有无出血倾向，定期监测出、凝血时间和凝血酶原时间。

（四）心理护理

耐心向病人解释病情和疾病相关知识，帮助病人寻找和去除自身的危险因素，使病人能正确应对病情变化，积极配合治疗和护理，同时告知病人本病预后良好，消除病人的恐惧心理，树立与疾病作斗争的信心。

（五）健康教育

(1)生活起居规律，坚持适当的身体锻炼、劳逸结合，经常发作者应避免重体力劳动及单独外出，以防疾病发作时跌倒。

(2)合理饮食，宜进低盐、低脂、充足蛋白质和丰富维生素饮食，戒烟，少饮酒。按医嘱正确服药，不可随意停药或换药，定期复查。

(3)保持心情愉快，避免精神紧张，积极去除可干预的危险因素以减少发作，如有发作先兆，应及时就医。

二、脑梗死

脑梗死又称缺血性脑卒中，包括脑血栓形成、腔隙性梗死和脑栓塞等，是指各种原因致脑部血液供应障碍，导致缺血、缺氧性坏死，出现相应神经功能缺损。发病率随年龄的增长而增加，呈正相关。男性较女性多，城市多于农村。

（一）一般护理

(1)饮食：给予低盐、低脂饮食，如有吞咽困难、饮水反呛时，可给予糊状流质或半流质小口慢慢喂食，必要时给予鼻饲流质。

(2)协助病人完成生活护理：如穿衣、洗漱、沐浴、如厕等，保持皮肤清洁、干燥，及时更换衣服、床单，保持床单清洁。为偏瘫病人更衣时，先穿患侧后再穿健侧，脱衣时顺序相反。穿裤子时应抬起病人臀部，避免生拉硬拽，以防擦伤病人皮肤。更衣时注意保暖，保持衣着清洁干燥，防止受凉感冒。

(3)每2～3小时翻身一次，防止瘫痪的一侧长期受压而形成压疮，翻身时做一些主动或被动锻炼，逐渐增加肢体活动量。

(4)排泄护理：协助病人定时排便，保持大便通畅。留置导尿管者应定时开放，防止膀胱挛缩和泌尿道感染。

(二)病情观察

观察生命体征、神志及瞳孔变化。注意有无头痛、呕吐等。

(三)对症护理

运动障碍、感觉障碍、言语障碍的护理，详见本章第二节相关内容。

(四)用药护理

静脉应用扩血管药物时滴速宜慢，每分钟30滴左右，并注意血压的变化；使用改善微循环的药物如低分子右旋糖酐时，可有过敏反应，如发热、皮疹，应注意观察；用溶栓、抗凝药物时严格掌握药物的剂量，观察有无出血倾向。口服阿司匹林的病人应注意观察有无胃肠道反应或黑便。

(五)心理护理

告知有关疾病治疗与预后的可靠信息；关心尊重病人；指导病人正确面对疾病，克服急躁心理和悲观情绪，避免过分依赖心理；鼓励病人参与自理活动，并对其给予称赞，增强病人自我照顾的能力与信心。

(六)健康教育

(1)告知本病的康复治疗知识和自我护理方法。积极治疗原发病，如高血压、糖尿病等。

(2)生活起居要有规律，合理饮食，以低脂、低胆固醇、低盐、适量碳水化合物、丰富维生素为原则。忌烟、酒等不良嗜好。

(3)平时可适当地参加一些体育活动，以促进血液循环。但在起床、坐起或低头系鞋带等体位变换时动作要慢，以防直立性低血压致脑血栓形成。注意气候变化，防止感冒。

(4)坚持按医嘱服药，并熟知所服药物的不良反应，定期复查，若发现异常应及时就诊。

(5)根据病情特点，制订符合个体的功能康复计划，帮助和鼓励病人及家属按计划循序渐进、持之以恒地进行功能康复，使病人受损的各种神经功能得到最大程度的恢复，为病人康复后的学习和生活创造条件。

三、脑出血

脑出血是指非外伤性的脑实质内自发性出血，占全部脑卒中的20%～30%，多数发生在大脑半球，少数在脑干和小脑。是死亡率最高的疾病之一。

(一)一般护理

(1)饮食：不能进食者给予鼻饲，发病1～2小时内禁食。急性期患者给予低脂、高蛋白、高维生素、高热量饮食。限制钠盐摄入(少于3g/d)。食物温度适宜，对于尚能进食者，喂水或喂食不宜过急。昏迷不能进食者鼻饲流质，4～5次/天，每次200～300ml。定时回抽胃液，观察有无上消化道出血，保持口腔清洁。

(2)休息与活动：急性期应绝对卧床休息4～6周，抬高床头15°～30°。生命体征平稳后开始被动运动训练，循序渐进。

（3）大小便的护理：保持大便通畅。便秘者使用缓泄剂，必要时用开塞露通便，切忌大便时用力过度和憋气。

（二）病情观察

严密观察体温、脉搏、呼吸、血压、瞳孔、意识等变化。根据病情进行脑科监护，直至病情稳定为止。若血压升高、脉搏减慢甚至呕吐，则为颅压升高表现，密切注意神志、瞳孔变化，立即报告医生，进行脱水、降颅压处理，防止脑疝发生。注意观察病人有无呕血、便血、血压下降，鼻饲病人，每次鼻饲前要抽吸胃液，如胃液呈咖啡色，应立即通知医生处理。

（三）对症护理

（1）意识障碍的护理：神志不清、躁动及合并精神症状者加护栏、适当约束，防止跌伤，必要时给予少量镇静剂。昏迷病人头偏向一侧，宜禁食 24～48 小时，如发病 3 天，神志仍不清醒，不能进食者，应鼻饲流质，以保证营养供应。定时轻轻更换体位，防止压疮形成；定时吸痰，保证呼吸通畅，如发现病人因有呼吸道畅通障碍，而又不能排除时，应及时报告医生，同时做好气管插管或气管切开的术前准备，以及术中配合和术后的护理工作。保持瘫痪肢体功能位置，足底放托足板或穿硬底鞋，防止足下垂。遵医嘱使用调整血压、降低颅压、止血等药物，注意观察其疗效和不良反应。

（2）防治脑疝的护理：观察病人有否脑疝的先兆，如头痛、呕吐、视神经盘水肿、血压升高、脉搏变慢、呼吸不规则，重点观察瞳孔的变化，如有瞳孔大小不等应立即通知医生。遵医嘱快速使用脱水、降颅压药物，注意药物的疗效和不良反应。控制液体的摄入量，输液量不宜过快过多。向病人及家属说明引起颅内高压的诱因，如剧烈咳嗽、过度用力、情绪激动、便秘等，并注意避免。

（四）健康教育

（1）向病人及家属介绍脑卒中的病因和诱因，引导病人积极治疗其他原发病，如高脂血症、糖尿病等。

（2）指导病人以低脂、低胆固醇、高维生素饮食为宜，忌烟、酒；避免情绪激动和不良刺激；注意劳逸结合，不可突然用力过猛。

（3）告诫病人及家属肢体运动的重要性，保证肢体的轻度伸展，坚持进行肢体的被动和主动运动，防止肌萎缩，维持运动功能与正常功能的位置，防足下垂。

四、蛛网膜下隙出血

蛛网膜下隙出血是指脑底部或脑表面的病变血管破裂（多为脑底动脉瘤或脑动静脉畸形破裂），血液流入蛛网膜下隙引起相应临床症状的一种临床综合征，约占整个急性脑卒中的 10％。

（一）一般护理

绝对卧床休息 4～6 周，急性期尤其是发病后 24～48h 内应避免搬动。病室保持安静，避免声、光刺激，限制亲友探视。患者取仰卧位，头部抬高 15°～30°，以利颅内静脉回流，减轻脑水肿。进行各项护理操作如翻身、吸痰、鼻饲等动作均需轻柔，避免患者剧咳、打喷嚏或躁动，以防动脉瘤再次破裂出血。密切观察患者的生命体征（体温、血压、脉搏、呼吸）、意识状态、头痛、呕吐的变化，并给予记录，如发现异常情况应随时与医生联系并配合处理。如需手术或脑室引流做好相应物品准备。

（二）病情监测

蛛网膜下隙出血再发率较高，以首次出血后1个月内再出血的危险性最大，2周内再发率最高，再出血的临床特点为：首次出血后病情稳定好转的情况下，突然再次出现剧烈头痛、恶心呕吐、意识障碍加重、原有局灶症状和体征重新出现等。应密切观察病情变化，发现异常及时报告医生处理。

（三）心理护理

指导患者了解疾病的过程与预后、DSA检查的目的与安全性等相关知识，指导患者消除紧张、恐惧、焦虑心理，增强战胜疾病的信心，配合治疗和检查。

（四）头痛的护理

见本章第二节，必要时遵医嘱给予止痛和脱水降颅压药物。

（五）用药护理

遵医嘱使用甘露醇等脱水药，治疗时应快速静脉滴入，必要时记录24h尿量；使用尼莫地平等缓解脑血管痉挛的药物时可能出现皮肤发红、多汗、心动过缓或过速、胃肠不适等反应，应控制输液速度，密切观察有无不良反应发生。

（六）健康教育

向患者及亲属介绍有关疾病的基本知识，尤其是要使其了解应如何避免多种诱因，以防再次出血。如果发现再出血征象及时就诊。患者一般在首次出血3周后进行DSA检查，应告知脑血管造影的相关知识，指导患者积极配合，以明确病因，尽早手术，解除隐患或危险。

第四节　帕金森病患者的护理

帕金森病又名震颤麻痹，是一种常见的中老年人神经变性疾病，60岁以上人群中患病率为1000/10万，并随年龄增长患病率增高，男性稍高于女性。临床上以静止性震颤、运动迟缓、肌强直和姿势步态异常为主要特征。

（一）病情观察

观察进行性加重的震颤、运动减少、强直和体位不稳等典型神经症状和体征等，也应注意观察有无因长期卧床并发肺炎、压疮等情况。

（二）生活护理

进食、饮水时尽量使病人保持坐位，使病人集中注意力。如手颤严重可协助病人进食。根据病人能量、口味需要，提供营养可口、制作精细、黏稠不易返流的食物，让病人每吃一口吞咽2～3次，对于流涎过多的病人可使用吸管。少量多餐，多食水果与蔬菜等。鼓励病人自我护理，如进食、穿衣、移动等，做自己力所能及的事情，增加独立性，避免过分依赖别人。给病人足够的时间去完成日常生活活动(说话、写字、吃饭)。鼓励病人每天活动各关节2～3次，加强主动运动，若病人主动运动完成不好时，应协助病人完成。移开环境中障碍物，指导并协助病人移动，克服胆怯心理。行走时起动和终止应给予协助，防止跌倒。

(三)用药护理

遵医嘱给病人有关药物进行治疗，指导病人正确服药方法、注意事项，观察药效及不良反应。

(1)左旋多巴的不良反应，如消化系统常为恶心、呕吐、腹部不适、肝功能变化等；心血管系统有心律失常、直立性低血压等；泌尿系统有尿潴留、血尿素氮升高等；神经系统可有失眠、多梦、幻觉、妄想等，但最常见者为运动障碍和症状波动两项。运动障碍即“异动症”，是舞蹈样、手足徐动样或简单重复的不自主动作，最常见于面、唇、舌、下颌部，也可见于颈、背、四肢。有时以某组肌肉固定收缩的形式出现，可能伴有疼痛。用此药时一般从小剂量开始，逐步增加剂量，在服药期间忌服维生素B6、单胺氧化酶抑制剂等，以免加重不良反应并发高血压。

(2)抗胆碱能药物因阻断了副交感神经产生不良反应：口干，唾液、汗液分泌减少、肠鸣音减少、排尿困难、瞳孔调节功能不良等。由于抗胆碱能药物影响记忆功能，也不宜用于老年病人。

(3)金刚烷胺不良反应有不宁、恶心、失眠、头晕、足踝水肿、幻觉、精神错乱等。有肾功能不良、癫痫史者禁用。

(四)心理护理

与病人讨论疾病的症状如颤抖、流涎和言语含糊等，讨论身体健康状态的改变对自尊的影响。鼓励病人表达恐惧与关切，注意倾听。建议病人现实可行的支持系统，以面对疾病。纠正病人错误概念，提供正确信息。必要时提供病人隐蔽的环境，尤其是进行日常活动及进食时。

(五)健康教育

(1)不要独自外出，防跌倒、摔伤。

(2)在医生指导下根据病情选用药物，按时服药。在服用左旋多巴时定时测量血压，定时作肾功能检查。

(3)经常活动躯体的各个关节，防止强直与僵硬，在家属陪同下适当地进行运动锻炼。

第五节　癫痫患者的护理

癫痫是一组反复发作的神经元异常放电所致暂时性中枢神经系统功能障碍的临床综合征。根据有关神经元的部位和放电扩散的范围，临床上可表现为运动、感觉、意识、行为、自主神经等不同程度的障碍，或兼有之。每次发作或每种发作称为痫性发作。我国癫痫的发病率为1‰左右。

(一)病情观察

观察癫痫发生的类型、发作持续时间及次数,发作时病人生命体征、神志变化。发作时有无外伤、窒息等。

(二)生活护理

有发作前驱症状时嘱病人立即平卧,避免摔伤。癫痫发作的病人(尤其处于癫痫持续状态)者,应取头低侧卧位,下颌稍向前,解开衣领和腰带。及时吸出口腔和气道内分泌物,必要时可作气管切开。癫痫发作时切勿用力按压病人身体,防止骨折及脱臼。取下假牙,及时使用牙垫或压舌板防止舌咬伤。缺氧者,在保持呼吸道畅通的同时,可予以吸氧。

(三)用药护理

根据癫痫发作的类型遵医嘱用药,注意观察用药疗效和不良反应。药物用到一定量时可作血药浓度测定,以防药物的不良反应。各种抗癫药物都有多项不良反应,如苯妥英钠常可致牙龈增厚、毛发增多、乳腺增生、皮疹、中性粒细胞减少和眼球震颤、小脑性共济失调等毒性反应,轻者可以坚持服药,严重者应停药。卡马西平有中性粒细胞减少、骨髓抑制的不良反应。丙戊酸钠、苯巴比妥、扑痫酮等均有不同程度的肝脏损害。因此,服药前应作血、尿常规和肝、肾功能检查,以备对照。服药后除定期体检外,每月复查血象,每季作生化检查。

(四)对症护理

癫痫持续状态的病人,应专人守护,床旁加床挡。对突然发病跌倒而易受擦伤之关节处,用棉花及软垫加以保护,防止擦伤。极度躁动病人必要时给予约束带,但注意约束带切勿过紧,以免影响血液循环。少数病人抽搐停止,意识恢复的过程中有短时的兴奋躁动,应加强保护,防止自伤或伤人,保证病人充分休息。

(五)心理护理

鼓励病人说出害怕及担忧的心理感受,给予同情和理解,指导病人进行自我调节,克服自卑心理,树立自信、自尊的良好心理状态。鼓励家属向病人表达不嫌弃、亲切关怀的情感,解除病人的精神负担。指导病人承担力所能及的社会工作,在自我实现中体会到自身的价值,从而提高自信心和自尊感。

(六)健康教育

(1)病人应有良好的生活规律,避免过度疲劳、便秘、睡眠不足和情感冲动。

(2)保持良好的饮食习惯,食物以清淡且营养丰富为宜,不宜辛、辣、咸、过饱,戒除烟酒。

(3)适当的参加体力和脑力活动对健康有利,应予以鼓励参与。

(4)向病人及家属解释控制癫发作需长时间服药的道理。在院外仍要注意按时服药和定期门诊复查。

(5)禁止从事带有危险的活动:如攀高、游泳、驾驶以及在炉火旁或高压电机旁作业等。以免发作时对生命有危险。

(6)带个人资料,写上姓名、地址、病史、联系电话等,以备癫痫发作时及时了解及联系。

第六节 脊髓疾病患者的护理

一、急性脊髓炎

急性脊髓炎是一种急性起病的脊髓炎症性疾病。临床特点为病变水平以下肢体瘫痪，各种感觉缺失，膀胱、直肠、自主神经功能障碍。

(一)病情观察

观察运动障碍和感觉障碍的部位、性质、范围和发展变化情况。注意观察有无上升性脊髓炎的发生，以及压疮、肺炎、尿路感染等并发症的发生。

(二)生活护理

饮食给予高营养易消化的食物，多食蔬菜、水果，多饮水，以刺激蠕动增加，减轻便秘及肠胀气。向病人及家属讲解功能锻炼的重要性，指导和协助病人及家属进行主动和(或)被动运动，运动量渐进性增加。在日常生活中，发挥病人最大限度的活动水平，逐步增加生活自理能力，协助病人作好各项生活护理。保持关节功能位置，每天给予肢体按摩，防止关节变形及肌肉萎缩。长期卧床病人每 2～3 小时翻身一次，保持床单清洁、干燥。操作时动作轻柔，注意保暖，防止烫伤。

(三)用药护理

大剂量使用激素时，注意有无消化道出血倾向，观察大便颜色，必要时作大便隐血试验。

(四)对症护理

出现尿潴留时应鼓励病人多喝水、训练病人自行排尿；给予针灸及双侧足三里穴位封闭注射，促使膀胱肌收缩。若排尿困难，可留置导尿管，注意无菌操作，每 4 小时放尿 1 次，以训练膀胱排尿功能。定期更换导尿管及无菌接尿袋。保持会阴部清洁。活动锻炼时取坐位，以利于膀胱功能恢复，并注意尿颜色、量、性质。

(五)心理护理

应多和病人交流沟通、对病人关心体贴和精心护理、给予精神上的安慰，使病人安心配合治疗。

(六)健康教育

(1)加强营养，增强体质。

(2)加强肢体锻炼，促进肌力恢复。锻炼时要加以保护，以防跌伤等意外。

二、脊髓压迫症

脊髓压迫症系指脊椎管各种病变压迫脊髓引起功能障碍的一组疾病。临床上以感觉和运动障碍为主，常伴自主神经功能障碍和自主营养障碍。护理措施参见本节“急性脊髓炎”护理。

第七节　周围神经疾病患者的护理

一、三叉神经痛

三叉神经痛是一种原因未明的三叉神经分布区内闪电样反复发作、难以忍耐的阵发性剧痛，历时短暂，数秒钟至2分钟，而不伴三叉神经功能破坏的症状。

（一）一般护理

保持室内光线柔和、周围环境安静、安全，避免病人因周围环境刺激产生焦虑而加重疼痛；饮食宜清淡并保证机体营养，避免粗糙、干硬、辛辣食物，严重的患者给予流质。

（二）病情观察

观察病人疼痛的部位、性质，注意观察病人发生疼痛的原因和诱因。

（三）对症护理

指导病人运用想象、分散注意力、放松、适当按摩疼痛部位等技巧减轻疼痛；生活有规律，保证充分休息，鼓励病人参加一些娱乐活动，如看电视、杂志，听音乐，跳交谊舞；以减轻疼痛和消除紧张情绪；尽可能减少刺激因素，如洗脸、刷牙、刮胡子、咀嚼等。

（四）用药护理

指导病人按医嘱正确服用止痛药，注意观察药物的不良反应，如卡马西平可导致头晕、嗜睡、口干、恶心、步态不稳、皮疹和白细胞减少；哌咪清可于治疗后4～6周出现手颤、记忆力减退、睡眠中出现肢体不随意抖动等。

（五）心理护理

由于咀嚼、哈欠、讲话等可诱发疼痛，以致病人不敢做这些动作，且出现面色憔悴、精神抑郁和情绪低落，护理人员应给予疏导和支持，帮助病人树立与疾病作斗争的信心，积极配合治疗。

（六）健康教育

帮助病人和家属掌握本病有关治疗和训练方法。如刷牙、洗脸时动作要轻柔，宜进软食，禁食较硬的食物，以免诱发疼痛；遵医嘱合理用药，能辨别药物的不良反应，如有不良反应要及时就诊；不要随意停药或更换药物。

二、特发性面神经麻痹

特发性面神经麻痹又称面神经炎或Bell麻痹，是茎乳孔内面神经非特异性炎症导致的周围性面瘫，是自发性面神经瘫痪中最常见的疾病。本病任何年龄、任何季节均可发病，男性略多。

（一）一般护理

急性期注意休息，避免风寒，特别是患侧茎乳孔周围应加以保护，如出门穿风衣或系围巾等；饮食宜清淡，保证机体营养，严重者予以流质；有味觉障碍者，应注意食物的冷热度，防止烫伤或冻伤口腔黏膜。

（二）对症护理

不能闭眼者，可用眼罩、滴眼药水或涂眼膏保护角膜，防止损伤；瘫痪侧如有食物残留时应漱口或行口腔护理，保持口腔清洁，预防口腔感染；加强面肌的主动和被动运动，如对着镜子做皱眉、露齿、闭眼、鼓腮等动作，并辅以面肌按摩、理疗、针灸等治疗。

（三）用药护理

使用糖皮质激素治疗的病人，应注意药物的不良反应。

（四）心理护理

告诉病人本病预后大多良好，指导他们克服急躁情绪和害羞心理，如外出时可带眼罩、口罩、围巾等对自我形象作适当的修饰。正确对待疾病，积极配合治疗。

（五）健康教育

(1)让病人掌握本病的康复治疗知识和自我护理方法，如每天面肌功能训练，保持口腔清洁，防止眼部并发症。

(2)积极治疗疾病，树立信心，保持心情愉快，适当修饰，消除自尊紊乱心理。

(3)防止受凉、感冒。

三、多发性神经病

多发性神经病主要表现为四肢远端对称性末梢型感觉障碍、下运动神经元瘫痪和(或)自主神经障碍的临床综合征。

（一）急性发作期的护理

(1)饮食护理：给予高热量、富含维生素、清淡易消化的饮食，多吃新鲜水果、蔬菜，补充足够的B族维生素；对于营养缺乏者要保证各种营养物质的充分和均衡供给；戒酒、戒烟。

(2)生活护理：给予进食、穿衣、洗漱、大小便及个人卫生等生活上照顾，满足患者生活需求；做好口腔护理、皮肤护理，协助翻身，以促进睡眠、增进舒适、预防压疮等并发症；尤其对于多汗或皮肤干燥、脱屑等自主神经障碍者要勤换衣服、被褥，保持床单整洁，减少机械性刺激，同时还要督促患者勤洗澡或协助床上擦浴，指导涂抹防裂油膏。

(3)安全护理：注意避免烧烫伤及摔伤。

(4)康复护理：指导患者作主动与被动运动，可采用针灸、理疗、按摩推拿等方法，按摩推拿每日2～3次，每次15～20min。注意肢体应置于功能位置，有手、足下垂者应用夹板或支架，以防止瘫痪肢体挛缩和畸形；给患者作知觉训练，如用棉纤、毛线刺激触觉，用冷水、温水刺激温度觉，用针尖刺激痛觉。鼓励患者在能够承受的活动范围内坚持日常活动锻炼，并为其提供宽敞的活动环境和必要的辅助设施。

（二）健康教育

(1)疾病知识：指导患者及亲属疾病相关知识与自我护理方法，帮助患者分析寻找病因和有利于恢复的因素，指导患者保持平衡心态，积极治疗原发病。定期门诊复查，当感觉和运动障碍症状加重或出现外伤、感染、尿潴留或尿失禁时立即就诊。

(2)合理饮食：多吃富含B族维生素的食物，如绿叶蔬菜、新鲜水果、大豆、谷类、蛋、瘦肉、肝等，戒烟酒，保证营养均衡。

(3)自我护理：指导生活有规律，坚持适当运动和肢体功能锻炼，注意防止跌倒、坠床和烫伤。每晚睡前用温水泡脚，以促进血液循环和感觉恢复，增进睡眠。糖尿病周围神经病者应特别注意保护足部，预防糖尿病足。

四、急性炎症性脱髓鞘性多发性神经病

急性炎症性脱髓鞘性多发性神经病又称为吉兰一巴雷综合征。其神经系统病变范围弥散而广泛，主要侵犯周围神经(包括脑神经与脊神经)及脊髓。临床上以迅速出现两下肢或四肢弛缓性瘫痪及脑脊液蛋白一细胞分离现象为特点。

(一)病情观察

观察病人的生命体征、吞咽情况、运动障碍和感觉障碍的程度及分布范围等。密切观察有无呼吸肌麻痹，如出现呼吸无力、吞咽困难应及时通知医生。也应注意观察有无肺炎和心肌炎等并发症的发生。

(二)生活护理

保持床单平整、干燥，帮助病人建立舒适卧位。向病人及家属讲明翻身及肢体运动的重要性，使之能接受 2～3 小时一次的翻身。保证肢体轻度伸展，帮助病人被动运动，防止肌萎缩，维持运动功能及正常功能位置。防止足下垂、爪形手等后遗症。必要时用“T”型板固定双足。如有吞咽困难，给予插胃管，以高蛋白、高维生素、高热量且易消化的鼻饲流质，保证机体足够的营养，维持正氮平衡。注意保持呼吸道畅通，及时排出呼吸道分泌物，鼓励病人咳嗽、深呼吸，帮助病人翻身拍背或体位引流，必要时吸痰。

(三)用药护理

护士应熟悉病人所用的药物，药物的使用时间、方法及不良反应应向病人解释清楚。根据病人的血、氮培养结果合理使用抗生素。在使用激素时，应防止应激性溃疡导致消化道出血。不轻易使用安眠、镇静药。

(四)对症护理

如发生呼吸肌麻痹、出现缺氧症状，如呼吸困难、烦躁、出汗、指(趾)甲及口唇发绀，肺活量降至 20～25ml/kg 体重以下，血氧饱和度降低，动脉血氧分压低于 70mmHg，宜及早使用呼吸机。一般先用气管内插管，如一天以上无好转，则行气管切开(用“Y”导管插管)，外接呼吸机。护士应熟悉血气分析的正常值，随时调整呼吸机各种指标。

(五)心理护理

护士应及时了解病人的心理状况，积极主动地关心病人，认真倾听病人的诉说，了解其苦闷、烦恼并加以分析和解释，取得病人的信任，告诉病人本病经积极治疗和康复锻炼，绝大多数可以恢复，以增强病人与疾病斗争的信心。

(六)健康教育

病人出院后要按时服药，保证足够的营养，坚持每天被动或主动的肢体锻炼。病愈后仍坚持适当的运动，加强机体抵抗力，避免受凉及感冒。

第八节　重症肌无力患者的护理

重症肌无力是一种神经—肌肉接头处传递功能障碍的自身免疫性疾病。主要由于神经—肌肉接头突触后膜上乙酰胆碱受体受损引起。临床特征为部分或全身骨骼肌无力和极易疲劳，具有活动后加重、休息后和胆碱酯酶抑制药治疗后减轻和晨轻暮重等特点。

（一）病情观察

密切观察生命体征的变化，特别注意呼吸情况，保持呼吸道通畅，发现呼吸困难及时进行人工呼吸，必要时吸氧，备好气管切开包及呼吸机。

（二）生活护理

患有重症肌无力的病人常有吞咽困难、轻者咀嚼无力，吞咽费力，重者吞咽动作消失，要调整饮食计划，安排病人在用药后 15～30 分钟药效强时进餐，重症病人可鼻饲流质饮食。饮食以高维生素、高蛋白、高热量的营养食品，必要时遵医嘱给予静脉补充足够的营养；向病人及家属解释本病的病因、临床表现，争取病人家属的配合，满足病人的合理要求，共同协助病人做力所能及的事情，鼓励病人尽量生活自理。

（三）用药护理

按医嘱正确用药。抗胆碱酯酶药物常出现呕吐、腹泻、腹痛、出汗等不良反应，可用托溴铵对抗，咀嚼和吞咽无力者在餐前半小时给药，大剂量使用糖皮质激素应严密观察病情特别是呼吸变化，应做好呼吸机及气管切开准备，同时遵医嘱补充钾盐，症状缓解后按医嘱逐渐减量到最小剂量维持治疗。长期应用者，应严密观察有无消化道出血、骨质疏松、股骨头坏死等并发症。

（四）对症护理

对重症肌无力病人，应避免感染、外伤、过度紧张劳累，以免诱发肌无力危象，可作深呼吸和咳嗽训练，适当做呼吸操，但不要过度疲劳。

（五）心理护理

耐心向病人解释病情，消除病人的紧张和顾虑。重症肌无力病人因病程长、病情重、经常反复，而疾病又影响面部表情、视力、吞咽、言语表达而产生自卑情绪，常为病情变化担忧、焦虑。因此在护理工作中，要多与病人交谈。主动协助病人的生活，解决病人的实际问题，指导病人保持最佳心理状态，树立战胜疾病的信心，才能提高疗效。

（六）健康教育

（1）注意休息，避免过度劳累、感染。

（2）避免精神创伤、外伤，保持情绪稳定，避免受凉感冒。

（3）在医生指导下合理使用抗胆碱酯酶药物，忌用对本病不利的药物，如卡那霉素、普鲁卡因酰胺、链霉素等。

（4）生育年龄的妇女应做好避孕工作，避免妊娠、人工流产。

第九节　周期性麻痹患者的护理

周期性麻痹是以反复发作的骨骼肌弛缓性瘫痪为特征的一组遗传性疾病，发作间歇期完全正常。肌无力症状持续数小时至数周，发作时大都伴有血清钾离子浓度的改变，按发作时血清钾的水平可分为3种类型：低钾型、高钾型和正常钾型周期性麻痹，其中低钾型周期性麻痹最为常见。

（一）一般护理

（1）活动与休息：发作时嘱患者卧床休息，发作间期适度活动，以不引起疲劳为原则。提供安静、舒适的环境，保持适宜的温度和湿度，通风良好，空气新鲜，避免强光刺激。避免剧烈运动，以免使患者交感神经兴奋，肾上腺素分泌增多，血钾降低。同时应避免寒冷及情绪激动。患者外出时需有人陪同，防止意外事故的发生。

（2）生活护理：协助患者做好洗漱、进食等生活护理，保证患者日常生活需要。

（3）心理护理：周期性麻痹患者发作时，四肢无力、肢体瘫痪，患者感焦虑、恐惧，护理人员要告诉患者补钾后预后良好、康复较快，并鼓励患者说出自己的顾虑，消除其消极心理状态，帮助其树立信心，积极配合治疗。

（二）用药护理

静脉补钾期间，由于钾盐对血管壁有较强的刺激性，患者有抵触情绪，应向患者耐心解释补钾的重要性和必要性。

（三）健康教育

（1）指导患者高蛋白、富含维生素、高热量饮食，鼓励多吃豆类、水果、红枣、花生、动物内脏等含钾高的食品。饮食有规律，避免暴饮暴食、忌高糖饮食。禁饮浓茶、咖啡、酒等刺激性饮料，以免引起兴奋。

（2）遵医嘱服药，发作频繁者可口服氯化钾或乙酰唑胺等预防周期性麻痹发作。

（3）生活有规律，坚持适当运动，避免受寒或过度疲劳。

（4）反复发作者，应及时就诊，定期复查。

第十节　神经系统常用诊疗技术及护理

一、腰椎穿刺

脑脊液为水样透明液体，主要由脑室脉络丛产生而来，充满于脑室系统，正常情况下，脑脊液产生与吸收平衡，成人总量平均为130ml。腰椎穿刺及脑脊液检查对中枢神经系统等疾病的诊断和治疗有重要的价值。

护理：

（1）穿刺前向病人说明穿刺意义及注意事项，家属签字，以利配合。应作普鲁卡因试验，并准备腰穿包，令病人排空大小便。

(2)取腰椎穿刺的正确位置。在腰椎穿刺时，有时针头可偶然刺到马尾的神经根，病人感到有下肢电击样疼痛，但迅速消退，不需处理，因马尾的神经根是游离于脑脊液中，富于弹性。针尖碰后即滑脱，不会损伤马尾。

(3)腰椎穿刺后穿刺点上覆盖纱布，嘱病人去枕平卧4～6小时。

(4)穿刺后病人有时出现头痛、呕吐或眩晕可能为颅内低压所致，应给予多饮水或静脉滴注生理盐水，延长卧床休息时间24小时。

二、脑血管造影

常用的有颈动脉造影、椎动脉造影、全脑血管造影。对颅内动脉瘤、血管畸形和颅内占位性病变的诊断有重要价值。

(一)操作过程及护理

(1)颈动脉造影：取头过伸仰卧位，常规消毒皮肤及铺巾，取1%普鲁卡因或0.5%利多卡因局麻，于胸锁关节上4～5cm，胸锁乳突肌内侧缘、颈动脉搏动明显处进针，穿刺颈动脉。以60%泛影葡胺10ml(在2秒内)注入颈总动脉，当注入到最后3ml立即拍片，6秒内连续拍2～3张，造影剂总量不宜超过每千克体重1ml。造影满意后拔针，压迫止血后才能离开病房。

(2)椎动脉造影：以经皮穿刺法较常用，方法于颈椎5～6横突孔处直接穿刺椎动脉，造影剂用量及注入速度和摄片方法与颈动脉造影相似。椎动脉造影摄片位置用侧位及额枕位。

(3)数字减影全脑血管造影(DSA)：数字造影血管造影是应用计算机程序将组织图像转变成数字信号输入存储，然后经动脉或静脉将造影剂注入血流，将第2次图像也输入计算机，两组数字相减后将转变成一个新的仅充造影剂的血管图像。

(二)操作后护理

(1)密切观察血压、呼吸变化，注意穿刺部位有无渗血、血肿，穿刺部位应用沙袋压迫止血，股动脉穿刺者肢体制动6～12小时，同时应观察足背动脉和远端皮肤颜色、温度等。

(2)嘱平卧4小时后再起床活动或进食。

(3)术后24小时多饮水，以促进造影剂排泄。

三、脊髓造影

脊髓造影是将造影剂或空气在小脑延髓池或腰椎间隙处注射到蛛网膜下隙，通过X线透视的引导和患者体位变动，观察造影剂或空气在椎管内流动情况、形状及位置变化，可诊断有无脊髓及椎管内病变。CT脊髓造影，即在蛛网膜下隙内注入少量低浓度的造影剂后行CT扫描，已在许多适应证上替代了传统X线脊髓造影。

(一)术前护理

(1)做好术前解释工作，交待注意事项，解除思想顾虑，争取患者的配合。

(2)由于术后卧床24h，不习惯床上排尿者训练床上排尿。

(3)做碘造影剂过敏试验、普鲁卡因过敏试验。

(4)造影前6h禁食。

(5)穿刺部位备皮。

(6)备好各种用物和抢救药品。

(二)术后护理

(1)碘油造影者适当抬高头部,取头高足低位,防止碘油进入颅内。碘水造影后可取平卧位。脊髓空气造影者应取头低足高位24～48h,防止空气过多进入颅内引起头痛症状。

(2)观察生命体征、肢体活动及大小便情况,协助患者做好生活护理。

四、脑室穿刺和持续引流术

脑室穿刺术是神经内科常用的抢救技术,用于急救或诊断某些颅内压增高疾病,通过穿刺放出脑脊液以抢救脑危象和脑疝,同时引流脑室内的肿瘤液、炎性液、血性液,能有效地减轻其对脑室的刺激,以减轻症状,为继续抢救和治疗赢得时机。

(一)术前护理

(1)做好术前解释工作,交待注意事项,解除思想顾虑,争取患者的配合。

(2)备好用物与器械:皮肤消毒剂、麻醉药、颅骨钻、脑室引流装置、脑室穿刺包等,必要时备好抢救物品。

(3)术前备皮。

(二)术中配合

(1)患者取仰卧位,协助医生选择并用龙胆紫标记好穿刺点(前额部,发际上2cm,矢状线旁开2cm)。

(2)头皮常规消毒,2%利多卡因局麻。

(3)颅骨钻孔,用脑室穿刺针穿刺,用导丝引导内径3mm的硅胶管,向垂直于两侧外耳道假想连线方向插入4～6cm,拔出导丝即可见脑脊液流出;置入硅胶或塑料引流管并固定于头皮。

(4)穿刺成功后,连接引流装置,连接处覆盖无菌纱布固定,引流装置最高点应距离脑室15～20cm,整套引流装置应为无菌装置,避免污染。

(三)术后护理

(1)绝对卧床休息,可取仰卧位和侧卧位交替更换。

(2)清醒患者应做好心理护理,交待注意事项。

(3)躁动患者应适当约束,限制头部活动。

(4)昏迷患者应做好口腔、皮肤、呼吸道和泌尿系统护理。

(5)体温超过37.5℃者采取冰敷。

(6)拔管的护理:拔管前先夹闭引流管24h,观察有无颅内压增高症状。拔管时应夹紧引流管,防止管内液体倒流入颅内引起逆行性感染,拔管后应加压包扎伤口处,并密切观察渗漏情况。

第九章　风湿性疾病患者的护理

第一节　风湿性疾病概述

风湿性疾病(简称风湿病)是指以影响骨、关节及周围软组织(如肌肉、肌腱、滑膜、韧带)为主的一组肌肉骨骼系统疾病。其主要特点是关节疼痛、肿胀、活动障碍等,部分病人可出现关节致残和脏器功能衰竭,呈发作与缓解交替进行的慢性病程。具体涉及弥漫性结缔组织病及各种原因引起的关节和关节周围软组织的慢性疾病。弥漫性结缔组织病简称结缔组织病,是风湿性疾病中的一大类,属自身免疫病,它除有风湿病的慢性病程、肌肉关节病变外,还有以血管和结缔组织慢性炎症的病理改变为基础,晚期可引起多系统损害的特点。风湿是指关节、关节周围软组织、肌肉、骨出现的慢性疼痛。风湿病学是一门研究风湿性疾病和风湿的学科。风湿病学在我国是一个非常年轻的学科,20 世纪 80 年代初才开始形成,与国际相比有一定差距,但发展和防治水平提高较快,如系统性红斑狼疮的 5 年、10 年生存率的延长,类风湿关节炎的致残率降低等。

风湿性疾病病因复杂,主要与感染、免疫、代谢、内分泌、环境、遗传、肿瘤等因素有关。近年来,由于人口老龄化,风湿病的发病率有日益增多的趋势。据统计在我国 16 岁以上的人群中系统性红斑狼疮的患病率约为 0.07%,类风湿性关节炎约为 0.32%～0.36%,强直性脊柱炎约为 0.25%,原发性干燥综合征约为 0.3%,骨性关节炎在 50 岁以上者可达 50%,痛风性关节炎也日益增多。有关研究推测,风湿病很有可能成为除心脑血管疾病、肿瘤外,危害人类健康的第三大类疾病。

第二节　风湿性疾病常见症状体征的护理

一、关节疼痛与肿胀

疼痛常是受累关节的首发症状,也是患者就诊的最主要原因之一。它是由滑膜炎或周围软组织炎引起,严重时有软骨破坏,造成关节畸形和功能障碍,不同疾病所受累关节的分布和疼痛的性质可有不同,疼痛的关节可有肿胀和压痛,疼痛程度常与肿胀轻重相关。

(一)休息与体位

急性发作期或慢性活动期,关节肿痛明显或伴有体温升高时应卧床休息,减少活动。指导和帮助患者尽可能保持关节功能位,平躺硬床,必要时可使用石膏托、夹板、支架、手杖等辅助工具,减轻对关节的作用力,予以制动减轻疼痛,为防止疼痛部位受压,可采用支架撑起床上盖被，同时协助患者完成进食、排便、洗漱、翻身等日常活动。

（二）非药物止痛

为患者提供适宜的环境，避免潮湿寒冷刺激，避免过于杂乱、喧闹或过于寂静的环境，避免患者因感觉超负荷或感觉剥夺而增加疼痛感，适当用娱乐、听音乐、分散注意力、皮肤刺激疗法、放松术等方法减轻疼痛。

（三）局部理疗

根据病情选择微波、红外线、超短波，也可作热敷、温水浴、按摩肌肉、活动关节以改善血液循环，缓解疼痛。

（四）用药护理

使用非甾体类抗炎药物如塞来昔布、美洛昔康、布洛芬、阿司匹林等，告诉患者遵医嘱服药的必要性和药物不良反应以及预防方法，并评估药物止痛效果。

（五）心理护理

鼓励患者说出自我感受，对患者提出的问题给予有效和积极的信息反馈；并劝导患者亲属多给予关心、理解，使其获得良好的心理支持以减轻焦虑。

二、关节僵硬及功能障碍

轻度的关节僵硬在活动后可减轻或消失，重者需数小时才能缓解。晨僵以类风湿关节炎最为典型，且持续时间较长，其他病因所致的关节炎，则不典型且持续时间较短。疾病早期关节活动受限主要由肿胀、疼痛引起，疾病晚期主要由于关节骨质破坏、关节半脱位、纤维组织增生及肌肉挛缩所致，此时关节活动严重障碍，功能丧失。

（一）一般护理

根据病人活动受限的程度，协助病人洗漱、进食、大小便及个人卫生等，将经常使用的物品放在病人健侧手容易触及的地方，鼓励病人使用健侧手臂从事自我照顾的活动，尽可能帮助病人恢复生活自理能力。

（二）休息与锻炼

夜间睡眠时注意对病变关节保暖，预防晨僵。关节肿痛时，限制活动。急性期后，鼓励病人坚持每天定时进行被动和主动的全关节活动锻炼，并逐步从主动的全关节活动锻炼过渡到功能性的活动，以恢复关节功能，加强肌肉的力量与耐力。活动量以病人能够忍受为限度。活动前先进行理疗可改善局部血液循环，使肌肉松弛，并有止痛效果，有利于锻炼。

（三）训练病人自理

评估病人日常生活能力及疾病对生活的影响，制订合适的措施及训练方法，必要时给予帮助或提供适当的辅助工具，如拐杖、助行器、轮椅等，并教给病人个人安全的注意事项，指导病人及家属正确使用辅助性器材，使病人既能避免长时间不活动而致关节僵硬，影响功能；又能在活动时掌握安全措施，避免损伤。

（四）心理护理

帮助病人接受活动受限的事实，强调自身仍有的活动能力。允许病人以自己的速度完成工作，并在活动中予以鼓励，强调正面效应，以增进病人自我照顾的能力和信心。鼓励病人表达自己的感受，并注意疏导、理解、支持和关心病人。

（五）病情监测及预防并发症

观察出入量和营养状况，注意有无摄入量不足或负氮平衡；严密观察患病肢体的情况，并做肢体按摩，防止肌肉萎缩；卧床病人应鼓励有效咳嗽和深呼吸，以防止肺部感染；加强保护措施，尤其病人活动初期应有人陪伴，防止受伤；保持肢体功能位；协助病人定时翻身、适当使用气圈、气垫等抗压力器材，以预防压疮；采取预防便秘的措施。

三、皮肤受损

风湿性疾病常见的皮损有皮疹、红斑、溃疡、水肿等，多由血管炎性反应引起。系统性红斑狼疮病人最具特征性的皮肤损害为颊部出现红斑，口腔、鼻黏膜溃疡或糜烂；类风湿关节炎表现有皮下结节。

（一）病情观察

观察病人皮肤受损的部位、程度、性质以及有无日光过敏等表现，皮肤发红、疼痛、局部肿胀，甚至体温升高、咳嗽、咳痰等。询问病人的用药情况及与皮损有无关系等。

（二）生活护理

病室应保持空气清新、温度、湿度适宜、限制探视人员，减少交叉感染的机会。对于有皮损的病人，其衣裤、被褥应柔软、清洁，皮肤损害处，每日用30℃左右温水清洗。光敏感者，要避免阳光直射，外出时穿长衣长裤，使用遮阳伞或太阳帽，戴有色眼镜。避免可能诱发皮损的食物。鼓励摄入足够的营养和水分，给予足量的蛋白质、维生素等，以维持正氮平衡，提供组织修复的需要。

（三）对症护理

加强皮肤尤其是受损皮肤的护理，保持皮肤清洁干燥，应注意避免皮肤接触刺激性物品，如碱性肥皂、化妆品或其他药品。有躯体移动障碍的病人应定时翻身，预防受压而发生压疮。

（四）用药护理

遵医嘱使用药物，皮疹或红斑处可使用皮质激素霜或软膏涂擦，有感染者选择敏感抗生素；肾上腺糖皮质激素及免疫抑制剂，必须严格按医嘱服药，不可自行减量或停药；密切观察病人用药后效果及可能出现的不良反应。

（五）心理护理

病人常因皮损而影响身体外形和美观，病人常有自卑心理，应鼓励病人表达自己的心理感受，向病人及家属解释皮肤黏膜损害的原因，增强病人战胜疾病的信心。同时争取病人家属的关心和理解。

第三节　系统性红斑狼疮患者的护理

系统性红斑狼疮（systemic lupus erythematosus，SLE）是一种累及多系统、多器官的慢性自身免疫性疾病，患者血清具有以抗核抗体为代表的多种自身抗体，并有明显的免疫功能紊乱，多发于育龄女性，病程迁延反复，病情呈缓解和急性发作相交替，症状多样复杂。

（一）一般护理

（1）活动期卧床休息，缓解期可适当活动，避免劳累和诱发因素。给食高糖、高蛋白和高维生素饮食，少量多餐，宜软食。有肾功能不全者应给予低盐、优质低蛋白饮食，限制水钠摄入。

（2）加强病房的清洁卫生、指导病人养成良好的卫生习惯，注意锻炼身体，密切观察病人的变化。

（二）病情观察

定时测量生命体征、体重，观察水肿的程度，尿量、尿色、尿液检查结果的变化，监测血清电解质、血肌酐、血尿素氮的改变。做好皮肤及疼痛的护理。

（三）用药护理

（1）非甾体抗炎药：本类药物应在饭后服用，同时服用胃黏膜保护剂（如硫糖铝）、H2 受体拮抗剂（如雷尼替丁，法莫替丁）等可减轻胃黏膜损伤。

（2）肾上腺糖皮质激素：应用本药后可能出现机会感染、无菌性骨坏死等，在服药期间应给予低盐、高蛋白、含钾、钙丰富的饮食。定期测量血压，观测血糖、尿糖变化。做好皮肤和口腔护理，注意病人情绪变化。

（3）细胞毒药物：常见不良反应有胃肠道反应、脱发、肝损害、白细胞减少、出血性膀胱炎等，尤其是血白细胞减少，当血白细胞少于 $3\times10^9/L$ 时，应暂停使用。

（4）氯喹衍生物：排泄缓慢，长期应用在体内蓄积，可引起视网膜退行性病变，宜定期作眼底检查，预防眼部病变。

（5）雷公藤总苷：可致停经、肝脏损害、胃肠道反应、白细胞减少等，要细致观察监测。

（四）对症护理

（1）皮肤的护理：嘱病人勿晒太阳，外出穿长袖衣裤，病床应安排在没有阳光直射的地方。忌用对皮肤有刺激作用的物品。避免使用诱发本病的药物，如普鲁卡因胺、磺胺等。对口腔黏膜改变，宜保持口腔清洁，晨起、睡前和进餐前后用消毒液漱口，有口腔黏膜溃疡者可用冰硼散或锡类散涂敷溃疡部，可促进愈合。

（2）减轻或消除疼痛：关节肿痛者应卧床休息，减少活动，平躺硬床，保持关节功能位。遵医嘱使用止痛消炎药，应告诉病人服药的必要性和药物不良反应及预防方法，并评估药物止痛效果。局部可作热敷、温水浴或作微波、红外线、超短波等理疗，按摩肌肉、活动关节。指导病人分散注意力，如适当娱乐、听音乐、放松术等，以减轻疼痛和焦虑情绪。

（3）肾损害的护理：有肾功能不全者应嘱病人卧床休息，给予低盐、优质低蛋白饮食，限制水、钠摄入，避免使用对肾有毒性的药物，以免加重肾功能损伤。

（五）心理护理

护理人员要有同情心，应向病人解释病情，给予安慰、疏导，耐心解答问题，帮助病人松弛紧张情绪，以良好的心态配合治疗，增强病人战胜疾病的决心。

第四节　类风湿关节炎患者的护理

类风湿关节炎(rheumatoid arthritis%，RA)是一种以累及周围关节为主的多系统性慢性炎症性自身免疫性疾病，是对关节功能破坏性最强的疾病之一。临床特征为慢性、多发性、对称性、反复发作的四肢小关节炎性病变，表现为受累关节疼痛、肿胀，晚期关节强直、畸形，甚至严重的功能障碍。

(一)一般护理

(1)饮食护理：宜给予足量的蛋白质、高维生素、营养丰富的饮食，有贫血者增加含铁食物。饮食宜清淡、易消化，忌辛辣、刺激性食物。

(2)休息与体位：急性活动期，除关节疼痛外，常伴有发热、乏力等症状，应卧床休息，以减少体力消耗，保护关节功能，避免脏器受损。应平躺硬床，限制受累关节活动，保持关节功能位，足下放置护足板，避免垂足，但不宜绝对卧床。

(二)对症护理

(1)晨僵的护理：嘱病人夜间睡眠时应注意受累关节的保暖，早晨起床后温水浴，或用热水浸泡僵硬的关节，而后活动关节。晨僵持续时间长且疼痛明显者，可服用消炎止痛药物。

(2)关节肿痛的护理：病人关节肿痛明显时应卧床休息，尽可能保持关节的功能位，并避免疼痛部位受压。根据病情使用热敷、水疗、超短波、红外线等治疗，也可按摩肌肉，活动关节。必要时遵医嘱应用消炎镇痛药。

(3)预防关节废用：症状基本控制后，应鼓励病人加强关节功能锻炼，可由被动向主动渐进，如手部抓握、提举，肢体屈伸等，同时配合理疗、按摩，以增加局部血液循环，松弛肌肉，活络关节，防止关节废用。

(三)用药护理

指导病人遵医嘱用药，不可随意增减剂量或停药。抗风湿疾病的药物大多有胃肠道反应，应告知病人可在饭后服用，必要时使用保护胃黏膜的药物，同时也应注意药物的其他不良反应。非类固醇消炎药久用还可出现肾间质损害；抗风湿药应用时应密切注意其严重的不良反应，如骨髓抑制及肝、肾功能损害等。

(四)心理护理

(1)病人因病情反复发作，顽固的关节疼痛、疗效不佳等原因，常表现情绪低落，应理解关心病人，帮助病人认识不良心态会对治疗产生的不利影响，只要积极配合治疗，病情大多能得到有效的控制，增强病人战胜疾病的信心。

(2)动员病人参加一些集体活动或娱乐活动，使生活充实。此外还应争取家庭、社会的心理支持，促进病人情绪的稳定，有利于疾病的治疗。

(3)对已经关节致残的病人，要鼓励病人发挥健康肢体的作用，尽量做到生活自理或参加力所能及的工作，体现生存的价值。

第五节　特发性炎症性肌病患者的护理

特发性炎症性肌病是一组病因未明的横纹肌非化脓性炎症。本病分类较为复杂，以多发性肌炎和皮肌炎较为常见，成人多发性肌炎与皮肌炎约为特发性炎症性肌病的70%左右。

（一）一般护理

急性期病情严重时应卧床休息，进行每日两次的被动运动，防止软组织挛缩，不鼓励主动运动，避免肌肉损伤；缓解期鼓励病人进行速度缓慢的主动运动，有计划地逐渐增加活动量，协助肌无力的肢体作被动活动，每日可配合温水浴、按摩、推拿、理疗等治疗方法，帮助恢复肌力，防止肌肉萎缩和挛缩。应给予营养丰富、易消化、高蛋白、高维生素，尤其含维生素C、维生素E较高的食物，以补充机体所需。对咀嚼、吞咽困难者，给予半流质或流质饮食，应少食多餐。有呛咳者进食不可过快，以免食物反流引起吸入性肺炎等，必要时可给予鼻饲。

（二）心理护理

（1）向病人及家属说明本病为慢性渐进性疾病，在2～3年逐步恢复，仅少数死亡，另有小部分病例呈反复发作，加剧与缓解交替进行，最终可获得缓解，使病人有长期治疗的心理准备。

（2）鼓励病人表达自己的感受，安慰病人，使其心情舒畅，避免不良情绪。

（三）病情观察

注意观察肌无力、皮疹的进展情况，疼痛肌肉的部位，关节症状等。本组疾病可有因呼吸困难，膈肌、肋间肌病变，间质性肺炎等引起呼吸衰竭，也可因心肌病变产生心力衰竭及蛛网膜下腔出血等导致死亡。故在治疗过程中要严密观察有无以上征兆。若有异常，立即向医生汇报，并做好急救准备。

（四）对症护理

（1）避免日光直射、曝晒或受冻，减少皮损的发生率。

（2）皮肌炎急性期皮肤红肿或出现水泡，但无渗出时，要保持局部皮肤清洁、干燥，避免擦伤，可局部使用炉甘石洗剂。有渗出时可用3%硼酸溶液或1：8000高锰酸钾溶液进行湿敷。感染者，给予对症、清创、换药处理。

第十章　传染性疾病患者的护理

第一节　传染性疾病概述

传染性疾病(communicable diseases)是一组由病原微生物和寄生虫感染人体后产生的具有传染性的疾病。传染病是常见病、多发病。常见的病原微生物包括病毒、细菌、立克次体、螺旋体、支原体、衣原体等。由原虫和蠕虫感染引起的疾病又称为寄生虫病。历史上,鼠疫、天花、霍乱、疟疾等传染病曾严重地威胁过人类的生存和发展,也给我国人民带来了重大的灾难。今天,人类在与传染病的斗争中已取得显著的成就,许多传染病被消灭或得到控制,然而,仍有许多传染病,如病毒性肝炎、感染性腹泻、流行性出血热等广泛存在;一些已被消灭的传染病有死灰复燃的可能;新的传染病不断出现,传染病对人类健康和生命以及社会发展亦然构成严重威胁。近年来,突发重大的传染病疫情引起了我国政府的高度重视,同时也促进了我国公共卫生体系的进一步发展和完善。

传染病护理是传染病防治工作中的重要组成部分,它不仅关系到病人能否早日康复,而且对终止传染病在人群中的流行也具有十分重要的意义。一方面,由于传染病具有起病急、病情危重、变化快、并发症多等特点;另一方面,由于传染病院(科)是传染病人集中的场所,这就要求护理人员不但要掌握常见传染病人护理的理论知识和技术操作方法,工作中具有高度责任感和同情心,做到严密、细致地观察病情,及时发现病情变化,迅速、准确地配合抢救工作;还要实施严格消毒隔离制度和管理方法,履行疫情报告职责;同时要开展健康教育和做好自身防护等,以防止传染病的扩散和交叉感染,最终实现消灭传染病的目的。

第二节　传染性疾病常见症状体征的护理

一、发热

发热是许多传染病共有的最常见的症状。传染病的发热过程可分为3个阶段:①体温上升期:体温骤然上升至39℃以上,常伴有寒战,见于伤寒、副伤寒、疟疾、登革热等。②极期:体温上升到一定高度,持续数天至数周。③体温下降期:体温可缓慢下降,几天后降到正常,如伤寒、副伤寒;亦可在一天之内降至正常,如间日疟、败血症,此时多伴有大量出汗。

(一)一般护理

(1)环境与休息:安置病人,卧床休息,保持病室环境整洁、空气新鲜,维持室温于20～24℃,相对湿度在55%～60%;穿柔软的棉质内衣,避免衣被过厚而阻碍散热,寒战时应注意保暖。

(2)饮食:鼓励病人摄取足够的液体与营养,进食高热量、高维生素、营养丰富的流质或半流质饮食;无禁忌证者每天至少摄入2000ml水,以补充体内丢失的液体,且有利于降温和毒素的排出,必要时按医嘱给予静脉输液,维持水和电解质平衡。

(二)病情观察

注意发热的程度、热型、持续时间、伴随症状及微循环状态等,监测并记录体温变化。因传染病起病急骤、病情危重、变化快、并发症多,尤其是年龄幼小者,护理人员应经常深入病房,加强巡视,密切观察生命体征,及时发现病情变化,配合医师采取积极的抢救措施,以挽救病人的生命。

(三)对症护理

高热护理时常用物理降温,如冷敷头部或大动脉处,用32～36℃温水或25%～50%乙醇擦浴、冷(温)盐水灌肠等,但应避免长时间同一部位的冰敷,以防局部冻伤;有脉搏细数、面色苍白、四肢厥冷者,禁用冷敷和乙醇擦浴;全身发疹者禁用乙醇擦浴;病人退热大汗时及时温水擦浴,更换内衣,保持皮肤清洁、干燥,使病人有舒适感;高热病人易发生口腔炎,应于饭后、睡前用生理盐水漱口,病重者协助口腔护理,防止感染。

(四)用药护理

按医嘱使用退热药物时应注意剂量及出汗情况,避免大汗导致虚脱;高热惊厥者可遵循医嘱采用冬眠疗法或亚冬眠疗法,用药之前应注意先补足血容量,用药期间避免搬动病人,密切观察生命体征,保持呼吸道通畅;按医嘱进行病因治疗,如使用抗生素等,严格按规定用药,了解药物的作用、用法、剂量及间隔时间,并注意观察药物疗效及不良反应。

(五)健康指导

(1)讲解发热的相关知识,指导病人适当休息、合理饮食。

(2)介绍发热的处理方法、注意事项、体温计的使用、冰袋冷敷的部位、温水擦浴的时间、温度及方法等。

(3)鼓励病人参与自我护理,如发热期间要多饮水、注意口腔卫生,退热时要注意保暖。

(4)疾病恢复后,指导病人要遵医嘱合理的休息与活动,养成良好的卫生习惯,平时要加强体育锻炼。

(5)在传染病流行期间尽量不去公共场所,防止感染。

(6)出现发热症状应去医院就诊,不要自行使用退热药,以免延误病情。

二、发疹

许多传染病在发热同时可伴有皮疹,包括皮疹(又称外疹)和黏膜疹(又称内疹)两大类。疹子出现时间、分布部位、出疹先后顺序、形态等对传染病的诊断有重要参考价值。如水痘、风疹多发生于病后第1天,猩红热于第2天,天花于第3天,麻疹于第4天,斑疹伤寒于第5天,伤寒于第6天,但都有例外。水痘的疹子多集中于躯干,呈向心性分布,天花的皮疹多见于面部及四肢,呈离心性分布;麻疹有黏膜斑,皮疹自耳后,颈部开始,渐及前额、颊部,自上而下渐及全身，最后到手心、脚底。

（一）一般护理

向病人及家属讲解导致皮疹和黏膜疹的相关知识，介绍配合治疗、护理的方法，提高防病治病的意识，消除病人顾虑，使其保持良好的心理状态。注意饮食护理，避免辛辣刺激性食物，多饮水。

（二）病情观察

了解病人发疹的时间，仔细观察皮疹（黏膜疹）的大小、分布、形态、出疹的顺序及消长等情况；退疹时是否伴有脱屑、脱皮、结痂、色素沉着等变化；以及发疹与全身症状的关系。

（三）对症护理

（1）皮肤护理：保持皮肤清洁干燥，每天温水洗浴（禁用肥皂水、乙醇），剪短病人的指甲、避免直接用手搔抓皮损处，瘙痒难以忍受时可局部涂以炉甘石洗剂或按医嘱给予抗组胺类药物等。皮疹消退、脱皮时，用消毒剪刀修剪。病人出现皮肤大面积瘀斑、坏死时，局部用海绵垫、气垫保护，注意防止大、小便浸渍，尽量避免发生溃破。若发生溃破或合并继发感染时，按医嘱局部涂用消炎软膏等。

（2）口腔护理：有口腔黏膜疹的病人，应每天常规应用温水或朵贝液漱口 2～3 次，每次进食后用温水清洁口腔。合并溃疡时，鼓励用吸管进食，局部用 3%过氧化氢溶液清洗后涂以冰硼散。

（3）眼部护理：对眼结膜充血、水肿的病人应注意保持眼部清洁，防止继发感染，可用 4%硼酸水或生理盐水清洁分泌物和眼痂，滴 0.25%氯霉素眼药水或抗生素眼膏，每天 2～4 次。

（四）健康指导

指导病人保持皮肤清洁，保持受损的皮肤和黏膜。告知病人皮肤瘙痒时不能用手搔抓，更不能用热水洗烫，可用手背后手掌轻擦或轻拍痒处，或遵医嘱用药物止痒（如外用炉甘石洗剂）；皮疹消退出现脱屑、脱皮时，勿自行撕扯、剥脱，以防导致出血或继发感染。

第三节　细菌性传染病患者的护理

一、伤寒

伤寒是由伤寒杆菌引起的急性传染病。临床特征为持续性高热、全身中毒症状、相对脉缓、消化道症状、玫瑰疹、肝脾肿大及白细胞减少等，常见并发症为肠出血、严重时肠穿孔。

（一）病情观察

观察病情变化，体温高低，热型。病人的营养状况。观察生命体征、意识、面色、大便颜色、性状、腹部情况、肝脾大小、大便检查结果（隐血试验），发现异常及时报告医师。

（二）生活护理

卧床休息，鼓励病人多饮水，口服不足者，静脉补液。发热期应给予营养丰富、清淡、流质食物，如牛奶、豆浆、蛋汤、菜汤、果汁等，并少食多餐。退热期间，给予高热量，无渣或少渣，少纤维素、流质或半流质饮食，并观察进食后反应，恢复期病人食欲好转，切忌暴饮暴食或进食生冷、粗糙食物，防止并发症出现。

（三）用药护理

遵医嘱、正确使用抗生素，并观察疗效及不良反应，尤其用氯霉素者注意血象变化。

（四）对症护理

（1）发热（体温≥38℃）时，可采取物理降温，应避免使大剂量药物降温，以免大量出汗，发生虚脱。

（2）高热出汗后，应及时温水擦拭，更换衣裤，保持皮肤清洁、干燥，以免发生压疮等。

（3）腹胀者，不宜食用牛奶、糖类及高脂食物，并注意补充钾盐，严重者可用松节油局部热敷或肛管排气。

（4）便秘病人禁用泻药，可用开塞露或用生理盐水灌肠。

（五）健康指导

（1）做好卫生宣传工作：加强公共饮食卫生及水源保护，注意个人卫生，消灭苍蝇、蟑螂等。对重点人群进行定期普查、普治。易感人群应预防接种。

（2）按肠道传染病隔离病人至体温正常后15天或粪便培养连续2次阴性后方可解除隔离（热退后每周一次）。病人排泄物、污染物进行严格消毒。接触者医学观察2周。

（3）病人出院后仍应休息1～2周，恢复期应避免并发症。并按规定按时用药，定期复查，如有发热等应及时就诊。

二、细菌性痢疾

细菌性痢疾简称菌痢，是由志贺菌属细菌（又称痢疾杆菌）引起的肠道传染病，亦称志贺菌病。以腹痛、腹泻、里急后重和黏液脓血便为主要临床表现，可伴发热及全身毒血症状，严重者可有感染性休克和中毒性脑病，预后较为凶险。部分病人可转为慢性，病情迁延反复。

（一）消毒隔离

实施消化道隔离，直至症状消失1周或连续2次粪便培养阴性。病人的粪便、呕吐物及污染物必须进行严格消毒。

（二）一般护理

急性期病人卧床休息，中毒性菌痢者应绝对卧床休息，专人护理，安置病人平卧或休克体位，注意保暖。给予易消化、高蛋白、高维生素、清淡流质或半流质饮食，忌生冷、多渣、油腻及刺激性食物，少食多餐，多饮淡盐水。严重腹泻伴有呕吐者暂禁食，静脉补充所需营养，待病情缓解后调整饮食。

（三）病情观察

密切观察大便的次数、量、性状及伴随症状；注意有无脱水征象，准确记录24小时出入量；重点监测病人的生命体征、神志状态、尿量变化、瞳孔反射等。如发现四肢湿冷、脉细速、烦躁等休克现象时，立即报告医师，配合抢救。

（四）用药护理

注意观察抗菌药物的疗效及不良反应。使用山莨菪碱时，注意用药速度和剂量，防止出现口干、视力模糊等不良反应。多巴胺静脉滴注时，注意根据血压变化调整滴速，防止滴注过快、剂量过大引起呼吸困难、心律失常及肾功能减退。

（五）心理护理

急性菌痢起病急，肠道症状和全身毒血症状明显，中毒性痢疾来势凶险等，病人及家属易紧张、恐惧；慢性菌痢迁延不愈，可影响病人的学习与工作，病人多情绪低落甚至焦虑。护士对病人及其家属首先进行细菌性痢疾相关知识的教育，多与病人交谈，安慰和帮助病人，消除紧张情绪；指导病人家属关心、支持病人，使病人保持开朗心情，积极配合治疗和护理。加强对中毒型痢疾病人及家属的心理护理，以降低其恐惧感。

（六）健康指导

(1)预防措施：①对病人实行消化道隔离，直至症状消失1周或连续2次粪便培养阴性。对接触者观察1周，对从事饮食、保育、供水系统等重点行业人群应定期进行粪便检查，发现带菌者及时调换工种并彻底治疗。②加强对饮食、饮水、粪便的管理，搞好个人及环境卫生，消灭苍蝇。③在本病流行期间口服多价痢疾减毒活菌苗有一定的预防作用，免疫力可维持6～12个月。

(2)疾病知识指导：进行细菌性痢疾相关知识的指导，指导病人和家属细心观察、及早识别病情变化，帮助病人和家属学会观察大便的次数、量、性状及伴随症状，发现异常及时就诊。

(3)生活指导：指导病人养成良好的卫生习惯，注意休息和饮食。指导慢性病人避免劳累、暴饮暴食、情绪变化等诱因，忌食生冷食物，以防菌痢再次发作。加强体育锻炼，保持生活规律，提高机体抵抗力。

(4)用药指导：告知病人要遵医嘱服药，教会其观察药物的疗效和不良反应。

四、布氏杆菌病

布氏杆菌病又称波状热，是由布氏杆菌引起的人畜共患的急性或慢性传染病。其临床特点为长期发热、多汗、关节疼痛、肝脾大等。

（一）病情观察

观察生命体征的变化，特别是体温的变化，有无肝、脾淋巴结肿大，了解关节肌肉疼痛的程度、部位及伴随的症状，各种实验室检查结果，了解病人及家属心理社会方面的反应。

（二）生活护理

由于本病累及多个脏器及关节，病情重，病程长，故急性期应卧床休息，以免症状加重。出院后一年内应避免过度劳累，以免复发。饮食应给以营养丰富、易消化的饮食，补充B族维生素、维生素C，利于机体修复，并保证足够的水分，成人每日入量3000ml，进食过少，出汗过多或有脱水表现者，应静脉补充水分和电解质。

（三）用药护理

遵医嘱使用抗生素或联合应用脱敏疗法。向病人解释治疗布氏杆菌病常用抗生素的使用方法及不良反应，一旦出现不良反应情况，应通知医师停药。脱敏疗法以静脉注射效果较好，但全身反应较重，注入剂量要准确，在用药过程中应加强病情观察。

（四）对症护理

（1）发热：室温维持在20℃～24℃，湿度60%为宜；给予高热量、高维生素、高蛋白易消化的流质或半流质饮食，以维持水电解平衡；病人大量出汗后应给以热水擦拭，及时更换内衣，保持皮肤清洁干燥，预防感染；观察体温的变化，体温过高时，以物理降温为主。高热惊厥者，可用人工冬眠疗法治疗。

（2）关节肌肉疼痛：急性期应采用支架承托，防止受压。局部可用5%～10%硫酸镁热敷，每天2～3次，也可服用镇静剂。协助病人翻身、按摩、肢体被动运动等防止关节强直、肌肉萎缩。有神经痛者，应卧床休息，疼痛明显者，遵医嘱用止痛剂。睾丸炎引起睾丸肿大胀痛不适者，可用“十字”吊带托扶。

（五）心理护理

护理人员应根据不同病期病人的不同心理表现进行心理疏导，消除病人紧张恐惧、抑郁心理，使病人精神放松，情绪稳定，增强病人对疼痛的耐受性，消除顾虑，增加战胜疾病的信心。

（六）健康指导

（1）做好卫生知识宣传工作，如本病的传播过程、临床表现、治疗方法等，并向患者及家属讲明急性期彻底治愈可避免复发及慢性化的重要性，使病人安心配合治疗，减轻焦虑。

（2）加强个人防护，对从事畜牧、兽医、屠宰及畜产品加工者，应加强劳动防护，工作时穿工作服、戴口罩、帽子及穿胶鞋。污染地面、用具等应用20%漂白粉或10%石灰乳消毒。工作时不进食、不吸烟，工作后及进食前要用消毒水或肥皂水洗手，对有可能感染人员进行疫苗接种等，以预防感染布压杆菌病。

五、霍乱

霍乱是由霍乱弧菌引起的烈性肠道传染病，经污染的水和食物传播，传播速度快。临床表现轻重不一，典型病例为发病急骤，有剧烈的腹泻、呕吐、严重的水、电解质酸碱失衡、循环衰竭和急性肾衰竭。在我国《传染病防治法》中列为甲类传染病，属国际检疫传染病。

（一）消毒隔离

严格按甲类传染病进行消化道隔离。

（二）一般护理

严格卧床休息，协助床旁排便。做好口腔、臀部及肛周皮肤护理等。泻、吐剧烈者暂禁食，轻者可给流质饮食，如果汁、米汤、淡盐水，少食牛奶、豆浆等加重肠胀气、不易消化的食物。恢复期予易消化的食物。

（三）病情观察

密切观察神志、生命体征、尿量及皮肤黏膜弹性变化，每1～2小时测生命体征一次；注意观察吐泻物的量、性状、颜色等；严格记录24小时出入量，注意有无水、电解质及酸碱平衡失调;监测血清钠、钾、钙、氯、尿素氮等。

(四)对症护理

剧烈呕吐、腹泻者要及时补液,迅速建立 2 条静脉通路,制订周密的输液计划,保证及时、足量输液。输液过程中严密观察病人的血压、脉搏、皮肤弹性及颈静脉充盈情况,防止输液过多、过快引起急性肺水肿。

(五)用药护理

遵医嘱使用敏感抗菌药物,注意其疗效及不良反应。口服或肌肉注射氯丙嗪能使重症病人大便迅速减少,主观感觉改善,但易引起嗜睡、淡漠、鼻塞、血压下降等 α 受体阻断症状,青光眼病人禁用。血管活性药在使用时要根据血压、脉搏来调整滴速。

(六)心理护理

霍乱起病迅猛、病情发展快,病人往往极度紧张和恐惧。应向病人及家属讲述严格隔离的重要性,热情地接待病人,帮助病人尽快熟悉环境,满足其合理要求,及时清除排泄物,及时更换污染的床单,并创造清洁、舒适的环境,增强安全感,消除紧张与恐惧感。

(七)健康指导

(1)预防措施:建立肠道门诊,健全疫情报告制度。及时发现并严密隔离病人,密切接触者应检疫 5 天,且给予预防性服药。对疫点、疫区需进行严格消毒隔离,防止霍乱传播。对病人及带菌者的粪便和排泄物应严格消毒。开展预防知识宣传,加强饮食卫生管理,改善环境卫生,做好粪便管理。预防接种可提高人群免疫力,减少急性病例。病人要做到早发现、早隔离、早诊断、早治疗、早报告。

(2)疾病知识指导:指导病人和家属学习、认识本病的有关知识,以帮助病人去除恐惧心理,积极配合治疗与护理,促进健康。学会观察病情变化,特别要注意生命体征与低钾的表现。指导病人家属注意病人的不良情绪反应。

(3)生活指导:指导病人严格卧床休息,保持生活规律,养成良好个人卫生习惯。

(4)用药指导:向病人介绍服用药物的名称、剂量、给药时间和方法,教会其观察药物疗效和不良反应。

六、流行性脑脊髓膜炎

流行性脑脊髓膜炎简称流脑,是由脑膜炎奈瑟菌引起的急性化脓性脑膜炎。临床表现以高热、剧烈头痛、频繁呕吐、皮肤黏膜瘀点、瘀斑和脑膜刺激征为特征。

(一)病情观察

密切观察病情变化,包括生命体征,意识状态,面色是否变苍白或灰暗,出血点是否增加、融合,瞳孔变化,有否抽搐先兆等,并记录出入液体量。

(二)生活护理

病室应保持舒适、空气流通、安静,卧床休息。应给予高热量、高蛋白、高维生素易消化的流食和半流食。鼓励病人少量、多次饮水,频繁呕吐不能进食者应静脉输液。

(三)用药护理

遵医嘱给药，用青霉素治疗时做青霉素皮试；如应用磺胺类药物，应注意对肾脏的损害；应用氯霉素者应注意观察皮疹、胃肠道反应及定期查血象。

（四）对症护理

高热时采取物理或遵医嘱给予药物降温。头痛不重者无须处理，头痛较重者可按医嘱给予止痛剂或脱水剂。病人呕吐时应取侧卧位；呕吐后及时清洗口腔，并更换脏污的衣服、被褥，创造清洁环境；呕吐频繁者可给以镇静剂或止吐剂，并应注意有无水、电解质紊乱表现。

（五）心理护理

病情危重，病死率高，病人、家属均可产生紧张、焦虑及恐惧等心理。耐心作好安慰、解释工作，使病人增强治疗信心，与医护人员合作，争取抢救获得成功。

（六）健康教育

(1)作好卫生宣传工作，介绍流脑的流行过程，在流行季节前进行预防接种。密切接触者可用药物预防。尽量避免到人多拥挤的公共场所，并作好室内通风等，减少流脑传播。

(2)让病人及家属了解发病过程及预后，在冬春季节，如有高热、抽搐、意识障碍及皮肤淤点病人，应及早隔离治疗。

(3)少数病人可留有神经系统后遗症，如耳聋、失明或肢体瘫痪等，应进行实用性功能锻炼指导，以便早日康复。

七、猩红热

猩红热是β型A组溶血性链球菌引起的急性呼吸道传染病。临床特征是急起病、高热、咽痛、全身弥漫性红斑疹、莓样舌和后期疹退后皮肤脱屑。少数患者在病后出现变态反应性心、肾并发症。

（一）病情观察

密切观察生命体征，观察病情变化，如体温、出疹的情况等。

（二）生活护理

急性期嘱病人绝对卧床休息2～3周以减少并发症。给营养丰富的含大量维生素且易消化的、半流质饮食，恢复期给软食，鼓励并帮助病人进食。供给充足的水分，以利散热及排泄毒素。保持皮肤清洁，注意口腔卫生，用温生理盐水或稀释2～5倍朵贝溶液漱口，每天4～6次。衣被勤洗换。可用温水清洗皮肤(禁用肥皂水)。皮疹瘙痒时，将患儿指甲剪短，劝告不要抓伤皮肤。脱皮不完全时，可用消毒剪刀修剪，不可用手撕，以免撕破出血，引起感染。

（三）对症护理

高热给予适当物理降温，可头部冷敷、温水擦浴或遵医嘱服用解热止痛剂。忌用冷水或酒精擦浴。皮疹瘙痒较重者，用炉甘石洗剂涂擦局部，亦可扑止痒粉。

（四）用药护理

遵医嘱及早使用青霉素G治疗。

（五）家庭护理

病情轻者可在家里隔离，应指导家属进行皮肤、口腔护理及用药，嘱定期检查小便常规，每周送尿常规检查2次。若出现眼睑浮肿、高热不退等，及时到医院检查。

第四节　病毒性传染病患者的护理

一、病毒性肝炎

病毒性肝炎是由多种肝炎病毒引起的以肝脏病变为主的传染病。按病毒不同可分为甲型、乙型、丙型、丁型及戊型肝炎，临床上以疲乏、食欲减退、恶心、腹胀、肝大、肝功能异常为主要表现，部分病例出现黄疸。甲型及戊型主要表现为急性肝炎，而乙型、丙型及丁型主要表现为慢性肝炎并可发展为肝硬化和肝细胞癌。

（一）病情观察

密切观察生命体征、意识、瞳孔、消化道症状及黄疸的程度，防止并发症发生。对重症肝炎、肝衰竭病人应严格记录24小时尿量，观察精神、神经系统症状，若出现情绪异常、性格改变、行为反常等，提示肝性脑病早期，应及时报告医师。

（二）生活护理

急性肝炎、重型肝炎、慢性肝炎活动期、ALT升高者应卧床休息，待症状好转、黄疸消退、肝功能改善后，可逐渐增加活动量。结合病情指导合理饮食，急性期病人应给予清淡适口的低脂食物，蛋白质每日10～15g/kg。慢性肝炎病人适当增加蛋白质摄入，每日15～20g/kg，以优质蛋白为主。

（三）用药护理

急性肝炎遵医嘱应用保肝药，不滥用药物，以免加重肝脏损害，应向病人及家属讲明。慢性肝炎应用干扰素治疗，注意观察药物疗效及不良反应。定时进行血常规检查，出现粒细胞减少，血小板和网状细胞下降时，不宜长期大剂量使用干扰素治疗。

（四）对症护理

肝炎病人消化道症状较明显，加强口腔护理，早晚及餐后协助病人漱口，去除口臭减少恶心感。发热病人应采取物理降温，必要时遵医嘱给少量退热药，注意禁用损害肝脏药物。淤胆型肝炎病人，皮肤瘙痒不适时，避免搔抓，勤用温水擦洗，及时更换衣裤，保持皮肤清洁和舒适。

（五）心理护理

急性肝炎病人由于起病急、病情重，慢性肝炎病人因久治不愈，均易产生紧张、焦虑、悲观等不良情绪，进一步加重乏力等不适，对肝脏恢复极为不利，故应多与病人沟通交往，指导病人正确对待疾病，保持豁达、乐观稳定的情绪，增强战胜疾病信心。

（六）健康指导

(1)宣传各型病毒性肝炎的发病传播知识，采取必要的预防措施，以降低病毒性肝炎的发病率。

(2)向病人及家属宣传病毒性肝炎的家庭护理和自我保健知识。正确对待疾病。有症状者实施适当家庭隔离,以静养为主。通过自我疗养,促进早日康复。

(3)让病人了解在日常生活中避免过度劳累、暴饮暴食、酗酒、不合理用药、感染等不良因素刺激,防止复发。

(4)凡接受输血、应用血制品、接受大手术等病人,出院后应定期检查肝功能及肝炎病毒标记,以便早期发现由血液和血制品为传播途径所致各型肝炎。

二、人感染高致病性禽流感

人感染高致病性禽流感简称人禽流感,是由甲型禽流感病毒引起的一种人、禽、畜共患的急性传染病。临床表现以呼吸系统症状为主,严重者可引起全身严重的毒血症状。本病具有潜伏期短、传染性强、传播迅速等特点。

(一)一般护理

(1)隔离:按呼吸道传染病进行隔离,护理人员在接触病人分泌物后应立即洗手,及时报告疫情。

(2)休息:保持室内空气流通,病人尽早卧床休息。

(3)饮食:给予足够的维生素和热量,鼓励多饮水,保持水、电解质平衡。

(二)病情观察

注意病情监测,重点监测生命体征及神志的变化;对危重病人实行24小时严密监测,及时发现和协助处理各种并发症。

(三)对症护理

见本章第二节。

(四)用药护理

对服用金刚烷胺者应注意不良反应,老年人及肾功能不全者应减量应用,有癫痫史者应禁用。

(五)心理护理

在治疗护理过程中,及时、正确的信息沟通和交流非常重要,包括与家属的沟通,尤其是医护人员要注意了解病人的想法,进行有效的疏导,满足病人的生活所需,并及时向家属解释病人的病情,以取得他们的理解和配合。

(六)健康指导

(1)预防措施:主要是加强对禽类疾病的监测,一旦发生疫情时应按禽流感的预警方案实施,早发现、早报告、早控制、早隔离。

(2)生活指导:搞好环境卫生,养成良好的卫生习惯,勤洗手,加强体育锻炼,保证睡眠,避免过度疲劳,进食易消化、丰富的营养食品,禁烟、酒,食用鸡鸭肉时应彻底煮熟,一旦发现可疑病人应及时住院隔离,以防止病情恶化和传播扩散,在转运中应注意戴口罩。

三、麻疹

麻疹是麻疹病毒引起的急性呼吸道传染病，主要发生在儿童，临床上以发热、流涕、咳嗽、眼结合膜充血、口腔黏膜斑、全身的皮肤斑丘疹为其特征，可引起肺炎、心肌炎、喉炎、脑炎等并发症。病程多为7～10天。本病传染性极强，易造成地方流行，病后有持久免疫力。

（一）病情观察

密切观察病情变化、体温高低、皮疹出疹的情况，如病人出现持续高热、气急、鼻翼翕动、烦躁不安、发绀，肺部闻及湿性啰音应考虑合并了支气管肺炎。如出现心率加速、气急、烦躁、面色苍白、皮疹隐退或发疹不透、四肢厥冷、脉搏细弱、心音低钝或呈奔马律，肝在短期内增大等应考虑合并了心功不全，应及时报告医师。

（二）生活护理

卧床休息，保持室内安静，空气新鲜、湿润，光线柔和，保持床褥干燥、清洁、平整、盖被应轻软，内衣柔软宽适并勤洗换。切忌紧衣厚被“捂汗发疹”。每日常规用温水或朵贝液彻底清洁口腔2～3次，每次进食后用温水清洁口腔以保持口腔清洁，黏膜湿润。饮食应营养丰富且易于消化，少吃多餐，除避免生冷、干硬、油腻含刺激性调料品外，不必“忌口”。

（三）对症护理

发热等症状护理，详见本章第二节。

（四）用药护理

遵医嘱给药，并注意观察用药的效果，及药物的不良反应。医护人员要合理安排各种诊疗操作，如查房、服药、注射、输液及其他护理，尽量集中时间进行，可减少交叉感染的机会。

（五）心理护理

与病人及家属进行沟通，让其家人了解病情及病程，积极配合医护工作，让病人早日康复。

四、艾滋病

艾滋病即获得性免疫缺陷综合征，是由人类免疫缺陷病毒引起的一种严重的慢性致命性的传染病。本病主要通过性接触和体液传播，病死率高，目前无法根本治愈。

（一）消毒隔离

采取严格的血液、体液隔离措施，以减少机会性感染。遵医嘱予以预防性治疗，以防止机会性感染的发生。护理艾滋病病人时要戴口罩、手套、护目镜并穿隔离衣；病人的血液、体液、排泄物及其他用物要严格消毒；病人的日常生活用品应单独使用，定期消毒；皮肤有破损者应避免接触病人的血液和体液。

（二）一般护理

急性感染期和艾滋病期应绝对卧床休息，协助病人做好生活护理，症状减轻后可逐步起床活动，适当进行一些力所能及的活动，提高活动耐力。给予高热量、高蛋白、高维生素、清淡而易消化饮食，少量多餐；鼓励病人进食，以保证营养供给，增强机体抗病能力；不能进食者则给予鼻饲或按医嘱予静脉高营养。定期评估病人营养状况和监测体重。保持皮肤清洁干燥，避免皮肤受压，尽量避免发生破溃。如有皮肤黏膜破溃或继发感染时，按医嘱局部使用消炎软膏。

（三）病情观察

（1）注意有无肺部、胃肠道、皮肤黏膜等感染表现。

（2）注意生命体征、营养状况的改变。

（3）观察皮肤黏膜有无卡氏肉瘤，有无口腔、食管炎症或溃疡，有无腹部压痛及肝脾情况。

（4）注意有无癫痫发作、瘫痪、进行性痴呆等神经系统受累表现。

（四）对症护理

（1）腹泻者按医嘱给予抗生素、止泻剂，必要时静脉输液以维持水、电解质平衡，做好肛周皮肤护理（便后用肥皂清洗局部，软布吸干，并涂以凡士林软膏），防止肛周皮肤糜烂。

（2）发热者应多饮水，予物理降温，必要时遵医嘱应用抗生素和退热药，出汗后及时更换汗湿的衣服，防止受凉。

（3）呼吸困难者应协助安置舒适的体位，以利呼吸、给氧，合理使用抗生素。

（4）其他：呕吐者餐前给予止吐药；口腔、泌尿道等有真菌感染者遵医嘱应用抗真菌药物并做好相应的护理。

（五）用药护理

注意观察抗肿瘤药物的疗效和不良反应，如有无头痛、恶心、呕吐等；因抗病毒药物可引起骨髓抑制，应严格遵医嘱给药，定期复查血象，做好输血准备。此外，长期用药还应注意是否出现耐药性，停药或换药后有无反跳现象。

（六）心理护理

护士要尊重和理解病人，关心病人，多巡视病房，了解病人的心理状态。在严格执行血液和体液隔离的前提下，满足其合理要求。与病人进行有效沟通，加强心理疏导，以解除病人的孤独感、恐惧感，使其积极配合治疗；帮助病人建立自尊和自信，为病人提供与亲友沟通的机会。尊重病人的人格，理解、同情和鼓励病人，帮助病人获得更多的社会支持。同时，要注意保护病人的隐私，维护感染者与病人的尊严和权利，尽可能帮助病人重返社会。

（七）健康指导

（1）预防措施：广泛开展宣传教育和综合治理，使群众了解艾滋病的病因、感染途径，采取自我防护措施进行预防，加强法律和道德教育，摒弃危险行为。

（2）生活指导：合理安排休息，避免过度劳累。鼓励病人摄入高蛋白、高热量、清淡易消化食物，多吃新鲜水果和蔬菜，提高机体免疫功能、促进药物疗效。鼓励病人养成良好的个人卫生习惯，以防止继发感染。

（3）行为指导：指导人群摒弃危险行为，做好防范工作，以阻断疾病传播。

（4）出院指导：向病人及家属说明艾滋病的治疗方法、药物的使用方法、剂量和不良反应，并告知病人出院后要预防感染，定期复查，坚持治疗以控制病情发展。对无症状 HIV 携带者，每隔 3～6 个月做 1 次临床及免疫学检查，如出现症状应及时隔离治疗。

五、流行性乙型脑炎

流行性乙型脑炎简称乙脑，是乙脑病毒引起的以脑实质炎症为主要病变的中枢神经系统急性传染病。本病通过蚊虫叮咬吸血传播，高发于夏秋季，儿童多见。临床特征为高热、意识障碍、惊厥、抽搐、脑膜刺激征，严重时出现呼吸衰竭等，病死率较高，重症病人可留有后遗症。

（一）病情观察

注意观察生命体征、体温高低。观察呼吸频率、面色及意识状态、瞳孔大小、对光反应、血压的改变。若有呼吸困难、发绀、叹息样呼吸则为呼吸衰竭的表现。若同时有烦躁、喷射性呕吐、双侧瞳孔大小不等、血压升高多为合并脑疝，应立即报告医师。

（二）生活护理

病人应绝对卧床休息，隔离病室内要求安静、清洁、舒适，防止声音和强光刺激。高热能进食的病人，应多给清淡流质饮食，有吞咽困难、昏迷不能进食者，可行鼻饲或静脉补充足够水分和营养。协助长期卧床病人定时洗擦身体、更换衣服、勤翻身、拍背、皮肤按摩，防止压疮形成，及时清理大小便，做好眼、鼻、口腔的清洁护理。

（三）用药护理

遵医嘱给药，注意观察药物疗效和不良反应。应用速效抗惊厥药物要注意给药途径、作用时间及不良反应，特别应注意其对呼吸的抑制作用；应用脱水剂治疗，注意给药速度，防止加重心脏负担；应用血管扩张剂如东莨菪碱，可有口干、腹胀、尿潴留和心动过速等，停药后可消失，应向病人做必要解释。

（四）对症护理

高热病人可首选物理降温，如头部冰帽、冰囊、乙醇擦浴、冰盐水灌肠，并配合药物降温，将肛温控制在38℃为宜。高热伴抽搐者可用亚冬眠疗法。若病人发生惊厥、抽搐时，应立即协助病人取仰卧位，头偏向一侧，松解衣服和领口，并给予吸氧。若有痰液阻塞，及时清除口咽分泌物或吸痰。强直性抽搐时，可用缠有纱布的压舌板或开口器置于病人上下臼齿之间，防止咬伤舌头，并用舌钳拉出舌头，以防止舌后坠阻塞呼吸道。注意病人安全，必要时用床挡或约束带保护，防止坠床。

（五）心理护理

让病人保持安静，避免不良刺激。对于恢复期遗留肢体活动受限及语言障碍的病人，给予生活上的关心和照顾，鼓励病人积极进行功能锻炼和语言训练，提高生活质量。

（六）健康教育

（1）宣传乙脑预防知识，积极开展防蚊、灭蚊工作。提倡乙脑疫苗预防接种，降低发病率。

（2）在流行季节如发现有高热、头痛、意识障碍者，应立即送往医院诊治。

（3）对乙脑恢复期有精神神经症状者，应向病人和病人家属讲述坚持康复训练和治疗的重要意义，尽可能使功能障碍于6个月内恢复，以免遗留后遗症。教会家属切实可行的护理措施及康复疗法，如针灸、按摩、语言训练等，坚持用药，定期复诊，以助病人早日康复。

六、流行性出血热

流行性出血热是由汉坦病毒引起的自然疫源性传染病。主要表现病情轻重不一，复杂多变，典型临床表现为发热、出血、肾损害三大表现和依次经过发热期、低血压休克期、少尿期、多尿期和恢复期五期经过。鼠是主要的传染源。

（一）消毒隔离

病人用过、接触过的物品进行消毒；严格探视制度，减少交叉感染。

（二）一般护理

（1）病人要绝对卧床休息，忌随意搬动病人，以免加重组织脏器的出血；协助其保持舒适体位，恢复期可逐渐增加活动量，但不可过早下床活动。

（2）给予清淡易消化、高热量、高维生素的流质或半流质饮食。发热时应注意适当增加饮水量；少尿期严格限制水、钠和蛋白质的摄入，以免加重水、钠潴留和氮质血症；病人口渴时可漱口或用湿棉签擦拭口唇；多尿期应注意补充水、电解质，增加蛋白质和维生素的摄入，宜高蛋白、高糖、富维生素饮食，尤其应注意摄取含钾多的食物。

（3）避免情绪波动，保持大便畅通，勿用力过度。

（三）病情观察

严密进行病情观察，以早期发现，并防治休克、肾衰竭和出血等。

（四）对症护理

（1）高热：以物理降温为主，如头部冰帽、大血管处放置冰袋，禁用乙醇擦浴，以免加重皮肤的充血、出血损害。必要时可配合药物降温，忌用退热药，以防大量出汗而诱发低血压，促使病人提前进入休克期。

（2）皮肤黏膜护理：保持床铺清洁干燥，及时更换汗湿衣物，衣裤要宽松柔软，减少对皮肤的刺激；加强皮肤护理，预防压疮；做好口腔护理，保持口腔清洁、湿润；防止皮肤出血及继发感染。

（3）低血压休克：保证输液通畅，快速补充血容量，尽快稳定血压，警惕发生输液反应。遵医嘱正确使用血管活性药物，注意根据血压变化调整用药速度。

（4）少尿期：应注意控制补液量和速度，遵循“量出为入，宁少勿多”的原则。出现高血容量综合征时，应减慢输液速度或停止输液，必要时予利尿、导泻。发生急性肾衰竭时给予相应的护理，做好透析准备。

（五）用药护理

遵医嘱准确使用各种药物，注意药物不良反应。

（六）心理护理

由于发病突然、病情进展快，病人及家属易产生紧张、恐惧心理，护士应耐心向病人解释本病的特点和临床经过，设法稳定病人及其家属的情绪，鼓励病人积极配合治疗和护理，提高机体抵抗力。

（七）健康教育

(1)预防措施：防鼠灭鼠是预防本病的关键措施，应搞好环境卫生、建立家庭防鼠设施。注意个人防护，尽量不用手接触鼠类及其排泄物，防止鼠排泄物污染食物或食具，防止被鼠咬伤，对重点人群进行流行性出血热灭活疫苗预防接种。

(2)疾病知识宣教：加强疾病知识宣教及疫情监测，病人要早发现、早休息、早治疗和就近治疗。向病人及家属讲解本病的特点和临床经过的规律，以及并发症的表现。帮助病人及家属建立良好的心理状态。

(3)生活指导：指导病人合理安排活动与休息，发病期间应卧床休息，保证足够的营养摄入，注意心理护理，鼓励病人积极配合治疗和护理。

(4)用药指导：向病人介绍所用药物的名称、剂量、方法及不良反应等，并要求病人严格按医嘱用药，禁用对肾有损害的药物。

(5)出院指导：向病人和家属说明由于肾功能完全恢复需较长时间，病人出院后，虽然临床症状已经消失，但仍需继续休息 1～3 个月，休息期间要做到生活有规律，保证足够的睡眠，参与力所能及的活动（如散步、打太极拳等），避免劳累，加强营养，定期复查血压及肾功能，若有异常，应及时就诊。

七、水痘

水痘是水痘一带状疱疹病毒所引起的儿童常见的急性传染病。临床上全身症状轻微，有发热及全身性分批出现的皮疹，以斑疹、丘疹及迅速发展的疱疹和结痂为其特征。

（一）病情观察

密切观察病情变化，注意皮疹的变化，有无抓伤等。

（二）生活护理

注意休息，吃易消化的饮食，衣服宽大、柔软，被子、垫褥应平整，勤换洗。注意口腔及皮肤清洁，皮疹较重者，不宜洗澡或擦浴，婴儿需随时清理大小便，保持臀部清洁干燥。保持手的清洁，常为儿童修剪指甲，婴幼儿可用布包裹双手或戴布手套，避免抓破皮疹引起细菌感染。

（三）对症护理

疱疹破溃者，局部可涂 2%甲紫和抗菌药物软膏。瘙痒者，可涂擦含 0.25%冰片的炉甘石洗剂或用 2%～5%碳酸氢钠溶液洗拭。儿童病人因皮肤瘙痒而吵闹时，要给予安慰，设法分散其注意力。瘙痒不安者遵医嘱给服抗组织胺药物或镇静剂。

（四）用药护理

该病禁用激素。原来用激素治疗者，遵医嘱递减使用或停药。遵医嘱尽快给适合的抗生素治疗。

（五）家庭护理

一般无并发症者，可在家治疗、护理。隔离病人至全部疱疹干燥结痂为止。病室定时通风换气或用紫外线消毒空气。呼吸道分泌物及其污染物品均须消毒处理。护士应热情指导家属做好隔离消毒、皮肤护理、防止继发感染及适当的对症方法,使患儿保持舒适感。并提醒家属,病程中禁用肾上腺皮质激素。

八、狂犬病

狂犬病又名恐水症,是由狂犬病毒引起的、以侵犯中枢神经系统为主的急性传染病。临床表现为特有的恐水、怕风、恐惧不安、咽肌痉挛、进行性瘫痪等。本病是一种人畜共患的传染病,目前无特效治疗方法。

(一)病情观察

应密切观察病人生命体征、痉挛发作情况、记出入量,特别应注意观察病情的进展情况,及时采取措施。

(二)生活护理

病人需绝对卧床,安静休息。因病人恐水及吞咽困难,应禁食、禁饮水,而采用高热量流质食物,宜在痉挛发作的间歇期或应用镇静剂后徐徐注入。或给予静脉输液,以保证每日摄入量及维持水、电解质平衡。

(三)用药护理

注意观察药物效果及不良反应。

(四)对症护理

把病人安置于安全、温暖、避光的单人病室,并应备好各种抢救器械及药品,由专人护理,医疗、护理操作集中进行,避免一切不必要的刺激,尤其与水有关的刺激。输液装置应适当遮蔽。躁动者病床应加床栏保护,并用保护带约束。注意保持呼吸道通畅,并及时吸氧。

(五)心理护理

本病死亡率高。护理人员应发扬人道主义精神,积极参与抢救,关心体贴病人,耐心安慰病人及家属,以利于治疗顺利进行。

(六)健康指导

(1)宣传狂犬病的预防知识,使人们了解狂犬病是对人类生命威胁较大的一种人畜共患的传染病。宣传养犬的害处,家中最好不养犬,如养犬时应进行登记,并进行预防接种。本病至今无特效疗法,一旦发病,病死率极高,故对本病应以预防为主。

(2)狂犬病发病诱因为受寒、劳累、惊吓或悲痛,有被动物咬伤史者,应教育其避免诱因,尽可能防止发病。疫苗接种期间应戒酒及避免疲劳。

(3)进行有关狂犬病的知识教育,本病进入兴奋期后有高度兴奋及极度恐惧表现,特别是恐水,教育家属避免对患者的刺激,防止引起咽肌痉挛及抽搐发作。对狂犬病的高危人群(如动物饲养员、医护人员、病人家属等)进行有关狂犬病的知识教育。

九、流行性感冒

流行性感冒简称流感,是由流感病毒所引起的急性呼吸道传染病。它具有起病急、传播快、常引起流行、甚至世界性大流行等特点。临床上有发热、乏力等中毒症状,并伴有程度不等的呼吸道感染表现。

（一）病情观察

观察病情变化，如发现病人有胸闷、咳嗽、气急、咯血痰、发绀等肺炎症状，及时通知医师处理。

（二）生活护理

发热期嘱卧床休息，多饮开水，给宜消化的、营养丰富的、富含维生素的清淡流质或半流质饮食；如食入过少，应遵医嘱给予静脉补液，并帮助做好一切生活护理。

（三）对症护理

高热应头部冷敷，遵医嘱酌情使用退热剂。全身酸痛可遵医嘱给解热镇痛剂，如复方阿司匹林、安乃近、索米痛片或对乙酰氨基酚等；干咳给口服喷托维林，有痰者给止咳祛痰剂；咽痛可含薄荷润喉片或蒸汽吸入。

（四）用药护理

遵医嘱用药，观察药物的疗效及不良反应。

（五）家庭护理

一般的单纯型流感可不住院，应认真指导家庭护理。

（1）将病人安置在单人房间，对病人执行呼吸道隔离至热退后 48 小时，以防止飞沫散播。

（2）要求房间通风良好，并可定时用食醋熏蒸消毒空气。照料病人时应戴口罩，对病人呼吸道分泌物、污物等应消毒处理。

（3）教给家属对高热病人物理降温的方法和正确使用退热剂。

（4）如有高热不退、咳嗽、脓痰、呼吸困难等应及时就诊。

十、流行性腮腺炎

流行性腮腺炎是腮腺炎病毒引起的急性呼吸道传染病。临床上以腮腺非化脓肿胀疼痛、发热伴咀嚼受阻为特征，同时可侵犯其他器官引起脑膜炎、睾丸炎、卵巢炎和胰腺炎等。多发生于儿童和青少年。

（一）病情观察

观察病情变化，如发现患儿出现头痛、颅内压升高，应想到合并脑炎；若出现高热、寒战、睾丸肿痛、坠胀感等应想到合并了睾丸炎立即与医师联系处理。

（二）生活护理

（1）给富有营养，易于消化的半流质或软食，如稀饭、面汤、面条等。避免酸、辣及硬而干燥的食物，防止腺体肿痛加剧。

（2）保持口腔清洁卫生，预防继发细菌感染。指导和协助病人经常用生理盐水或复方硼砂溶液漱口，以清除口腔内的食物残渣。不会漱口的幼儿除饭后进行口腔护理外，应帮助其多饮水。

（三）对症护理

（1）监测体温，如体温超过 39℃以上者，可用物理降温或给服适当退热剂。鼓励病人多饮水以利于汗液蒸发散热。

(2)腮腺疼痛重者,帮助其进行腮肿局部间歇冷敷。

(3)合并睾丸炎嘱病人卧床休息,用丁字带将睾丸托起。

(四)用药护理

遵医嘱给服普济消毒饮或板蓝根冲剂等,并注意观察药物的作用及不良反应。

(五)家庭护理

单纯型腮腺炎病人,不需要住院治疗,但必须向家属介绍有关腮腺炎的症状、流行特点及可能产生的并发症等,并指导家属做好隔离、用药、饮食等护理工作。一旦出现并发症,立即住院治疗。

第五节 螺旋体性传染病患者的护理

一、钩端螺旋体病

钩端螺旋体病简称钩体病。是由致病性钩端螺旋体(简称钩体)引起的动物源性传染病。鼠类和猪是其主要的传染源。其临床特点为早期钩体败血症,中期各脏器损害和功能障碍及后期各种变态反应后并发症。重者可并发肺出血、黄疸、脑膜脑炎和肾衰竭等,常危及病人生命。

(一)病情观察

观察病人生命体征变化,皮肤黏膜是否有出血点及瘀斑,是否有鼻血、呕血、便血、血尿等出血现象。特别注意观察有无肺出血的先兆表现,如突然面色苍白、烦躁不安、呼吸急促、咳血丝痰,应及时通知医师,并做好抢救的准备工作。观察首剂抗生素应用后可能出现的赫氏反应并给予处理。

(二)生活护理

(1)休息:急性期绝对卧床休息,危重病人应专人护理,尽可能减少搬动,以免诱发大出血或休克。病情控制后的恢复期仍以卧床休息为主,不宜过早活动,当临床症状完全消失后可下床活动。

(2)饮食:给予易消化的高热量、高维生素、低脂、适量蛋白质的饮食,每日水分摄入量应保持 2.5～3L,入量不足的病人应给予静脉输液,记录 24 小时出入液量。

(三)用药护理

部分病人在首剂使用青霉素后,出现赫氏反应,重者可诱发致命的肺弥漫性出血。故使用时应注意:①严格遵医嘱小剂量分次给药;②用药后应严密观察,随时询问病人的自我感觉;③一旦发生赫氏反应,立即遵医嘱处理,如镇静、降温、给氧、应用糖皮质激素及抗休克等治疗措施。

(四)对症护理

(1)高热可给予物理降温,如冰袋冷敷或遵医嘱应用药物降温,有皮肤黏膜出血病人不宜用酒精擦浴降温。

(2)病人一旦发生肺大出血,应立即采取:①绝对卧床,避免搬动;②给予氧气吸入;③保持呼吸道通畅,如病人出现烦躁、发绀、咯血不畅等呼吸道阻塞的征象,应及时吸出血块或配合医师实施气管切开;④遵医嘱使用药物。

(3)并发心肌损害时,应严密观察病人的心率、血压及呼吸情况,静脉滴注速度不宜过快。肾衰竭时,应严格控制进出液量,观察24小时的尿量。脑水肿或脑疝时,应立即遵医嘱使用脱水剂,密切观察神志、瞳孔大小等变化。

(五)心理护理

由本病病情凶险突然,病人常出现惊恐不安、焦虑甚至恐惧等情绪反应,应及时向病人及家属解释病情进展及预防措施,鼓励病人说出忧虑或恐惧的原因及心理感觉。通过多与病人交流,指导病人自我心理调节方法等措施,减轻病人紧张心理,树立信心,积极配合医护人员进行治疗。

(六)健康指导

(1)宣传预防知识:①加强田间灭鼠及家畜粪尿的管理,以控制传染源;②可能接触疫水的人员应加强个人防护或流行环境的改造,以切断传播途径;③在疫区流行季节前1个月,可行钩体多价菌苗预防接种,共2针,以保护易感人群。

(2)向疫区民众介绍本病的早期表现,指导民众及早就医,以提高治愈率,降低病死率。

(3)出院后仍需要休息、加强营养,出现钩体病的"后发症"如视力障碍、失语、肢体运动障碍等,应及时就诊。

二、梅毒

梅毒是由苍白(梅毒)螺旋体引起的慢性、系统性性传播疾病。主要通过性途径传播,临床上可表现为一期梅毒、二期梅毒、三期梅毒、潜伏梅毒和先天梅毒(胎传梅毒)等。是《中华人民共和国传染病防治法》中,列为乙类防治管理的病种。

(一)心理疏导

多数梅毒患者可存在自卑、恐惧、焦虑等情绪,需注意态度亲切温和,以增加患者信任感和接受度。在护理中注意保护患者隐私。在治疗可谈论患者感兴趣的话题,转移其注意力;询问患者感受,及时发现不良现象。

(二)健康指导

介绍梅毒发病原因、治疗方法,注射之前详细告知患者注射治疗的目的、优势、说明注射中可出现较轻微疼痛感,无须过度担心。介绍注射方法、注射后注意要点、疾病治疗疗程等,提升患者对疾病认知,消除不确定感。

(三)用药护理

遵医嘱注射苄星青霉素等药物进行治疗。注射中先消毒注射部位,注意苄星青霉素粉剂需先稀释并充分摇匀后推注,注射器需排空空气并缓慢抽吸,快速进针,确保从溶解到注射全程时间在1 min内,注射完毕进行另一侧注射。注射后指导患者坐下休息,给予注射部位热敷，减少肿痛发生，促进药物吸收，为下次注射做好准备。出现硬结可用马铃薯外敷。

第六节 寄生虫性传染病患者的护理

一、疟疾

疟疾是由按蚊叮咬传播疟原虫的寄生虫病。临床上以周期性发作的寒战、高热、出汗退热为特征，反复发作者可有贫血和脾肿大。因原虫株、感染程度、免疫状况和机体反应性等差异，临床症状和发作规律表现不一。

（一）消毒隔离

按虫媒传染病做好隔离。病室内应彻底灭蚊，安装防蚊设施。

（二）一般护理

急性发作期及退热后24小时应卧床休息，协助病人洗漱、进食、如厕等，满足日常生活需要。注意补充水分，对食欲低下者给予流质或半流质饮食，鼓励病人多饮水或果汁。发热控制后给予高热量、高蛋白、高维生素饮食，严重呕吐、腹泻不能进食者，则适当补液。有贫血征象时给予含铁丰富的饮食。

（三）病情观察

监测病人生命体征变化；注意观察有无贫血征象；对疟疾凶险发作病人，尤其要关注神志的改变、意识障碍的程度、瞳孔变化、头痛、呕吐、抽搐等情况；观察有无腰痛、进行性贫血和黄疸、尿量骤减、排酱油样尿等表现。发现异常情况及时报告医师。

（四）用药护理

遵医嘱使用抗疟药，观察药物的疗效及药物不良反应。宜饭后服用，少数病人服用奎宁或伯氨奎可引起急性血管内溶血（黑尿热），故应严密观察有否头晕、恶心呕吐、酱油色尿及黄疸等症状。一旦发生严重毒性反应应立即报告医师，并嘱病人多饮水或遵医嘱静脉补液促进药物排泄。

（五）对症护理

寒战时要注意保暖，加盖棉被，给予热水袋，服热饮料，伴抽搐时注意安全。发热期在出汗后应及时用干毛巾或温湿毛巾擦干，并随时更换内衣裤及床单，以免受凉。如有躁动、谵妄时可给予镇静剂，并注意安全，加床栏保护。有脑水肿者应用脱水药。有高热、抽搐、昏迷者给予相应护理。

（六）心理护理

疟疾初次发作时，因起病急、病情反复，病人易产生紧张心理；反复发作出现贫血，易导致病人疲乏无力，产生焦虑情绪；恶性疟病情较重，易产生恐惧心理。护理人员在早期应安慰病人，主动与病人交谈，鼓励病人说出其不良的感觉与体会，并给予积极引导。解释到位，尽量减轻病人的负性心理情绪。

（七）健康指导

(1)向疟疾流行区大众宣传疟疾的预防知识:①做好防蚊、灭蚊工作,以切断传播途径;②高疟区的人群及流行区的外来人群在流行季节应进行预防性服药以防止发生疟疾,常选用乙胺嘧啶25mg,每周1次或氯喹0.3g,每周1次。

(2)宣传疟疾相关的治疗知识,严格遵医嘱用药,彻底治愈,以免演变为带虫者。

二、阿米巴病

阿米巴病指溶组织阿米巴侵入人体组织所形成的疾病,现在在全世界广为流行。阿米巴原虫主要侵及肠形成阿米巴肠病,但亦可通过血流潜入肝、肺、脑、皮肤、眼及口腔等组织而感染致病。还可通过直肠病变直接蔓延,造成阴道、宫颈、肛周皮肤等部位的病变。

(一)消毒隔离

执行消化道隔离措施。

(二)一般护理

急性期症状明显时应卧床休息,腹泻明显者给予流质饮食,严重时给予静脉补液和纠正水、电解质紊乱、酸碱平衡失调,慢性期应加强营养,避免刺激性食物。重症者给予输血等支持疗法。

(三)病情观察

观察生命体征,尤其是体温的变化;观察病人营养状况;注意每天大便次数、量、性状、气味及是否伴有出血;严密监测有无突然发生的腹痛、腹肌紧张、腹部压痛等肠穿孔表现;对频繁腹泻者应密切观察血压变化和脱水征兆,以防休克发生;同时要注意肠外的一些表现,如肝大进展情况,有无压痛和叩击痛;观察有无其他部位疼痛及其特点。监测血红蛋白变化情况。

(四)用药护理

使用甲硝唑时应告诉病人药物用法、疗程及不良反应等。本药不良反应较轻,主要以胃肠道反应为主,如恶心、腹痛、腹泻、口中有金属味等。妊娠3个月以内和哺乳期妇女忌用。不能口服者可静脉滴注。使用喹碘仿类药物时,应注意碘过敏反应及腹泻和胃部刺激症状。对碘过敏者、甲状腺肿大、严重肝病及视神经病变者不宜应用。

(五)对症护理

频繁腹泻伴明显腹痛病人,应遵医嘱给予解痉剂,使用腹部热敷等方法缓解不适,静脉补充葡萄糖液、电解质以供给热量并维持体液平衡,观察并记录24小时的出入量。

(五)心理护理

了解心理感受,鼓励病人说出焦虑或恐惧的原因,给予耐心细致地解释,消除病人及家属的顾虑。护士应主动协助病人的生活照顾,使病人能积极的配合医护人员进行治疗。

(六)健康指导

(1)预防措施:改善公共卫生条件,特别是环境卫生,保护水源,加强粪便管理,消灭苍蝇和蟑螂,切断传播途径。个人预防应避免食入污染的食物和饮水,饮用水必须煮沸,不吃未洗净或未煮熟的蔬菜。饭前便后要洗手。餐饮业工作者应定期体检,发现慢性病人和排包囊者,应接受治疗,确认痊愈后,方能恢复饮食业工作。

(2)疾病知识宣传:解释阿米巴病的感染过程、临床经过、常见并发症、常用治疗药物及其不良反应、疗程等。执行消化道隔离措施,病人应坚持用药,在症状消失后连续3次粪检,滋养体或包囊阴性方可解除隔离。向病人宣传在治疗期间禁饮酒、加强营养、防止暴饮暴食、避免受凉、劳累的重要性,以防止复发或出现并发症。出院后3个月内应每月复查大便1次,以追踪有无复发。

三、血吸虫病

血吸虫病是由血吸虫寄生在门静脉系统所引起的疾病,我国流行的血吸虫病为日本血吸虫。病变主要由虫卵引起,以肝脏和结肠的病变最为显著。急性期有发热、肝大与压痛,腹痛、腹泻、便血等,血嗜酸性粒细胞显著增多;慢性期以肝、脾肿大或慢性腹泻为主要表现;晚期出现门静脉高压、巨脾和腹水等。

(一)病情观察

主要观察腹泻的次数、大便性状,有无伴腹痛以及消瘦、贫血、营养不良等症状。晚期主要观察有无巨脾、腹水及侏儒等表现,疗效如何,是否属于难治性血吸虫病。

(二)生活护理

指导病人合理休息和饮食,急性期有明显腹痛、腹泻、发热者,应卧床休息,应给予高热量、高蛋白、高维生素易消化饮食,避免腹部受凉、进食油腻高脂饮食以免使腹泻加重。慢性病人可参加适当的体力劳动,避免过度劳累,应给予营养丰富易消化食物,少量多餐,避免进食粗、硬、含纤维较多刺激性食物。特别要注意病人进入肝昏迷期时应控制蛋白的供给量。保证供给足够水分,但有腹腔积液时要控制入水量。注意保持大使通畅以减少胺的吸收。

(三)用药护理

吡喹酮治疗,本药毒性小,少数病人服用后有头晕、头痛、乏力、恶心、腹痛症状。少数可有变态反应,数小时内可消失,故一般可不处理。但晚期血吸虫病人如服用剂量偏大或过量,也可引起严重心律失常。护士应指导和督促病人按时、按量、坚持服药,并说明可能出现的不良反应等。

(四)对症护理

若病人有贫血、消瘦、营养不良性水肿等表现,可遵医嘱静脉补充血浆、清蛋白,输新鲜血等。腹水引起的腹胀可放腹水处理以减轻症状。

(五)心理护理

病人因疾病的时间相对较长,易产生焦虑等不良心理,告诉病人不良情绪对疾病的影响,鼓励病人提出问题,并给以耐心解答,以使其解除焦虑。

(六)健康指导

(1)开展卫生宣传工作,积极参与控制和消灭钉螺的运动中去,加强粪便管理,防止人粪与畜粪污染水源,特别应作好个人防护,尽量避免与疫水接触,必须接触时应涂擦防护剂。

(2)教育病人懂得血吸虫病感染途径及后果,了解其早期表现,及早就医,争取急性期彻底治愈。慢性期及晚期病人，应说服其建立治疗信心，安排好生活和睡眠，防止合并感染，增加饮食营养，禁烟、酒，以免加重肝损害。定期复查，查出并发症后应及时治疗。

四、钩虫病

钩虫病是十二指肠钩虫和(或)美洲钩虫寄生于人体小肠所致的疾病。临床以贫血、营养不良、水肿、腹痛及胃肠功能障碍为主要表现。重者可致生长发育障碍及心功能不全。

(一)病情观察

观察局部皮疹，病人食欲和进食情况；注意有无消化不良、腹泻、消化道出血等；注意有无神经精神症状、呼吸系统症状，以及病人是否贫血的症状、体征和治疗效果；严重贫血者应观察心功能的变化，发现有心力衰竭立即报告医师，以作出相应处理。

(二)生活护理

严重贫血者需卧床休息，贫血较轻者，可从事轻体力劳动，注意休息。增加营养，多食含铁丰富的食物有利于纠正贫血，同时还应给予高蛋白、高热量、高维生素易消化的饮食，具体为多食瘦肉、猪肝、豆类、新鲜蔬菜瓜果等。驱虫期间宜给予半流质饮食，忌食油类及粗纤维食物。

(三)用药护理

用苯咪唑或噻嘧啶类药物治疗钩虫病，其杀虫效果较好，一般于治疗 3～4 天时排出钩虫。这些药物不良反应轻微，发生不良反应的少。少数出现头昏、恶心、腹痛不良反应，一般可自行缓解。

(四)对症护理

严重贫血病人特别应注意口腔护理、皮肤护理，以防感染。应先治疗贫血，待贫血表现有所缓解后再行驱虫治疗，以免加重不适。输血或输液时，每分钟滴速应控制在 30 滴以内。皮肤瘙痒者，可给左旋咪唑肤剂外擦治疗，避免用手搔抓，以防继发感染。

(五)心理护理

贫血导致体力下降，病人又缺乏相关的防治知识，多有不同程度的焦虑，应帮助病人认识不良心态对疾病的影响，应向病人及家属说明本病的传染过程、病后贫血的原因、治疗方法和效果，以解除其思想顾虑，劝说病人积极配合医护人员的治疗，以得到较好的疗效。

(六)健康指导

(1)预防措施：开展预防钩虫病的卫生宣传工作，尤其在疫区，应向群众解释钩虫病的感染过程。加强粪便管理和个人防护，避免赤足下田劳动，应穿胶鞋或局部涂擦防护药物。不吃生蔬菜。有赤足劳动、局部出现症状者，定期检查，以便及早发现、及时治疗。

(2)指导病人相关知识：向病人及家属解释钩虫病的临床经过、治疗方法，指导病人及其家属配合驱虫治疗。说明服用铁剂的方法和注意事项，病人应按时服药，补充营养，保证休息。嘱病人于治疗后 1 个月内复查大便，如仍有钩虫卵，应重复驱虫 1 次。

五、肠绦虫病

肠绦虫病是各种绦虫寄生于小肠所引起的肠道寄生虫病。我国常见的有猪肉绦虫病和牛肉绦虫病。

（一）病情观察

注意观察腹痛的特点，粪便的性状，有无白色的带状节片或节片从肛门逸出，睡眠时病人有无磨牙等。

（二）生活护理

按消化道隔离，因为绦虫病有并发或传播囊虫病的危险。

（三）用药护理

遵医嘱服用驱虫药。注意：①服药前一天晚餐进流质饮食，服药当日早晨禁食（驱猪肉绦虫前先按医嘱给以氯丙嗪），以防止恶心、呕吐反应导致绦虫孕节片反流至十二指肠或胃，引致内源性感染囊尾蚴病。②驱虫时应注意保持大便通畅，必要时遵医嘱服用泻药。天冷时便盆应加温水，以免绦虫遇冷回缩。排出过程中不要用手拉，以免拉断。如虫体长时间悬挂不能排出，可用温水灌肠，使虫体完整排出。③服用驱虫药后，注意留取 24 小时大便检查绦虫虫体与头节。

（四）对症护理 病后因绦虫虫体较大、还可多虫感染、故能干扰小肠运动功能，引起肠痉挛，导致腹部不适、疼痛。指导病人自觉配合驱虫治疗，是解除腹痛的根本方法。

（五）心理护理

向病人及家属介绍本病传染的过程，治疗过程，使病人解除顾虑，消除不良的心理情绪，积极配合治疗。

（六）健康指导

（1）开展卫生宣传教育，加强个人卫生及饮食卫生。不吃生猪肉或牛肉，生熟食物应分开。对生吃的水果、蔬菜应洗净、消毒。改变养猪和养牛方式，建立圈养。将人厕和猪（牛）圈分开。除卫生防疫部门加强肉类检疫，防止“米猪肉”上市外，群众应提高识别“米猪肉”能力。

（2）指导绦虫病病人自觉配合治疗，在服用吡喹酮后，偶有头晕、乏力等不适，数日内可自行消失。告知病人注意卫生，衣服（尤其内裤）、被褥、便盆等用具应加强消毒，防止虫卵污染水、食物及手而感染自身或他人。

（3）对驱虫时大便中未找到头节者，应定时复治，告知病人半年内无节片排出。虫卵转阴，即为痊愈。否则应进行复治。